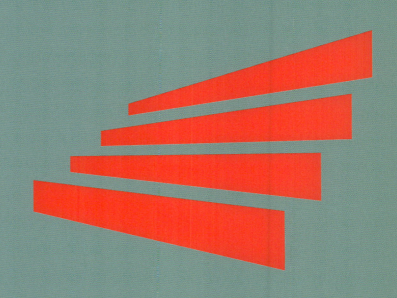

LEVEL UP & HINT 67

続・日常臨床の
レベルアップ
&ヒント 67選

【編著】
北村和夫
日本歯科大学附属病院

刊行にあたって

　本書は、2015年に発刊した『日常臨床のレベルアップ＆ヒント72』の追加続編です。発刊から10年が経過し、歯科における治療器具・器材や治療技術の進歩は目覚ましく、大きく様変わりしています。とくに、歯科用コーンビーム CT（CBCT）、歯科用マイクロスコープ、CAD/CAM と口腔内スキャナーが、歯科の三種の神器といわれています。ここ10年で、これらの一部は保険収載されたこともあり、普及が進み、歯科治療は大きく進歩し、治療成績の向上が期待されています。

　わが国では2000年に CBCT が薬事承認され、当初は CBCT 専用機でしたが、現在は CBCT 複合機が主流となっています。たとえば、CBCT 画像の読影はインプラント治療、歯内療法にとどまらず、歯周治療、口腔外科、補綴治療など、あらゆる専門分野で活用されています。日本顕微鏡歯科学会の会員数は、2025年3月6日現在、準会員も併せて2,160名に達していることから、その裾野の広がりを実感できます。実際、歯科用マイクロスコープは、歯内療法にとどまらず、いまや保存修復、補綴治療、歯周治療、口腔外科、インプラント治療、小児歯科など、ほぼすべての歯科治療に応用されています。CAD/CAM と口腔内スキャナーの普及により、印象採得、鋳造の時代から光学印象後、コンピュータによる支援を受けてデザインして製造する時代となりました。

　本書では前作と同様、日常臨床でよく行われる臨床手技を「コンポジットレジン修復」「歯内療法」「歯周治療」「クラウン・ブリッジ」「インプラント」「有床義歯」「外科手術」「小児歯科」「高齢者歯科」「トピックス」の10カテゴリー全67テーマを取り上げています。前作が基本的な臨床手技を中心に取り上げたのに対し、本書では最新技術を中心に取り上げ、アドバンス的な内容となっています。

　執筆は、各分野で注目されている先生方に依頼し、各先生方が創意工夫しているポイントや注意点といった、読者の先生方の臨床のヒントやレベルアップに繋がる"勘所"を端的にまとめていただきました。診療の合間などの隙間時間に本書を紐解くことで、短時間で診療の疑問が解決するような構成となっています。

　本書が前作とともに読者の先生方のスキルアップに繋がり、ひいては多くの患者さんの QOL 向上に寄与できると考えております。ぜひ本書を、日常臨床のバイブルの1つに加え、明日からの診療にお役立ていただければ幸いです。

　最後に、ご多忙にもかかわらず快くご協力いただき、限られた紙面のなかで原稿をご執筆いただいた先生方に心より感謝申し上げます。

2025年3月吉日

北村和夫

CONTENTS

3 | 刊行にあたって ［北村和夫］

第1章 コンポジットレジン修復

8 | 01 近赤外光（NIR Light）を用いた臼歯部隣接面う蝕の診断 ［吉野真弘］

12 | 02 前歯のホワイトスポットに対する低粘性レジン浸潤法の活用 ［指宿隆秀 品川淳一］

16 | 03 超高齢社会の根面う蝕への対応 ［朝日陽子 林 美加子］

18 | 04 ユニバーサルシェードレジンを使いこなす ［宮崎真至］

20 | 05 前歯部ブラックトライアングルに対する
バイオクリアーBTマトリックスを用いた審美回復 ［宮崎真至］

22 | 06 3D printer techniqueによるコンポジットレジン修復 ［野亀慶訓］

24 | 07 アイボリー型セパレーターを活用したⅡ級窩洞の充填 ［樋口 惣］

28 | 08 ユニバーサルシェードレジンを使用したマメロンのテクニック ［菅原佳広］

30 | 09 修復治療とコストの最適化 ［鷲野 崇］

第2章 歯内療法

36 | 01 メタルコアリムービング ダブルドライバーを用いた効果的なメタルコア除去
［中山竣太郎 北村和夫］

40 | 02 各種器具を応用した効率的なガッタパーチャポイントの除去 ［吉岡俊彦］

43 | 03 蛍光を応用した根管治療 ［長谷川達也 北村和夫］

46 | 04 マルテンサイト相優位のNi-Ti製ファイルの特徴と使い方 ［林 洋介］

50 | 05 半導体レーザーを用いた根管消毒 ［吉野真弘］

54 | 06 Hydraulic condensation techniqueによる根管充填 ［下山智義 石井 宏］

62 | 07 根未完成失活歯への対応 ［山内隆守］

66 | 08 垂直歯根破折の診断と接着治療 ［菅谷 勉］

72 | 09 高齢者社会における歯内療法の課題 ［八幡祥生 齋藤正寛］

第3章 歯周治療

78 | 01 歯科用レーザーを用いた歯周治療 ［沼部幸博 村樫悦子］

80 | 02 ブルーラジカルP-01・ペリミルを用いた非外科的歯周療法
―従来の非外科処置では奏効しなかった重度歯周病罹患歯への応用― ［菅野太郎］

86 | 03 エムドゲイン®の歯周組織再生への応用 ［山下素史］

90 | 04 マイクロサージェリーによるポンティックサイトのリッジオーギュメンテーション
［菅田真吾 中田光太郎］

92 | 05 FGF-2製剤（リグロス®）を用いた再生療法 ［齋藤 淳］

第4章　クラウン・ブリッジ

96	01	オクルーザルベニアを用いた臼歯部歯冠修復の特長と臨床的ポイント　[海渡智義]
102	02	口腔内スキャナーの最新技術と活用の勘所　[星 憲幸]
106	03	CAD/CAMの最新技術と活用の勘所　[岩崎太郎　小峰 太]
108	04	ジルコニアの進化と臨床応用の勘所　[三浦賞子]
110	05	ファイバーポストプライマーを活用した接着支台築造　[渥美克幸]
112	06	セメント接着のマイルストーンと最新技法　[峯 篤史]
116	07	バイオミメティックレストレーションの基本的な考え方　[新谷明一]

第5章　インプラント

122	01	ガイデッドサージェリーによるインプラント埋入の勘所　[出張裕也]
126	02	ダイナミック3Dナビゲーションシステム　[藤田 裕　五十嵐 一]
132	03	MIを考慮したインプラント治療　[豊嶋健史]
138	04	ワイド＆ショートインプラントの応用　[林 揚春]
140	05	デジタル技術を活用したインプラント治療　[近藤尚知　大黒英莉]
144	06	インプラントトラブルのリカバリー　[柴原清隆]
146	07	AIによるインプラントポジションの診断　[柳井智恵]

第6章　有床義歯

150	01	全部床義歯の咬合採得を成功させる重要ポイント　[松田謙一]
152	02	インプラントオーバーデンチャーの臨床と勘所　[鈴木銀河　大久保力廣]
156	03	インプラント・アシステッド・パーシャルデンチャーの臨床と勘所　[安田裕康　萩原芳幸]
160	04	軟質リライン材を用いた難症例への対応　[上田貴之]
164	05	マグネットデンチャーの臨床と勘所　[田中譲治]
168	06	デジタルデンチャーの臨床と勘所　[羽田多麻木　岩城麻衣子　金澤 学]

第7章　外科手術

174	01	口腔内小手術時に見落としてはいけない局所解剖　[里見貴史]
177	02	パノラマX線画像や歯科用CBCTを用いた抜歯難易度の判定　[古賀陽子]
180	03	有病者の抜歯の際に注意すべき事項　[片倉 朗]
182	04	歯科における抗菌薬の適正使用　[松野智宣]

184	05	抜歯後の併発症を回避するための秘策 [池田哲也]
188	06	小手術時の切開線の設定・剝離・縫合 [來生 知]
191	07	専門医に紹介すべき口腔粘膜疾患 [岩渕博史]

第8章 小児歯科

196	01	口腔機能発達不全症への対応 [木本茂成]
206	02	発達障害児に対する歯科的支援 [白瀬敏臣]
208	03	医療的ケア児に対する歯科的支援 [小方清和]
210	04	永久歯萌出障害の診断と治療 [和田奏絵 岩本 勉]
214	05	埋伏過剰歯への対応 [門田珠実 仲野和彦]
216	06	小児期の歯の外傷への対応 [倉重圭史 齊藤正人]
220	07	う蝕予防のパラダイムシフト [内川喜盛]

第9章 高齢者歯科

224	01	高齢者の口腔衛生管理は国民的、時代の要請である [米山武義]
226	02	高齢者の摂食嚥下機能に合わせた食形態の選定法 [高橋賢晃]
228	03	訪問歯科診療における高齢者への対応 [五島朋幸]
230	04	終末期における口腔管理のポイント [菊谷 武]
234	05	「三種の神器」を活用した認知症の早期発見法 [黒澤俊夫]
236	06	高齢者の口腔機能評価と摂食機能評価 [並木千鶴 戸原 玄]

第10章 トピックス

242	01	トリートメントコーディネーターによる患者満足度アップ [工藤智也]
244	02	攻撃的なクレーム患者への対応 [岡田智雄]
248	03	摂食障害患者への対応〜摂食障害治療チームとなるための歯科治療〜 [大津光寛]
252	04	歯頸部外部吸収への対応 [野間俊宏]

カバーデザイン：金子俊樹

LEVEL UP & H!NT

第**1**章

コンポジットレジン修復

01 近赤外光（NIR Light）を用いた臼歯部隣接面う蝕の診断

02 前歯のホワイトスポットに対する
低粘性レジン浸潤法の活用

03 超高齢社会の根面う蝕への対応

04 ユニバーサルシェードレジンを使いこなす

05 前歯部ブラックトライアングルに対する
バイオクリアーBTマトリックスを用いた審美回復

06 3D printer techniqueによるコンポジットレジン修復

07 アイボリー型セパレーターを活用したⅡ級窩洞の充塡

08 ユニバーサルシェードレジンを使用したマメロンのテクニック

09 修復治療とコストの最適化

LEVEL UP & H!NT

01 近赤外光（NIR Light）を用いた臼歯部隣接面う蝕の診断

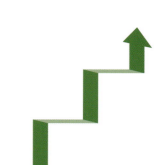

埼玉県・COJI DENTAL OFFICE　吉野真弘

う蝕の早期発見

う蝕は現在も感染症のなかで最も感染しやすい疾患の一つである。多くの人が生涯のうちに一度は罹患する病気と言われている。したがって歯科医院での定期的な予防処置や家庭でのセルフケアはとても重要である。また、国の医療政策上においてもメインテナンスや検診がいっそう重要視され、疾患の予防、早期発見、早期治療が望まれている[1]。

隣接面う蝕

隣接面う蝕とは、歯と歯の間にできるう蝕のことを指し、しばしば目に見えづらい部分に現れることがある。う蝕は歯の表面から見えないことが多く、定期検診などでの視診のみでは見逃されることが多いのが現実ではないだろうか。う蝕の90％は歯の表面下に隠れているといわれ、う蝕の早期発見のためには、歯の内部診査が必要になる。

臼歯部隣接面う蝕の発見

う蝕の検査として視診、触診、X線検査は有用であるが、う窩のない臼歯部隣接面う蝕を探知するのは非常に難しい。ミラーでの視診、フロスを使用しての触診などを行うが、隣接面コンタクト部は歯同士が接触しており、直視することは不可能である。非常に時間がかかる割には精度が低い。

また、隣接面う蝕を「視診のみ」と「視診とデンタルX線検査を併用した場合」を比較した研究では、視診のみではデンタルX線検査併用の31％しか隣接面う蝕を検知できなかったとの報告もある[2]。

前述したように、視診では歯の内部の状況を見落とす可能性が高い。そこでX線検査は、歯の内部の情報を得るのに欠かすことのできない検査となっているが、最大の欠点として患者への被曝のリスクが挙げられる。

そこで有効に利用したいのが透照診である。

透照診（transillumination test）

透照診とは、光の透過度や屈折状態を活用して、歯の内部の状態を診断する非侵襲的な検査法である。この光の透過度や屈折状態を分析することで、歯の内部にう蝕や亀裂、破折などの異常があるかどうかを判断することが可能となる[3]。透照診において、健全なエナメル質とう蝕のエナメル質の見え方の違いは光の透過率によって明暗の差が生じる。健全なエナメル質はその構造上、光を透過しやすい性質を有しているため、透過光は明るく見える。一方、う蝕によってエナメル質が侵されると、エナメル質の密度が低下することで透過率も低下して暗く見えるのが特徴である。

患者から「前歯の歯の間が黒いのはむし歯でしょうか？」という質問を受けることがあるが、表面のみの着色であれば内部は光を通すので、内部に及ぶ暗い影を見ることはない。とくに歯質が薄い歯や前歯部においては透照診が有効であり、隣接面う蝕の検査においても高い精度を誇る。歯質が薄い歯は透光性が高いため、透照診によって内部の異常やう蝕を観察しやすく、隣接面う蝕の診査に適している。また、前歯部は目視しやすい場所であり、透照診を用いることで微細なう蝕や病変を見逃すことなく検査することが可能である（図1）。

しかし、臼歯部では頬舌幅径が前歯に比べて大きいため、透照診は必ずしも容易ではない。デジタル光ファイバーのような一般的な可視光（図2）では

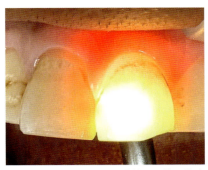

図❶ 前歯部の透照診。隣接面う蝕の検査にも適している

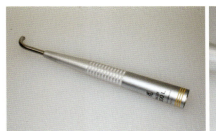

図❷ トランスイルミネーター『KaVo DiaLUX 2300L』

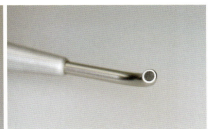

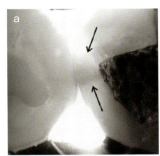
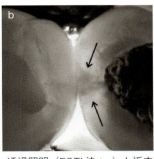

図❸ a、b デジタル光ファイバー透過照明（FOTI法：a）と近赤外線透過照明（b）によるエナメル質う蝕の外観を比較した画像。FOTI法は光の散乱が大きいため、診断が困難である

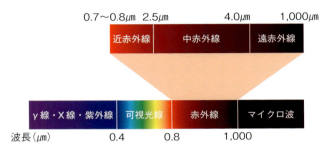

図❹ 近赤外光の分類（注：1μm＝1,000nm）

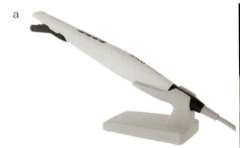
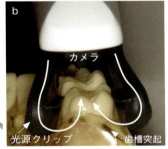

図❺ a、b KaVo ダイアグノカム Vision Full HD 本体（a）と撮影原理（b）。光源クリップより860nmの近赤外光が発せられ、歯槽突起から歯根、歯冠を経てカメラに記録される

精度が落ちる。デジタル光ファイバー透照明（Fiber-Optic Transillumination：FOTI）法と近赤外線透過照明を比較すると、FOTI法は光の散乱が大きいため、診断がより困難である（図3）[3]。

近赤外光（Near Infrared Light：NIR Light）

近赤外光は、おおよそ700nmから1,000μmの波長帯の光であり、人間の視覚の上限と言われる760〜830nmより長い光でほぼ知覚できない（図4）。われわれの身のまわりにあるたいていの物質は、近赤外光をほとんど吸収しない（厳密には少し吸収する）。すなわち、近赤外光はたいていの物質を透過することになる。

近赤外光は、X線や紫外線などと違って、たとえば人体に照射されてもほとんど悪影響のない安全な光である。身近なところでは、テレビやエアコンなどのリモコン、CDプレーヤーといった光ファイバー、ワイヤレスデジタル通信などの光通信に用いられている。

KaVo ダイアグノカム Vision Full HD

1．撮影原理（図5）

860nmの近赤外光を用い、ハンドピースの先端から発せられた近赤外光が歯肉および歯槽骨を通って歯冠に達し、CCDカメラによって咬合面より撮影する。光透過を遮断する部位（う蝕）は暗色領域（ダークスポット）として描出される。

2．適応の難しい症例

1）ハンドピースを口腔内に入れることのできない患者

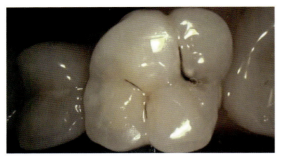
図❻　口腔内カメラモードでの撮影画像

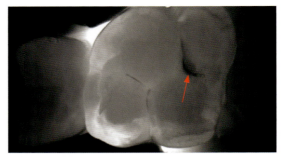
図❼　小窩裂溝う蝕

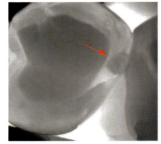
図❽　隣接面う蝕の例①

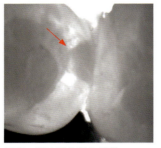
図❾　隣接面う蝕の例②

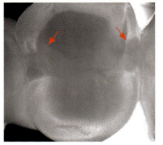
図❿　隣接面う蝕の例③

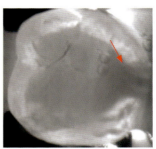
図⓫　隣接面う蝕の例④

表❶　臨床経験に基づく隣接面う蝕病変の分類（Caries detection and diagnostics with near-infrared light transillumination: Clinical experiences. Quintessence Int. 45(6): 531-538, 2014. より引用改編）

Description		NIIR Light	う蝕の広がり	診断と治療
0	健全			う蝕のモニタリング、積極的なケアは勧めない
1	初期エナメル質う蝕			う蝕のモニタリング、予防治療を勧める
2	確立したエナメル質う蝕			う蝕のモニタリング、予防治療を勧める
3	EDJまで達したエナメル質う蝕			う蝕のモニタリング、予防治療を勧める
4	EDJに面接触した象牙質う蝕			（咬翼法）X線撮影、MI治療
5	進行した象牙質う蝕			（咬翼法）X線撮影、MI治療

3．各モードの説明

1）口腔内カメラモード

顔貌画像からマクロ撮影まで鮮明に撮影するモード。鮮明で歪みのないフルHD画像をリアルタイムに保存可能で、顔貌画像からマクロ画像まですべての画像が自然な色調を維持できる（図6）。

2）トランスイルミネーション（光透過）モード

う蝕診断のために歯の性質を利用している。860nmの透過光線（近赤外線）を使用し、DIFOTI（Digital Imaging Fiber-Optic Trans-Illumination）技術（エナメル質の光透過特性を利用）を採用し、う蝕の進行病変が陰影（ダークスポット）として映し出される（図7）。隣接面う蝕、咬合面う蝕は初期の段階でも明確に視覚化し、さらに二次う蝕やクラックも視覚化する。

図8〜11に、隣接面う蝕の例を示す。

表1に、KaVo ダイアグノカム Vision Full HDによる隣接面う蝕所見とその分類[4]を示す。

2）前歯部（従来どおりのFOTI法を推奨する。蛍光モードは利用可）

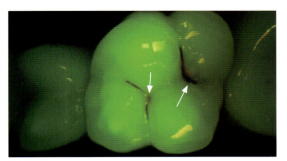

図⓬　咬合面のう蝕原性細菌の代謝物

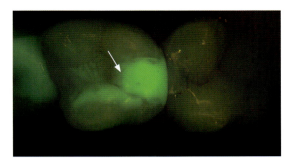

図⓭　コンポジットレジン修復の例①

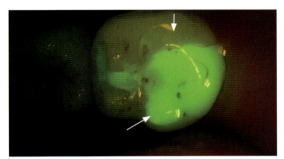

図⓮　コンポジットレジン修復の例②

3）フルオレッセンス（蛍光）モード

波長405nmのフルオレッセンス（蛍光）の光が歯の硬組織の細菌（例：う蝕原性細菌）の代謝物を励起する。歯の硬組織は緑色を帯び、う蝕原性細菌の代謝物は赤色を帯びて表示され、う蝕の活動性を検出することができる（**図12**）。また、コンポジットレジン修復部も容易に認識できる。

図13、14に、蛍光モードにおけるコンポジットレジン修復部の表示例を示す。

まとめ

歯科の透照診は、歯科医療の最先端技術の1つとして歯科診療の質を向上させる重要なツールとなっている。その正確性と安全性から多くの歯科医療機関で積極的に導入されており、患者の歯の健康管理に貢献している[5]。透照診は、歯科医師が歯の内部の状態を的確に把握し、適切な治療計画を立てるための必須の診断法として今後もますます重要性を増していくことが期待される。

透照診は、歯の内部の状態を評価する際に非常に役立つ[6]だけでなく、患者とのコミュニケーションを円滑にするための手段としても活用できる。透過した光の映像を患者に見せることで、歯の問題を視覚的に理解しやすく説明することができる。これにより、患者は自身の歯の状態についてより深く理解し、治療に対する理解や協力心が高まることが期待できる。

また、透照診を通じて歯の内部の異常や病変を早期に発見することができるため[7,8]、より早い段階での治療が可能となる。これにより、疾患が進行する前に予防や早期治療を行うことができ、歯の健康を維持することが可能となる。

透照診は、単独で行われることもあるが、基本的には他の歯科診断法と組み合わせ、たとえばX線検査や口腔内カメラと組み合わせて補完的役割[9,10]として使用することで、より正確な診断や治療計画を立てることができる。

【参考文献】

1） 日本歯科保存学会（編）：MIを理念としたエビデンスとコンセンサスに基づく齲蝕治療ガイドライン．16-22．永末書店，京都，2009．
2） H Meyer-Lueckel, K Bitter, S Paris：Randomized controlled clinical trial on proximal caries infiltration: three-year follow-up. Caries Res. 46: 544-548, 2012.
3） 冨士谷盛興：MIを理念としたエビデンスとコンセンサスに基づく「齲蝕治療ガイドライン」．JICD，41：64-69，2010．
4） Söchtig F, Hickel R, Kühnisch J: Caries detection and diagnostics with near-infrared light transillumination: Clinical experiences. Quintessence Int. 45: 531-538, 2014.
5） Lara-Capi C, Cagetti MG, Lingström P, Lai G, Cocco F, Simark-Mattsson C, Campus G：Digital transillumination in caries detection versus radiographic and clinical methods: an in-vivo study. Dentomaxillofac Radiol. 46: 20160417, 2017.
6） Todorova V, Filipov I：Near-infrared transillumination compared to digital bitewing radiography for proximal caries detection. J of IMAB. 29: 5282-5285, 2023.
7） Schtig F & Vinay P & Reinhard H & Khnisch J：Proximal dentine caries detection with near-infra-red light- first clinical results. Conference Paper. 2013.
8） Kidd EAM, Fejerskov O：What constitutes dental caries? Histopathology of carious enamel and dentin related to the action of cariogenic biofilms. J Dent Res. 83: 35-38, 2004.
9） Lederer A, Kunzelmann KH, Heck K, Hickel R, Litzenburger F：In vitro validation of near-infrared transillumination at 780 nm for the detection of caries on proximal surfaces. Clin Oral Investig. 23: 3933-3940, 2019.
10） Schlenz MA, Schupp B, Schmidt A, Wöstmann B, Baresel I, Krämer N, Schulz-Weidner N：New caries diagnostic tools in intraoral scanners: A comparative in vitro study to established methods in permanent and primary teeth. Sensors（Basel），22: 2156, 2022.

LEVEL UP & H!NT

02 前歯のホワイトスポットに対する低粘性レジン浸潤法の活用

東京都・TOOTH CREATE TOKYO　**指宿隆秀**　東京都・上野品川歯科・矯正歯科　**品川淳一**

■ 低粘性レジン浸潤法の基本
（指宿隆秀）

　近年、前歯のホワイトスポット（以下、白斑）に対する低侵襲な治療法として、歯面コーティング材「アイコン」（ヨシダ：図1）を用いた低粘性レジン浸潤法が注目を集めている。わが国では2012年に販売開始されたアイコンであるが、当初の添付文書では使用上のポイントが十分に満たされていなかったため、期待どおりの結果が得られずに普及が進まなかった。しかし、2023年に品川淳一先生とともに添付文書の改訂を行い、重要項目が反映された。本項では、アイコンの臨床手技の理解を深めるうえで特に重要な以下の4つのポイントについて解説する。

1. アイコンを用いた低粘性レジン浸潤法の原理

　アイコンは一言で言えば、「白斑内部の光の屈折率を改善する薬剤」である。白斑が白濁する原因は、組織の疎密な構造の境界で光が反射・散乱するためである。アイコン・インフィルトラント（99% TEGDMA）を白斑内部に浸透させて固めることで、健全エナメル質に近い屈折率を再現し、視覚的な改善が可能となる（図2）。

2. 白斑の組織学的特性

　アイコンの適応で最も多いのが、エナメル質形成不全由来（非脱灰性）の白斑である。形成不全の表層には緻密な硬組織層が存在し（以下、バリア）、その下に疎な組織層がある。この疎な組織層に薬剤を浸透させることが治療成功の鍵となる。一方、う蝕由来（脱灰性）の白斑の場合、形成不全のようなバリアはないが、長期間の脱灰・再石灰化によって有機物が蓄積していることが多い。アイコンを白斑内部に浸潤させるにあたり、形成不全のバリアおよびう蝕の有機物蓄積層を取り除く「研削」が重要となる。以降、研削の対象部位を便宜的にバリアと表現する（図3）。

3. 研削の必要性と評価方法

　研削とは、白斑のバリアを取り除き、薬剤の浸透を可能にする工程である。筆者は研削完了の目安と

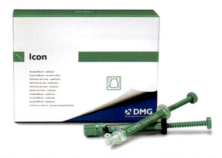

図❶　歯面コーティング材「アイコン」（ヨシダ）

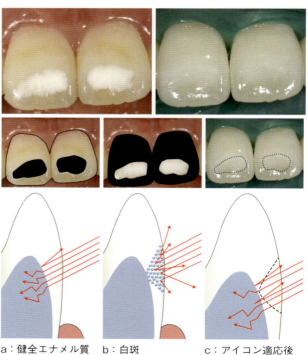

a：健全エナメル質　b：白斑　c：アイコン適応後
図❷　部位別の光の屈折のイメージ

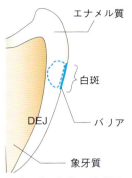
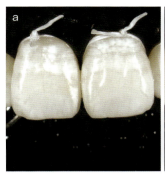
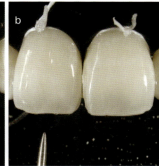
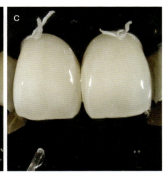

図❸　歯の切片の模式図。青線部がバリアを示す（エナメル質形成不全由来白斑）。バリアの厚みには個人差がある

図❹　研削完了が明瞭な例。左より、a：研削前、b：白斑内部に水が浸潤した状態、c：白斑内部にアイコン・ドライが浸潤した状態を示す

して、白斑部が水やアイコン・ドライ（99％エタノール）に触れた際に健全なエナメル質のような質感・外観に変化する状態を目指しているが、すべてのケースでこの状態に至るわけではない。なお、深在性のケースにおいてはアイコン・ドライが十分浸潤するまでバリアの下層に対する追加的な研削が必要となる（**図4**）。

一方、う蝕由来白斑は脱灰によって構造が脆くなっていることから、形成不全よりも研削による窪みが生じやすく、審美的に仕上げるのが難しい場合も少なくない。いずれの場合も適切な研削が重要である。

4．押さえておきたい薬剤の目的や効果

アイコンは以下の3種類の薬剤で構成される。それぞれの役割を理解し、適切に応用することが治療結果を最大化する。

1）アイコン・エッチ（15％塩酸）

基本的に白斑表層の過石灰化層（フッ化物により強化された部分）の除去を目的とするが、研削で十分に除去できなかったバリアを脱灰し、補助的に除去する役割もある。また、脱灰を深め、疎な組織を形成して薬剤の浸透スペースを広げる効果も多少は期待できる。

2）アイコン・ドライ（99％エタノール）

エナメル質に近い屈折率をもち、治療の完了形をシミュレーション可能である。さらに、白斑内部の微量な水分を揮発させ、アイコン・インフィルトラントの浸透性を高める。

3）アイコン・インフィルトラント（99％TEGDMA）

非常に低粘性で疎な組織に浸透し、白濁した外観を健全エナメル質に近似させる。2023年の改訂に基づき、筆者はアイコン・インフィルトラントを6分間擦り塗りする方法を基本としている。改善が不十分な場合は、再度、研削とアイコン・エッチ、アイコン・ドライの工程に戻る。

＊屈折率は、エナメル質＞アイコン・インフィルトラント＞アイコン・ドライ＞水である。

5．難症例への対応

治療対象には、MIH（Molar Incisor Hypomineralization：DEJから発生する形成不全）や外傷による白斑、イエロースポットなども含まれる。これらは深在性であることが多いため、アイコン単独による審美的改善が困難であり、ホワイトニングとコンポジットレジン（CR）修復の併用が必要である。

低粘性レジン浸潤法と
ホワイトニング・CR修復の併用　　（品川淳一）

1．低粘性レジン浸潤法と深部レジン浸潤法

従来よりも低侵襲で白斑を審美的に改善できる低粘性レジン浸潤法であるが、先行乳歯の外傷やMIHによる白斑の場合、表層エナメル質をより積極的に除去してから低粘性レジン浸潤法を行う深部レジン浸潤法が適応となる[1,2]。表層エナメル質の除去方法には、①マイクロアブレージョン（塩酸スラリーと専用のラバーカップを用いて化学・機械的にエナメル質表層を除去する手技。わが国ではオパールーストラ［ウルトラデント］のみが上市されている）、②エアーアブレージョン（サンドブラスト）、③回転切削器具といった方法がある。除去範囲は①から③に向かって狭く深くなり、白斑の状態によって選択する[3]。また、表層エナメル質の除去によっ

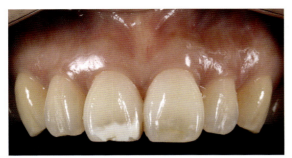

図❺ 術前。1|に先行乳歯の外傷によると思われる大きな白斑を認める。切縁の形態異常はwearだけでなくエナメル質形成不全によるPost Eruptive Breakdownまたはエナメル質減形成の可能性もある。白斑内に着色を認めたためホワイトニングを行った

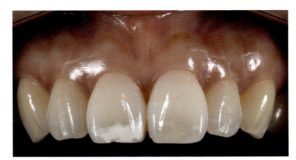

図❻ 10％過酸化尿素によるホームホワイトニング後。白斑内の着色が除去された

て歯冠形態に影響があればコンポジットレジン（以下、CR）修復を併用して歯冠形態の回復を行う。とくに切縁付近の白斑の場合には、歯冠外形や相対的な歯質の厚みに変化を生じやすいため、積極的にCRの併用を検討する。

2．術式選択の基準

低粘性レジン浸潤法のオプションとして、術前に表層エナメル質の除去・CR修復併用の要否を確実に判断するのは必ずしも容易ではない。しかし、治療対象の白斑の病因の診断と透照診である程度判断することが可能である[3]。病因の診断では、軽度の白斑病変、先行乳歯の外傷、フッ素症は低粘性レジン浸潤法の原法（アイコンのみ）で治療可能である。経過が長い白斑病変や重度の先行乳歯の外傷、ターナー歯、MIH、重度のフッ素症は深部レジン浸潤法が必要な場合が多い。また、透照診でわずかに光を遮るような白斑は浅く、濃い影となる場合には深い白斑である。影の辺縁がぼやけている場合には表層エナメル質が厚いことを示している。

3．白斑とホワイトニングの関係

エナメル質形成不全が重度の場合、白斑の空胞内に外来色素が入り込み、黄色または褐色を呈する場合がある（いわゆるイエロースポット、ブラウンスポット）。このような着色の除去には低粘性レジン浸潤法の前のホワイトニングが有効である[1,2]。

この場合のホワイトニング法の選択について、オフィスホワイトニングとホームホワイトニングとの優位差を示す文献などはみられない。しかし、筆者の臨床実感としてはホームホワイトニングのほうがより効果が高いと感じている。白斑内に入り込んだ色素はエナメル質の深い位置にあると考えられる。そのため、長時間薬剤を作用させることができ、エナメル質深部への浸透が期待されるホームホワイトニングが有効なのではないかと考えている。

4．CR修復の併用

深部レジン浸潤法後、歯質の欠損が大きい場合にはCR充填で形態の回復を行う。白斑の部分は接着強さが低下しているが、アイコンを使用した後は健全エナメル質と同程度に回復する。そのため、筆者は接着操作の際には非切削エナメル質とみなし、リン酸エッチング後にセルフエッチングボンディングシステムを使用して接着処理を行っている。

5．術後の研磨

CRを充填した部分は通常のCR充填に準じて研磨を行う。しかし、アイコンを使用した部分も十分な研磨が必要である。アイコンを光重合させる前に余剰レジンを十分に除去していれば、表面にはほとんどレジンは残っておらずエナメル質が露出している。しかし、塩酸による脱灰の影響で表面に凹凸がみられるため、表面性状を回復させて審美性を改善させること、術後の着色防止のために凹凸をならすように研磨を行う。前歯唇側面は決して平坦ではなく、唇面溝を始めさまざまな解剖学的形態があるため、それらを壊さないように筆者はスパイラルホイール状のシリコーンポイントとブラシで研磨を行っている。

6．症例供覧

以上を踏まえた症例を供覧する。患者は44歳、女性である。1|の審美不良を主訴に来院。A|に外傷の既往があった（図5～14）。

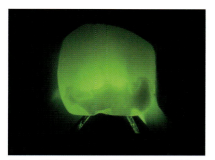
図❼ 低粘性レジン浸潤法前の透照診像。白斑部に濃い影を認め深い白斑と診断し、深部レジン浸潤法を選択した

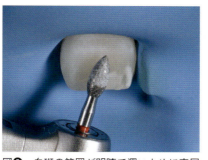
図❽ 白斑の範囲が明瞭で深いために表層エナメル質の除去には回転切削器具(ダイヤモンドポイント)を使用した

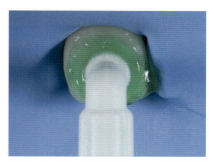
図❾ 通法どおりアイコン・エッチから低粘性レジン浸潤法を行った

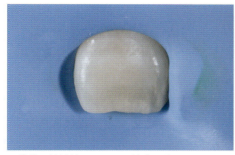
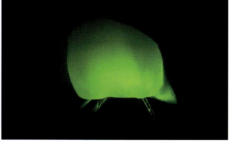
図❿⓫ 低粘性レジン浸潤法後。白斑の消失を確認した。また、切縁部分の歯質の減少を認め、歯冠外形に変化が生じたため、CR充填を併用することとした

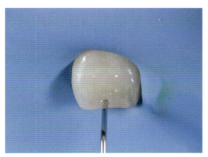
図⓬ リン酸エッチング後に2ステップセルフエッチングボンディングシステムを使用して接着処理を行い、ユニバーサルシェードのフロアブルレジンを充填した

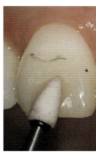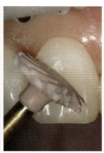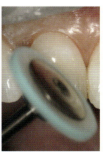
図⓭ CR充填後に形態修正を行った後、CRとアイコン使用後の歯質をまとめてスパイラルホイール状のシリコーンポイントで研磨した。最終研磨はダイヤモンドペーストとブラシにて行った

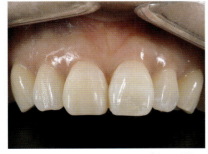
図⓮ 術後。白斑の消失および歯冠形態の改善を認めた

まとめ

アイコンを用いた低粘性レジン浸潤法は、従来のCR修復などと比較して似て非なるものであるため、原理と術式を正確に理解することが重要である。しかし、治療手技自体の難易度は低くテクニック"イン"センシティブな術式である。本項をご高覧いただいた先生方には本術式をぜひとも身につけていただき、白斑で悩んでいる患者を一人でも多く助けていただければ幸甚である。

【参考文献】
1) 品川淳一:スマホ動画で学ぶ!精度を上げる治療手技 MIHに対する深部レジン浸潤法の実際. The Quintessence, 43(7):3-5, 2024.
2) 品川淳一:先行乳歯の外傷による着色を伴う白斑(褐色斑)に対し、過酸化尿素16%によるホームホワイトニングと深部レジン浸潤法を併用して低侵襲で審美的に改善した1症例. 歯科審美, 37(1):56-60, 2024.
3) 品川淳一:ホワイトスポットの基礎と臨床. The Quintessence, 44(2):62-87, 2025.

LEVEL UP & H!NT

03　超高齢社会の根面う蝕への対応

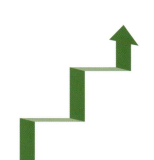

大阪大学大学院歯学研究科　歯科保存学講座　**朝日陽子　林 美加子**

■ 高齢者の根面う蝕の現状

　高齢者の保有歯数の増加に伴って根面う蝕が増加し、日常臨床で遭遇する頻度が極めて高くなっている。根面う蝕有病率は年齢とともに増加しており、今後さらに根面う蝕が増加することが懸念され、とくに要介護者での多発性根面う蝕が問題となっている。したがって、残存歯を維持して口腔を健康に保つため、根面う蝕に対してどのように対応して管理していくかが重要となる。

　根面う蝕は、歯冠部う蝕とは異なった特徴を有している。根面の耐酸性はエナメル質よりもあきらかに低く、う蝕が深部まで脱灰していても表面には大きな欠損がみられない場合も多い。また、歯頸部を取り囲むように歯肉縁下に拡大しやすい。

■ 根面う蝕の診断と修復処置

　根面う蝕の診断基準は明確に確立されているとはまだ言えないが、国際的なう蝕の診断基準の1つであるICDAS（International Caries Detection and Assessment System）による診断・評価では、根面う蝕の病態をCode E、0、1および2に分類している（**表1**）。根面う蝕は視診と触診により、表面性状（滑沢性や光沢性）、色および硬さで評価され、とくに硬さは活動性の判定に重視されている（**表2**）[1]。根面う蝕への対応法を選択する基準として、Code 1の活動性う蝕では非切削によるマネジメントが望ましく、Code 2でとくに重度の症例の場合は切削を伴う修復処置が選択されることが多い。ただし、患者ごとのリスクや全身状態を考慮し、適切な対応法を選択することが重要である。

　根面う蝕の臨床的特徴により、その診断と修復処置の際に判断に迷う場合もある。すなわち、根面う蝕は初期エナメル質う蝕のような白斑がみられず、早期検出が困難なのである。また、根面う蝕病変は修復処置において辺縁や深度が不明瞭であり、切削する範囲や深さの判別が困難なため、歯質の過剰切削に繋がりやすい。さらに、う蝕が歯肉縁下や歯頸部を環状に進行した際には、歯肉溝滲出液や唾液に対する防湿が困難で、かつ修復操作が困難となる。

　欠損の浅い活動性根面う蝕に対しては、フッ化物応用による非侵襲的な治療の効果が認められている。修復処置で生じる問題を踏まえ、とくに高齢者の根面う蝕に対しては切削による侵襲的な介入を行うのではなく、フッ化物などの塗布によってう蝕の進行を抑制・管理するといった非侵襲的な治療を重視すべきとされている。

表❶ ICDASによる根面う蝕の病変ステージ分類

Code E	歯根が確認できない
Code 0	根面の色調変化および実質欠損が認められない
Code 1	根面やCEJに限局した色調変化が認められるが、0.5mm以上の深さの実質欠損は認めない
Code 2	根面やCEJに限局した色調変化および0.5mm以上の実質欠損を認める（0.5～2mm：中等度、2mm以上：重度）

表❷ 根面う蝕の硬さと活動性に関する臨床的分類

	表面性状	診断基準	病変の状態
Soft lesion	軟らかい	探針は容易に挿入できる	活動性
Leathery lesion	なめし革様	探針は挿入できるが、引き抜く際に抵抗がある	活動性または非活動性
Hard lesion	健全歯根面と同程度の硬さ	探針の挿入はできない	非活動性

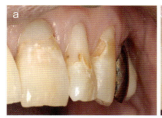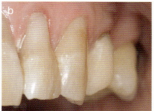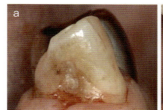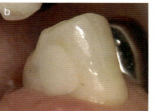

図❶　CRによる根面う蝕の修復処置（a：術前、b：術後）。|3にCode 2の重度根面う蝕を認める。歯肉縁上で防湿可能であったため、接着力および操作性を考慮してCRにて修復を行った

図❷　GICによる根面う蝕の修復処置（a：術前、b：術後）。う窩が歯肉縁下に及んで防湿が困難であったため、光硬化型GICにて修復を行った（福島正義先生のご厚意による）

非切削でのマネジメント

う蝕治療は、う蝕リスクを評価して早期に予防・管理すること、および最小限の治療に重点をおくMID（Minimal Intervention Dentistry）にシフトしている。このような背景のなか、2022年に日本歯科保存学会より、MIDの理念に基づく根面う蝕の非侵襲的な対応を焦点として『根面う蝕の診療ガイドライン』[2]が発信されており、以下それに基づいて解説する。

1．セルフケア

活動性根面う蝕に対しては、フッ化物配合歯磨剤（1,100〜1,400ppmF）とフッ化物配合洗口剤（250〜900ppmF）を併用して使用することが推奨される[2]。また、1,100ppmF以上のフッ化物配合歯磨剤の使用だけでも、Code 1（表1）であれば再石灰化できる可能性がある[1]。フッ化物配合歯磨剤を効果的に使用するため、歯磨剤は適量（1〜2cm）を歯ブラシに取り、洗口は少量の水で1回のみ行うよう指導する。フッ化物配合洗口剤は225、450および900ppmFが販売されているが、個々の根面う蝕リスクや定期的な観察時におけるう蝕の回復効果によって選択するとよい。

なお、5,000ppmFフッ化物配合歯磨剤は、主要な先進国において認可されているものの日本では未認可である。しかし、その効果は1,100〜1,400ppmFフッ化物配合歯磨剤よりも有意に活動性根面う蝕が非活動性になると報告されており[3]、日常的に使用できることが強く望まれる。

2．プロフェッショナルケア

高濃度のフッ化物の応用は、根面う蝕の進行抑制に効果的であることが認められている。そのなかで、38%フッ化ジアンミン銀（SDF）は硝酸銀とフッ化物の性質を兼ね備えており、石灰化促進や軟化象牙質の再石灰化、抗菌性などの効果を有し、年1回の塗布によって活動性根面う蝕の進行抑制が期待できる[2]。なお、この抑制効果はCode 2（表1）であっても期待される[2]。ただし、薬剤の塗布によってう蝕病変が黒変するため、事前に患者あるいは家族に説明し、承諾を得る必要がある。

欠損の浅い初期の活動性根面う蝕においては、セルフケアとプロフェッショナルケアを組み合わせた非侵襲的な再石灰化療法を行い、う蝕リスクに応じた定期的なメインテナンスのなかで根面う蝕を管理していくことが重要である。

切削を伴う修復治療

実質欠損が大きい根面う蝕に対しては、感染歯質を削除したあとに充塡処置を行うことになる。修復材料としては、コンポジットレジン（CR）とグラスアイオノマーセメント（GIC）が挙げられるが、根面う蝕に対する両者による修復の1年後の臨床成績には有意差は認められない。したがって、防湿が容易で接着システムの性能を十分に発揮させ得る条件下ではCR修復を第一選択とし（図1）、う蝕が歯肉縁下に及び防湿が困難な場合にはGICの使用が推奨される（図2）[1]。

なお、全身的な問題によって診療環境に制約を受ける高齢者の進行した根面う蝕の処置として、スプーンエキスカベーターにて感染歯質を可及的に除去したのち、高強度GIC（GC Fuji IX：ジーシー、など）を充塡するART（Atraumatic Restorative Treatment：非侵襲的修復治療）が、有用な治療法の1つとして提唱されている。

【参考文献】
1）特定非営利活動法人日本歯科保存学会：う蝕治療ガイドライン　第2版．永末書店，京都，2015．
2）特定非営利活動法人日本歯科保存学会：根面う蝕の診療ガイドライン—非切削でのマネジメント—　第1版．永末書店，京都，2022．

LEVEL UP & H!NT

04 ユニバーサルシェードレジンを使いこなす

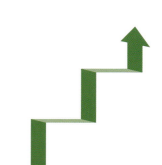

日本大学歯学部　保存学教室修復学講座　**宮崎真至**

■ コンポジットレジンの基本組成と光学的特性

　コンポジットレジンは、マトリックスレジンにフィラーを含有することによって粒子分散強化という効果を獲得した複合体であるところから、compositeと呼ばれている。この材料は、口腔内の使用に耐え得る機械的性質の向上を図っている。粒子分散強化を確実にするために、添加される無機質フィラー表面をシランカップリング処理することで有機質化し、マトリックスレジンと強固に結合、一体化させることで分散強化が確実なものとなっている。

　さて、コンポジットレジンは、歯質との色調適合性を向上させるために、半透明性という特性を有している。透明性とは、光を散乱させることなく通過させる材料の物理的特性である。一方、半透明性とは、光を通過させるものの、光を異なる方向に散乱させる材料特性を指す。コンポジットレジンの組成として、マトリックスレジンとフィラーは、光学的性質として、とくに屈折率に影響を及ぼす因子となる[1]。すなわち、半透明性材料であるコンポジットレジンに入射した光は、フィラー、着色材（顔料）、マトリクスレジンあるいは背景色などの影響を受けて反射、吸収および拡散しながら色として認知される。このように、マトリックスレジンとフィラーは、機械的強度のみではなく、光学的性質としての修復物の"見え"にも影響を及ぼす因子となっている。

■ コンポジットレジンの色

　コンポジットレジン表面に入射した光線は、空気との界面において一部は表面で反射され、それ以外はコンポジットレジン内に進入する。拡散反射された光線は入射した光線と同一色であるが、その光強度はコンポジットレジンの屈折率に依存している[2]。コンポジットレジン内に進入した光線は、マトリックスレジンを通過し、フィラーや色調整材の粒径、密度、屈折率あるいは吸収率によって、光の散乱、反射、吸収および進入を繰り返し、最終的な色を形成する。さらに、コンポジットレジンの色調への影響因子としては、この材料が半透明性を有するところから、背景色が重要となり、とくに濃い色調を有した象牙質を背景とした場合や、歯質の裏打ちを欠く窩洞では注意が必要となる。

■ ユニバーサルシェードレジンとカメレオン効果

　歯科材料におけるカメレオン効果とは、コンポジットレジンなどの審美性修復材料が、周囲歯質あるいは天然歯の色調を反映することで色調の変化を起こし、これによって境界部の色差が不明瞭となり、あたかも色調が周囲歯質と適合しているかのように見えることをいう。周囲歯質との色調適合性に関しては、コンポジットレジンが有しているシェード、光線透過性、光線拡散性あるいは透明性などが影響因子となる。とくに、光の拡散性とともに透過性をバランスよく付与した材料を用いることによって、修復物周囲の歯質の色調を反映し、良好な色調適合性を得ることができる。このように、カメレオン効果を有効に発揮するレジンペーストを用いることで、ひとつのシェード、すなわちユニバーサルシェードで幅広い色調の歯に適応することを可能としている。

■ ユニバーサルシェードレジンの臨床使用におけるポイント

1. 窩洞の深さ（歯種、部位）

　修復の対象である窩洞に関しては、その深さと大

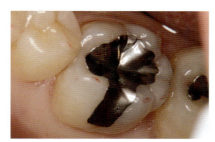
a：金属色の改善を希望して来院した

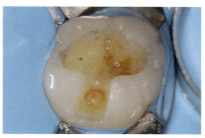
b：窩洞は、比較的深いものとなった

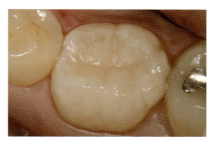
c：オペーク性の高いフロアブルレジン（クリアフィル® マジェスティES フロー Universal の UD）を用いた

図❶ a〜c　窩洞の深さが3mmを越える症例では、オペーク性を有するとともに光拡散性の高いユニバーサルレジンを用いて積層充填を行うことで、色調適合性が獲得できる

きさ、位置あるいは年齢などが色調適合性に及ぼす影響因子となる。

窩洞の深さに関しては、レジンペーストの厚さを意味するものとなり、その色調適合性に大きく影響を与えるものとなる。すなわち、1.5 mm程度の浅い窩洞では、光線透過性が高いレジンペーストにおいて色調適合性が高くなり、3.0 mmの深い窩洞では、光の拡散性の高いレジンペーストのほうが有利となる（図1）。

2. 歯の色調（年齢、う蝕反応象牙質）

年齢による歯質の変化も、レジンペーストの選択における考慮事項となる。すなわち、若年層の歯質においては、入射した光線が拡散しやすいのに対して、50歳以降で石灰化が進んだ歯質においては、光線が透過する傾向を示す。したがって、若年者におけるレジン修復においては、ユニバーサルシェードレジンの色調適合性が良好となる。一方、年齢を経ることで石灰化が亢進した歯質においては、オペーク性を有したユニバーサルシェードレジンを用いることで、色調適合性を図る必要がある。

また、う蝕反応象牙質などは、光線の透過性が高いとともに明度が低いために、光線の遮蔽性の高いレジンペースト（ブロッカー）を選択する必要がある。光線透過性が高いレジンペーストを用いると、背景にある歯質の低い明度が反映することで、周囲歯質との色調適合性を妨げてしまうからである。このブロッカーと呼ばれるレジンペーストの使用は、歯質の裏打ちを欠いた前歯部修復の際にも必要となる。

3. 辺縁形態（ベベルの付与）

とくに、前歯部修復における唇側面窩洞では、ベ

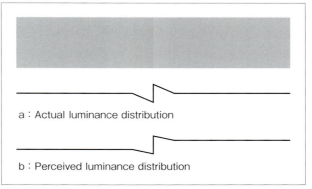

図❷　クレイク・オブライエン・コーンスィート効果（Craik-O'Brien-Cornsweet effect）。中央の垂直な線を境にして、左側が右側より暗く感じる。しかし、そう見えるのは目の錯覚であり、左右とも同じ明度を有している。これらの輝度（明度）のグラフ（a、b）を見ると、中央付近での輝度の違いはあるものの、それ以外では同じ値になっている

ベルの付与は色調適合性に影響を及ぼす重要な因子となる。人間の視覚では、明度の差が大きく感じられることから、明度に関する錯視も生じやすくなる。たとえば、クレイク・オブライエン・コーンスィート効果（図2）がその典型であり、同じ明度であってもその境界付近に急激な明度差があると、異なるものと感じてしまうという生理的現象がある。これを防ぐ意味でも、とくに前歯部修復では、歯質とレジン修復物との移行性を重視したベベルの付与が必要となる。これによって、適切な色調適合性を得ることが可能となる。

【参考文献】
1) Villarroel M, Fahl N, De Sousa AM, De Oliveira OB Jr: Direct esthetic restorations based on translucency and opacity of composite resins. J Esthet Restor Dent, 23(2): 73-87, 2011.
2) 安藤 進，大城麻紀，大田舞子，宮崎真至，三冨純一，三冨朝子，今井 元：光重合型レジンの屈折率が色に及ぼす影響. 日歯保存誌, 51(3): 292-298, 2008.

LEVEL UP & H!NT

05 前歯部ブラックトライアングルに対するバイオクリアー BTマトリックスを用いた審美回復

日本大学歯学部　保存学教室修復学講座　**宮崎真至**

ブラックトライアングル

　歯間乳頭が欠落し、歯間鼓形空隙のうち下部鼓形空隙に三角形のスペースを生じ、暗影となってしまうことをブラックトライアングルという。その語源としては、三角形（トライアングル）の暗影（ブラック）を合成したものである。臨床的には、とくに前歯部において審美障害、発音障害あるいは食片やプラークの停滞などの問題が生じやすく、改善が望まれている。

　そのおもな原因としては、プラークの蓄積によって生じる歯周組織の喪失、すなわち歯周疾患である。したがって、歯周疾患の増悪因子である歯列不正、歯の位置の異常（歯間離開、傾斜など）、歯の形態の異常（矮小歯など）あるいは歯冠修復物の適合不良などが挙げられる。ときには、不適切なブラッシング、歯周外科治療あるいは矯正治療などによっても生じると考えられている。

　ブラックトライアングルを改善する方法である歯間乳頭再建を行うに際しては、その臨床的判断基準として Nordland と Tarnow が提唱した分類を参照するとよい[1]。これは、歯間乳頭の高さを、歯間部接触点、歯間部 CEJ および唇側 CEJ の３つの基準点を指標として分類したものである。この分類は、乳頭の再建の可能性を Class Ⅰ（100％の歯間乳頭の再生が可能）、Ⅱ（部分的な歯間乳頭の再生が可能）およびⅢ（歯間乳頭の再生が困難）としている。すなわち、垂直的距離が５mm以下では98～100％の割合で歯間乳頭が下部鼓形空隙を埋めることができるとされている。

　ブラックトライアングルの閉鎖あるいは改善法としては、歯周外科処置である結合組織移植術、注意

深いブラッシングテクニックの励行による歯肉のクリーピング、矯正治療あるいは歯冠修復物を用いたロングコンタクトの付与などが挙げられる。これらのうち、ロングコンタクトの付与とは、隣接歯とのコンタクトを線上に長くすることで、接触点から歯槽骨までの距離を５mm以内にするテクニックであり、相対的な方法によってブラックトライアングルを歯冠乳頭で満たす方法である。

適切なマトリックスの使用

　ブラックトライアングルの封鎖をコンポジットレジン修復によって行うためには、ロングコンタクトを付与する必要がある。歯間隣接面に、フリーハンドでロングコンタクトを付与するようにエマージェンスプロファイルを整えることは困難であり、マトリックスを用いる必要がる。そのマトリックスも、湾曲をもったエマージェンスプロファイルとするためには、テープ状の透明マトリックスを使用することでは、これを可能とすることができない。テープ状マトリックスを用いると修復歯の隣接面形態がストレートになり、歯肉形態を理想的なものにできないからである。そこで、自然な隣接面形態を付与することでエマージェンスプロファイルの形態を整えることに適したマトリックスが望まれることになる。

　バイオクリアー ブラックトライアングル（BT）マトリックスは、カラーコードされたプローブを用いてその大きさを確認し、ブラックトライアングルの大きさに適したインジケーティングカラーのマトリックスを用いるというシステムである（**図1**）。これによって、個々の症例に適したエマージェンスプロファイルを付与することを可能とし、容易にロングコンタクトを付与することができる[2]。このよう

20　第1章　コンポジットレジン修復

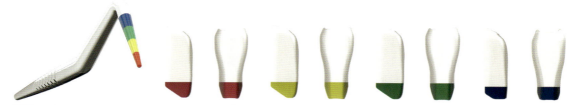

図❶ バイオクリアーBTマトリックスは、ブラックトライアングルを簡便に、かつ迅速に閉鎖することを可能としている。色分けされたマトリックスは、間隙の幅に応じた形態となっており、効果的にブラックトライアングルを閉鎖することができる

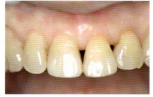
a：ブラックトライアングルが顕在化している

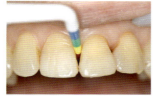
b：ゲージを用いて適切なバイオクリアーBTマトリックスを選択する

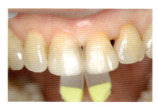
c：マトリックスを挿入し、スペースを埋めるようにフロアブルレジンを填塞する

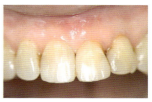
d：短時間のうちに確実な修復を行うことを可能としたマトリックスである

図❷a〜d ブラックトライアングルの封鎖に適したバイオクリアーBTマトリックスの応用は、臨床手技の簡便性とともにチェアータイムの短縮を可能とする、臨床における必須アイテムである

に、バイオクリアーBTマトリックスは下部鼓形空隙に歯冠乳頭を満たすことを可能にする、ブラックトライアングル封鎖に特化したマトリックスである。もちろん、歯間離開症例にも応用することができるとともに、Class IV窩洞におけるバックウォールの築盛など、その応用範囲も広いものとなっている。

臨床使用の勘所

ブラックトライアングルは、そのまま放置すると歯槽骨の吸収も進行し、審美的な問題がさらに顕在化してしまう（図2a）。まず、マトリックスの選択にあたって、ゲージをブラックトライアングルに挿入し、どのカラーコードになるかを見極める（図2b）。ここで選択されたマトリックスを歯間部に挿入し、位置づけを確認する。このとき、マトリックス先端は、歯周ポケットにしっかりと挿入されていることを確認する。次いで、歯面に付着しているプラークを除去するとともに、コンタックEZサブジンジバルストリップ（モリムラ）などを用いて、被着面となるエナメル質表面を切削し、無小柱エナメル質を除去する。この操作は、エナメル質接着性を向上させるために重要なものとなる。次いで、エナメルエッチングを行い、水洗・乾燥後にアドヒーシブの塗布を行い、光線照射する。

コンポジットレジンとしては、フロアブルレジンを用いる。これによって、マトリックスと歯質との狭い間隙にレジンペーストを効果的に填塞することができる（図2c）。通常のペーストを用いる際には、コンピュールタイプで、充填に先立ってレジンウォーマーを用いて加温することでレジンペーストの流動性を高める必要がある。また、レジンペーストを充填する際には、まず舌側からレジンを填塞し、その後、左手の人差し指でマトリックスを舌側面から圧接し、次いで唇側面からペーストを填塞する。これは、唇側からペーストを押し出しても、舌側面の必要な部位までペーストが押し出しできない可能性があるからで、ギャップを生じさせないために行うポイントである。その後、頬側ならびに舌側から光線照射を行う。

形態修正は、スーパーファインのダイヤモンドポイントあるいはカーバイドバーを用いて行うとともに、隣接面部においてはディスクを用いることで形態の付与が容易となる。その後の研磨は、コンポジットレジン専用の研磨ポイントとともに、ストリップスを用いて行い、修復操作を終了する（図2d）。

【参考文献】
1) Nordland WP, Tarnow DP: A classification system for loss of papillary height. J Periodontol, 69(10): 1124-1126, 1998.
2) Hussien AOT, Ibrahim SH, Essa MES, Hafez RM: Restoring black triangle with bioclear matrix versus conventional celluloid matrix method: a randomized clinical trial. BMC Oral Health, 23(1): 402, 2023.

LEVEL UP & H!NT

06 3D printer techniqueによる コンポジットレジン修復

岡山県・野亀歯科医院　**野亀慶訓**

3D printer techniqueとは

　3D printer technique は、筆者が開発した「照明によってフローレジンに緩徐な硬化反応を惹起させることにより、材料噴射式3D プリンターの要領で積層して造形するテクニック」である。テクニックに必要なものはフローレジンと硬化反応を惹起できる照明のみである。セパレーターを用いてフリーハンドでⅡ級窩洞を充塡するためのテクニックと認識されがちだが、それ以外にもアイデア次第でさまざまなシーンで活用可能である。

3D printer techniqueの活用シーン

1．小矯正時の補助装置の造形

　インプラントアンカーのヘッドにエラスティックチェーンをかける際、アンカーの埋入角度によってはチェーンが外れやすくなってしまうことがある。ヘッドにフックを造形することで外れを防止する（図1、2）。

　また、咬合面を避けてエラスティックチェーンを這わせるための補助装置を造形する（図3、4）など、アイデア次第である。

2．隔壁形成への応用

　従来であれば大まかにコアレジンなどを盛り上げて、後からマージンから溢れた余剰レジンを削り取ったり、再度アクセスオープニングをしたりと、手間がかかった。3D printer technique であれば好きなデザインで調整のいらない隔壁を造形できる（図5、6）。

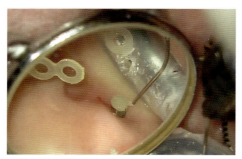
図❶　インプラントアンカーにフックを造形する

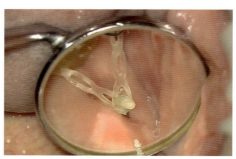
図❷　フックにエラスティックチェーンをかける

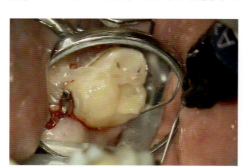
図❸　咬合面にフックを造形する

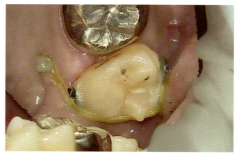
図❹　咬合面を避けてエラスティックチェーンを這わせる

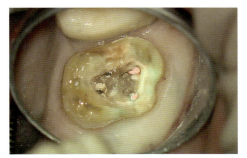
図❺ 術前。従来の方法だとかなり手間がかかった

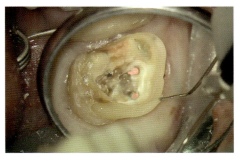
図❻ 好きなデザインで隔壁を造形する

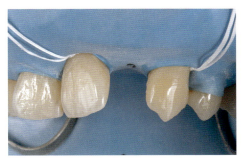
図❼ 術前。ラバーダム防湿を行う

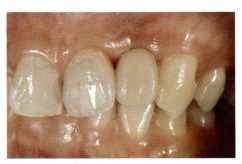
図❽ ダイレクトポンティックを丸ごと造形する

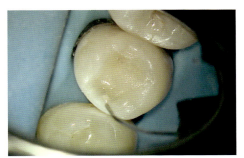
図❾ 術前。時間が制限される場合はフローレジンを用いる

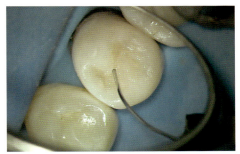
図❿ 咬合面の隆線構造を造形する

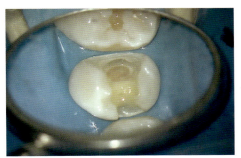
図⓫ 術前のⅡ級窩洞

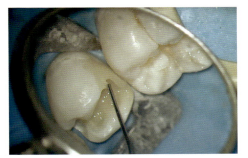
図⓬ フリーハンドでⅡ級窩洞隣接面を造形する

3. ダイレクトポンティックの造形

ダイレクトポンティックを丸ごと3D printer techniqueで造形することも可能である（図7、8）。

4. 咬合面の隆線構造の造形

筆者は、咬合面には基本的にペーストレジンを使用するが、患者の開口の限界などで時間が限られた際にはフローレジンを用いることもある。その際は3D printer techniqueを用いて隆線構造を造形する（図9、10）。

5. Ⅱ級窩洞のフリーハンド造形

セパレーターで歯間離開し、フリーハンドでⅡ級窩洞隣接面を造形する。マトリックスでは難しい天然歯の解剖学的形態を模した豊隆も意図して付与することができる（図11、12）。

LEVEL UP & H!NT

07 アイボリー型セパレーターを活用したⅡ級窩洞の充填

福岡県・樋口歯科　樋口 惣

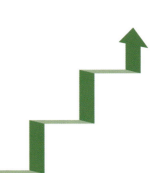

　読者諸兄は、Ⅱ級窩洞の充填にアイボリー型セパレーターを使っているだろうか。筆者は、毎日使用している。Ⅱ級窩洞をコンポジットレジンで修復する際、筆者はマトリックスを一切使用していない。その理由はアイボリー型セパレーターで歯間を離開し、フロアブルレジンの表面張力を利用して充填[1]したほうが、辺縁適合性がよく、充填後の形態修正もほとんど不要だからである。

　アイボリー型セパレーターとフロアブルレジンの扱いに慣れると、治療時間も短縮できる。本項では、医院で眠っているアイボリー型セパレーターを活用していただくために、基本的な使い方、充填のポイント、トラブルへの対応方法を解説する。

■ アイボリー型セパレーターとエリオット型セパレーター

　歯間を離開するためのセパレーターには、以下の2種類がある（図1）。
①アイボリー型セパレーター（前歯部用）
②エリオット型セパレーター（臼歯部用）

　筆者は、弱い力でも十分な離開量が得られるアイボリー型セパレーターを臼歯部でも使用している。とくに第2小臼歯と第1大臼歯間までは問題なく使用可能である。ただし、第1大臼歯と第2大臼歯間では、第2大臼歯に装着したクランプが干渉し、セパレーターが装着できないことがある。

　その場合、以下の対応策をとる。
①第2大臼歯のクランプを外して装着する（図2）
②アイボリー型セパレーターを半分に切断して装着する（図3）

■ アイボリー型セパレーターの装着手順

　セパレーターを慎重に装着しないと頬側と舌側のウェッジが歯間乳頭を傷つける可能性がある。以下の手順で行えば歯肉を傷つけずに歯間を離開できる。
①舌側のウェッジを先に装着する（図4a）。
②ウェッジを歯肉から離して歯冠側に把持する（図4b）。

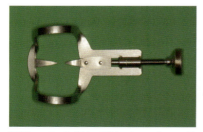

図❶a　アイボリー型セパレーター：前歯部用（YDM）

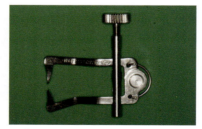

図❶b　エリオット型セパレーター：臼歯部用（YDM）

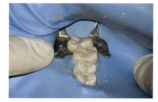

a：アシスタントがラバーダムシートを押さえる

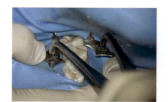

b：術者がクランプを外す

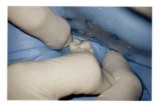

c：ラバーダムシートが浮き上がってこないようにアシスタントは押さえ続ける

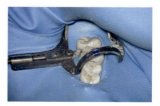

d：そのまま第1大臼歯と第2大臼歯間にセパレーターを装着

図❷　第1大臼歯と第2大臼歯間にアイボリー型セパレーターが装着できないときの対応①

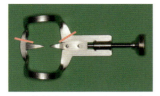 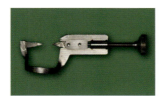 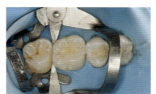 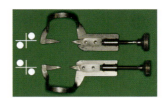

a：赤線部でアイボリー型セパレーターを切断　　b：切断後　　c：アイボリー型セパレーターの遠心部がクランプと干渉しないため、第1大臼歯と第2大臼歯間に装着できる　　d：左側上顎・右側下顎用（写真上）と右側上顎・左側下顎用（写真下）の2パターン製作する必要がある

図❸　第1大臼歯と第2大臼歯間にアイボリー型セパレーターが装着できないときの対応②

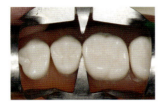 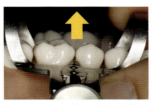 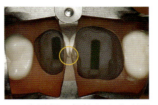 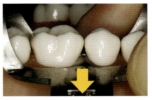

a：舌側のウェッジを先に装着する　　b：歯肉から離して歯冠側に把持する　　c：歯冠側に把持したまま両側のウェッジの先端が交叉するまでネジを締める　　d：セパレーターを根尖側に押し込み、さらにネジを回していくと歯肉を傷つけずに歯間を離開できる

図❹　アイボリー型セパレーターの装着手順

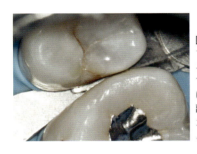

図❺　離開量の目安。♯6ファイルが余裕をもって入る程度を離開量の目安としている。本手法による充填に慣れない間は、もう少し離開してもよいが、できるだけ小さい離開量でできるようにトレーニングしよう

③歯冠側に把持したまま両側のウェッジの先端が交叉するまでネジを締める（図4c）。
④セパレーターを根尖側に押し込み、さらにネジを回していくと歯肉を傷つけずに歯間を離開できる（図4d）。

充填終了後、セパレーターとラバーダムを外すと、歯間乳頭は一時的に陥凹しているが、2〜3日で術前の状態まで回復する。

離開量の目安

筆者は、根管治療用の♯6ファイル（図6b）がやや余裕をもって入る程度の離開を目安にしている（図5）。
①離開量が大きいほど充填しやすくなるが、患者の負担が増え、術後疼痛のリスクが高まる。
②遠心に歯があるほど離開しにくい（例：小臼歯間、小臼歯と大臼歯間）。

この方法に慣れないうちは、多少大きめに離開しても構わないが、できるだけ小さい離開量で充填できるようトレーニングしてほしい。

術中に使用する器具

術中に使用するフロアブルレジンと器具を図6に示す。

充填手技

実際の充填手技を図7に示す。

症例供覧

アイボリー型セパレーターを使用して小臼歯の隣接面窩洞を充填した症例を図8に示す。

充填中のトラブルへの対応

1．フロアブルレジンが隣接歯にくっついた場合

フロアブルレジンで隣接面を立ち上げている最中に隣接歯にくっついた場合、以下の方法で分離できる（図9）。
①根管治療用の♯6ファイル（図6b）を頬舌的に通す（ほとんどの場合、これで分離可能）。
②分離できない場合は、21Gのチップを装着した根管吸引乾燥器（図6c）で余剰レジンを吸引する。

2．気泡が混入した場合

フロアブルレジンの充填中に気泡が入った場合、根管吸引乾燥器（図6c）で吸引すると、瞬時に気泡を除去できる。

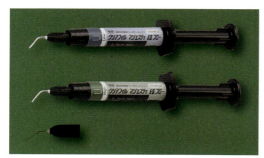

図❻a　クリアフィル® マジェスティ® ES フロー Universal（クラレノリタケデンタル／High、Low）に、ビューティシーラント ニードルチップ（外形0.4mm：松風）を付け替えて使用。先端の細いチップのほうが細かい作業が行いやすく、小さな窩洞にも充填しやすい

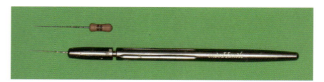

図❻b　ベンタエンド ユニバーサルハンドル（モリムラ）とエンド用ファイル（♯6）を装着

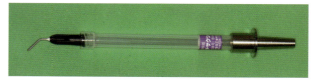

図❻c　マルチサクションEタイプ（ネオ製薬工業）にフロアブルレジンのチップ（21G）を装着。排唾管につける

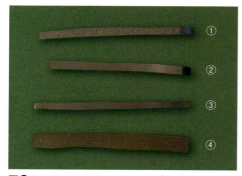

図❻d　ニューメタルストリップス（ジーシー）。①♯300青、②♯600緑、③♯1000黄。2.6mm幅を半分に切断して使用する。④ EXTRA FINE、EPITEX（ジーシー）。それぞれ外科用のペアン曲で把持して使用する

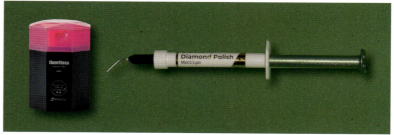

図❻e　左：フロアフロス（オーラルケア）。右：ダイヤモンドポリッシュミント（0.5μm：ウルトラデント）。隣接面の最終研磨に使用。研磨用ストリップスで隣接面研磨を行った後、フロアフロスにダイヤモンドポリッシュミントを塗布して歯に沿わせながら隣接面を研磨する。研磨用ストリップスのみで研磨を終えると粉を吹いたようになるが、フロアフロスとダイヤモンドポリッシュミントで仕上げ研磨を行うと艶が出る。とくにプラークコントロールが難しく、プラークが付着しやすい隣接面歯頸部の研磨を重点的に行う

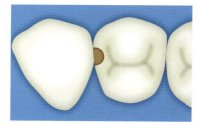

図❼a　う蝕除去前

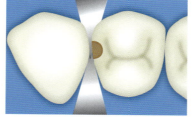

図❼b　前もってセパレーターで歯間を離開させてからう蝕を除去していく。隣接歯を傷つけることを防止できるし、患歯の削除量を最小限にすることができる

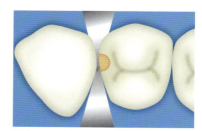

図❼c　う蝕除去、窩洞形成終了後

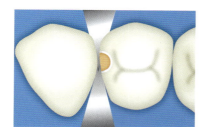

図❼d　メガボンド2で接着操作を確実に行った後、Highフローのフロアブルレジンを一層できるだけ薄く塗布し、十分な光照射を行う

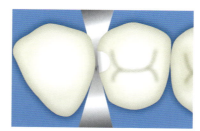

図❼e　Lowフローのフロアブルレジンを表面張力を利用して、隣接歯にくっつかないように細心の注意を払いながら窩洞ピッタリに充填する

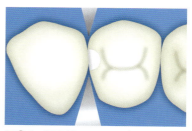

図❼f　研磨用ストリップスで隣接面を研磨した後、セパレーターを緩め、適切なコンタクトが得られていることを確認する。必要に応じて咬合調整を行う

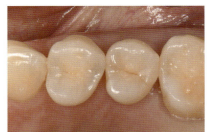
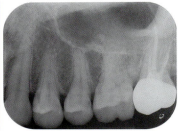

図❽a、b　術前の咬合面観（a）とデンタルX線写真（b）

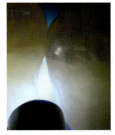

図❽c　透照診。辺縁隆線にクラックを認めた

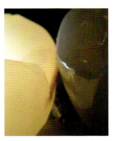

図❽d　セパレーターで歯間離開。内部のう蝕が透過している

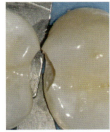

図❽e　窩洞形成後。できるだけエナメル質を温存し、う蝕を除去した

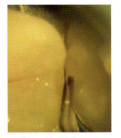

図❽f　充塡中。フロアブルレジンを用いて表面張力法で過不足なく充塡した

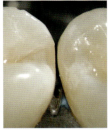

図❽g　充塡、研磨後。辺縁の適合性を確認

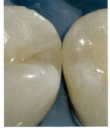

図❽h　セパレーターを緩めコンタクト確認

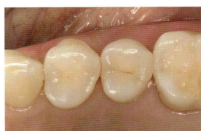
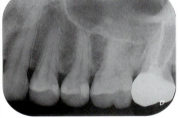

図❽i、j　術後の咬合面観（i）とデンタルX線写真（j）

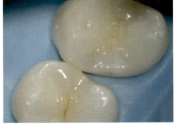

図❽k　症例の動画

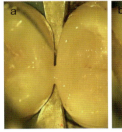
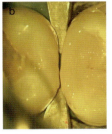

図❾a、b　フロアブルレジンで隣接面を立ち上げている最中に隣接歯にくっついてしまった場合（a）、筆者はまずエンド用の♯6ファイルを頰舌的に通すことでほとんど分離できる。それでも分離できないときは、21Gのチップを装着した根管吸引乾燥器で余剰レジンを吸引する（b）

3．充塡しすぎて膨らんだ場合

光照射前であれば、根管吸引乾燥器を使って過剰なレジンを吸引して形態を調整できる。

4．隣接歯とのコンタクトが不適切な場合

1）コンタクトが緩い場合

①再度セパレーターのネジを締め、歯間を十分に離開する。

②コンタクト直上にHighフローを塗布し、♯6ファイル（図6b）で送り込む。

③光照射後、再度セパレーターを緩めてコンタクトを確認する。

2）コンタクトが強すぎる場合

①再度歯間を離開する。

②研磨用メタルストリップス（図6d）を使用し、適切な形態に調整する（粗い番手を使用）。

まとめ

アイボリー型セパレーターを活用することで、マトリックスなしでも高精度な充塡が可能になり、治療時間の短縮にも繋がる。ぜひ実践してみていただきたい。

【参考文献】
1）三橋 純：拡大して見えてくる高精度のコンポジットレジン修復―辺縁適合性と隣接面形態にこだわる　2．V級窩洞に対するSurface Tension Control Technique．日本歯科評論，75(6)：99-104，2015．

LEVEL UP & H!NT

08 ユニバーサルシェードレジンを使用したマメロンのテクニック

新潟県・月潟歯科クリニック／徳島大学歯学部臨床教授　菅原佳広

はじめに

　従来、前歯部のコンポジットレジン修復は隣接面う蝕に対するⅢ級窩洞と歯頸部う蝕などに対するⅤ級窩洞が一般的であった。近年ではコンポジットレジンの機械的強度が向上し、テクニックも確立してきたことから、切縁隅角を含むⅣ級窩洞や唇側面全体を修復するダイレクトベニアなど、外側性の窩洞においても積極的に修復が行われるようになり、健全歯質の犠牲が極力抑えられるようになってきた。そのため、広範囲なう蝕や外傷性の歯冠破折などにおいてもクラウン修復を避け、コンポジットレジンによる直接修復を行う頻度が多くなってきた。とくに前歯部は審美的な要求の高い部位であり、単純に窩洞を埋めるという考え方では患者の満足度に応じた修復は望めない。そのため、天然歯の構造を模倣した修復方法が望まれる。

天然歯の構造に沿ったユニバーサルシェードの配置

　前歯部の天然歯は、象牙質の裏打ちのある歯冠中央部と歯頸部においては不透明で彩度のある色調を呈しているが、切縁側1/3には発育葉の形態と相似形な象牙質の針状の構造（マメロン）と象牙質の裏打ちのないエナメル質に見えてくる透き通った部分（トランスルーセント）、エナメル質の形態と光の屈折率から切縁部分に白い縁取りのように見えてくる部分（インサイザルヘイロー）がある。これらを再現するように修復することにより、自然感のある天然歯らしい修復を行うことができるため、基本的には光透過性の異なるコンポジットレジンを複雑に積層して行うマルチレイヤーテクニックが必要になってくる[1]。

　これに対して、最近はVITAのクラシックシェードに準じた顔料で色づけするシェード設計ではなく、光透過性と光拡散性をコントロールして周囲の色調を取り込んで馴染ませるユニバーサルシェードのレジンが開発されてきている。

　本項では、クリアフィル®マジェスティー®ESフローUniversal（クラレノリタケデンタル）を用いたⅣ級修復に着目して解説する。このレジンには、広くシェードマッチするU（A1〜A3程度）、彩度の強い部分に用いるUD（A3.5〜A4）、打ち抜き窩洞などで遮蔽性を必要とする部分に用いるUOPの3色が用意されている。そのため、基本的な使い方として前歯部A3程度の歯冠表面の大部分にはUを用い、歯頸部には少しだけUDを用いる。打ち抜き窩洞にはUOPで裏打ちをするのがよいと考えている（図1）。このシェードの組み合わせを天然歯の構造に合わせ、唇舌側の表層にはU、内部構造にはUOP、歯頸部にUD、必要に応じて切縁の透過性のある部分にはクリア系を追加するような配置とすることにより、自然感を表現することが可能となる（図2）。

治療手技の実際

　歯冠の1/3程度、斜めに欠損したⅣ級窩洞に対してベベルを縦か横に設定する。天然歯の構造として色調変化や表面性状は縦か横に存在し、斜めの構造は存在しないため、色調を馴染ませるにはベベルを利用して窩洞概形を縦と横の組み合せにする必要がある（図3）。シリコーンインデックスを用いてUのシェードでバックウォールをつくる（図4）。UOPを用いて3段階程度に分けてマメロン構造をつくる（図5）。トランスルーセントエリアにはオ

28　第1章　コンポジットレジン修復

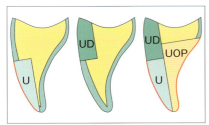

図❶ クリアフィル®マジェスティー®ESフロー Universal の基本的な配置

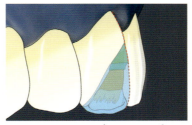
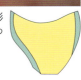

図❷ 天然歯の構造に合わせたシェード配置

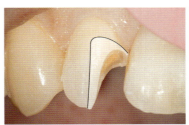

図❸ 斜めの窩洞外形に対する縦と横に沿わせたベベルの付与

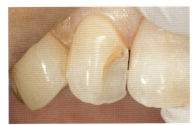
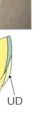

図❹ シリコーンインデックスにUを用いてバックウォールを製作

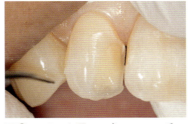
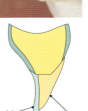

図❺ UOPを用いて遮蔽性を与えるとともにマメロン形態を付与

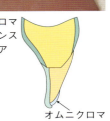

図❻ オムニクロマを追加したトランスルーセントエリア

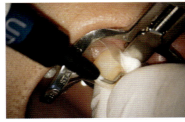

図❼ 歯頸側にUDを配置して彩度を付与

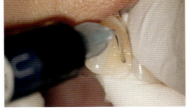
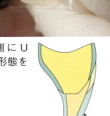

図❽ 切縁側にUを用いて歯冠形態を回復

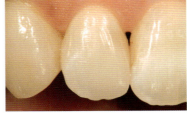
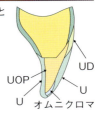

図❾ 術後の状態とシェード配置

ムニクロマ（トクヤマデンタル）を用いて透過性を表現する（図6）。歯頸側の最表層にはわずかにUDを用いて歯頸側から切縁側へ向かうグラデーションを表現する（図7）。切縁側の最表層はUを用いて歯冠形態を回復する（図8）。形態修正、表面性状の付与、研磨を行って仕上げる（図9）。

まとめ

広い範囲に適合するユニバーサルシェードのレジンにおいても1色でⅣ級窩洞の充塡を完了させるより、明度の高いU、彩度の高いUD、遮蔽性の高いUOPの組み合わせで自然感のある表現が可能であると考える。また、この方法は保険診療においても効率的で審美的な充塡を行うことができる。日常臨床でのステップアップのヒントになれば幸いである。

【参考文献】
1）菅原佳広：Make the Dental mamelon! こだわりの前歯部精密修復．デンタルダイヤモンド，東京，2021．

LEVEL UP & H!NT

09　修復治療とコストの最適化

愛知県・わしの歯科クリニック　鷲野 崇

はじめに

　修復治療に使用する材料や器具の選択は、治療の成功や患者満足度に直結する。しかし、すべての選択がコストを伴い、その判断が診療の質と経済性のバランスに及ぼす影響について理解することは容易ではない。本項では、ラバーダムから接着材、コンポジットレジンに至るまで、具体的な材料選定の基準と臨床的な工夫、さらにはコストパフォーマンスを最大化するためのアプローチを実例を交えて詳述する。日常診療の「どこにコストをかけるべきか」を再考するきっかけとなれば幸いである。

ラバーダムシート

　筆者は、ラバーダムシートは安価なものと高価なものを使い分けている。単独にラバーダムを設置する根管治療の場合は、基本的に安価な Blossom（Ci メディカル）を採用しており、とくに不満を感じていない。一方、複数歯にラバーダムを設置する場合は「歯肉溝に入りやすく、密封しやすい」ことを重視しており、安価なラバーダムシートでは密封性に少し難があると感じている。筆者の臨床感覚では、複数歯にラバーダムを設置する場合には、Nic Tone ラバーダム ラテックスシート（モリムラ）とデンタルダム ノンラテックス（モリムラ）が密封性の点で非常に優れていると感じている（表1、図1）。

　このように、処置内容に応じた選択がコストと効果のバランスを取る鍵となる。

①Blossomは36枚入りで730円→1枚約20円
②Nic Tone バーダム ラテックスシートは36枚入りで3,200円→1枚89円
③デンタルダム ノンラテックスは20枚入りで3,600円→1枚180円

リン酸エッチング材

　エナメル質に対してリン酸エッチング処理を行うことで、機械的接着嵌合力の強化が期待できるので、筆者は必ずリン酸エッチング処理を行っている。液状タイプのリン酸エッチング材をディッシュに出し、マイクロブラシやスポンジでエナメル質に塗布する方法もあるが、流動性のコントロールが難しく、あまり推奨できない。

　リン酸エッチング材にはどれくらいコストがかかっているのだろうか。一般的に使用されるウルト

表❶　各種ラバーダムシートのコストパフォーマンス

	オプチダム	エンビスタ	約217円／枚
	ダーマダム ノンラテックス	ウルトラデント	約215円／枚
	デンタルダム ノンラテックス	モリムラ	約180円／枚
	Nic Tone	モリムラ	約89円／枚
	デンタルダム（6インチ）	Ci メディカル／FEED	約24円／枚
	Blossom	Ci メディカル	約20円／枚

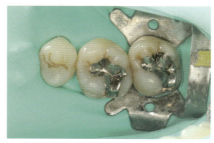

図❶　ラバーダム防湿

表❷ リン酸エッチング材のコストパフォーマンス

	トータルエッチ	Ivoclar Vivadent	約90円／0.05mL
	スコッチボンド ユニバーサル エッチャント	ソルベンタム	約79円／0.05mL
	ウルトラエッチ	ウルトラデント	約60円／0.05mL
	ゲルエッチャント	エンビスタ	約50円／0.05mL
	デントクラフト ファインエッチ	ヨシダ	約10円／0.05mL
	FEED エッチング材	FEED	約3円／0.05ml

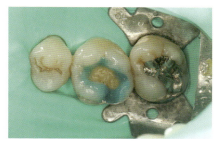

図❷ リン酸エッチング処理

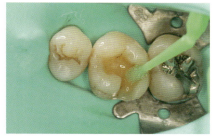

図❸ アプリケーターによる接着材の塗布

ラデントのウルトラエッチJ（35％リン酸）で算出してみる。1.2mL×2本入りで2,900円、1回の使用量を0.05mLと仮定すると、1回あたりのコストは約60円となる。筆者が使用しているFEEDエッチング材ジェルタイプ（37％リン酸）は、コスト面で非常に優れている。5mL×3本入りで約900円、1回の使用量を0.05mLと仮定すると、1回あたりのコストは約3円となる。

注目すべき点として、市場に出ているリン酸エッチング材の濃度は基本的に30〜40％であり、大きな性能差はほとんどないとされている。リン酸エッチング材の選択のポイントは、粘稠度や押し出しやすさ、色の好みといった要素になるであろう。そう考えるとコストの差は非常に大きく、効果的な選択が求められる（表2、図2）。

接着材（アドヒーシブ）

1ステップ接着材と2ステップ接着材のどちらを選択するかは好みになると思うが、接着強さ・長期耐久性への信頼性から、多少手間がかかっても2ステップ接着材のほうが理に適っていると考えている。この症例では2ステップ接着材のG2-ボンド ユニバーサル（ジーシー）を使用している。

1ボトルタイプの1ステップ接着材はとてもよく進化しており、操作の簡便性だけでなく、接着材としての信頼性も非常に高まっている。しかし、疎水性のレジン成分と親水性のモノマー、溶媒としての水を1ボトルに含むという製品の宿命として、取り扱いや保管の難しさがある。1ステップ接着材を使用する場合は、とくにたっぷりとしっかり塗布する

ことが重要だと思う。図3くらいの窩洞であれば2滴をディッシュに出し、マイクロブラシで複数回重ね塗りをするのが妥当と考える。

2ステップ接着材を使用する場合は、プライマー塗布時にはやはり同様に窩洞にたっぷりとしっかり塗布することが重要だと考えている。プライマーにはセルフエッチングプライマーとしての役割を果たす酸性モノマーが含まれており、象牙質表層のスミヤー層の除去と、適度なハイドロキシアパタイトの脱灰作用を起こすためには、新鮮なプライマー液が被着面に環流することが重要となる。

この少額の費用を不適切に節約しないことが重要で、接着に不備があり、術後にトラブルを招いた場合のリカバリーにかかる時間的・材料的コストははるかに大きい。

コスト計算をしてみると、G2-ボンドユニバーサルの1-プライマー（5mL）および2-ボンド（5mL）は、それぞれ300回使用可能（メーカー公表値）とした場合、以下のようになる。

- 1-プライマーは定価13,300円で、1回あたりのコストは約44円
- 2-ボンドは定価4,300円で、1回あたりのコストは約14円

これらを合計すると、1回あたりの使用コストは約58円と見積もられる。

同じく、1ステップ接着材のスコッチボンドユニバーサルアドヒーシブ（3M）で計算をしてみると、

表❸　接着材（アドヒーシブ）のコストパフォーマンス

	クリアフィル メガボンド2	クラレノリタ ケデンタル	約58円／1回
	G2-ボンド ユニバーサル	ジーシー	約53円／1回
	ビューティボンド Xtream	松風	約50円／1回
	スコッチボンド ユニバーサル アドヒーシブ	ソルベンタム	約42円／1回
	クリアフィル ユニバーサル ボンド QuickER	クラレノリタ ケデンタル	約47円／1回

表❹　アプリケーターのコストパフォーマンス

	ディスポーザブル アプリケーター チップ	エンビスタ	約49円／本
	ディスポーザブル アプリケーター ブラシ	ソルベンタム	約46円／本
	ナノブラシ	白水貿易	約17円／本
	シリコーン アプリケーター	Ci メディカル	約8円／本
	アプリケーター ブラシ	Ci メディカル	約2円／本

定価12,600円で300滴使用できるとあるので、1滴（1回使用あたり）のコストは約42円となる。

2ステップ接着材は1ステップ接着材よりもコストが高いと思われがちだが、1ステップ接着材と2ステップ接着材のコストを並べて比較すると、実際には大きな差がないことが確認できる。いずれにしろ、コストを不適切に節約しないことが重要だと思われる（表3）。

アプリケーター（表4）

接着材を塗布する際、一部の歯科医師はスポンジを使用されている。スポンジは接着材をたっぷりと吸収し、窩洞の隅々までしっかり塗布できるため、この用途には適していると考えられる。1個あたりのコストが1〜2円程度と非常に安価であることも魅力的である。一般的には、アプリケーターブラシが使用されることが多いと思う。Ci メディカルや FEED などで購入可能なアプリケーターブラシは1本あたり1〜2円とコスト面で優れているが、ブラシが短いタイプのものは十分に接着材を吸収できず、たっぷりと塗布するのが難しいという欠点がある。また、接着材に含まれる有機溶媒の作用により、アプリケーターとブラシの接合部が剥がれ、塗布中にブラシが抜けてしまうことを経験することもある。

筆者は、Ci メディカルで販売されているシリコーンアプリケーターを好んで使用している。このアプリケーターは、名前のとおりブラシ部がシリコーン製であるため毛が抜ける心配がなく、接着材の重ね塗りや擦り塗りも容易に行えるため、効率的な使用が可能である。コストは1本あたり約8円である。

有名な接着メーカーのブランド製品についても試

したが、どれも高品質で満足している。ただし、これらはコストがやや高いため、使用頻度や必要性に応じて検討する必要があると感じている。

ナノブラシ（白水貿易）は細長い形状が特徴的で、「これじゃないと！」という場面があるので重宝しているが、図3のような窩洞に接着材を塗布するには、通常のアプリケーターのほうが適していると思う。

コンポジットレジン（CR）

筆者は、フロータイプ CR で象牙質部分を充填し、ペーストタイプ CR でエナメル質部分を充填することが多い。CR の選択に際しては、コストのことは一切考えず、自分が使いやすい製品を使うのがよいと考える。補足情報としては、同一ブランドの製品で比較すると「ペーストタイプ CR よりもフロータイプ CR のほうが少しだけ単価が高い」ことがわかる（表5）。光重合型 CR は、チェアーやルーペのライト、マイクロスコープのライトによって充填途中で硬化してしまうので、ライト中の青色波長を抜いたオレンジフィルターをかけて、丁寧に時間をかけて充填操作を行うとよい（図4）。

研磨

研磨に際しては、いわゆる「茶色シリコーン」と呼ばれるブラウンポイント HP（松風）のコストを知っておくとよいと思う。1本あたり120円と安価に使用できる反面、コンポジットレジンの光沢感を得るには不十分な研磨粗さであり、すり減りも非常に早い。コンポジットレジンと研磨バーには相性があり、適切な組み合わせが求められる。筆者は EVE ダイヤコンププラスツイストバー（サンデン

32　第1章　コンポジットレジン修復

表❺ コンポジットレジン (CR) のコストパフォーマンス

	オムニクロマフロー	トクヤマデンタル	約160円／0.1g
	クリアフィルマジェスティ ES フロー-U	クラレノリタケデンタル	約159円／0.1g
	プレミスクリア	エンビスタ	約100円／0.1g
	オムニクロマペースト	トクヤマデンタル	約98円／0.1g
	クリアフィルマジェスティ ES-2	クラレノリタケデンタル	約94円／0.1g

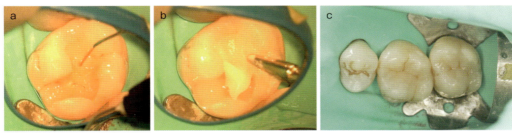

図❹ a〜c オレンジフィルターをかけて丁寧に時間をかけて充填操作を行う

表❻ 研磨器具のコストパフォーマンス

	マイジンガーツイストポリッシャー	ジーシー	約2,000円／本
	EVE ダイヤコンププラスツイスト	サンデンタル	約1,600円／本
	フレクシィポイントブルー	マイクロテック	約900円／本
	コンポマスターCA	松風	約750円／本
	ダイヤシャイン	ジーシー	約700円／本
	ブラウンポイント HP	松風	約120円／本

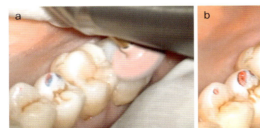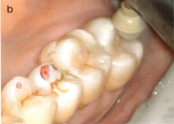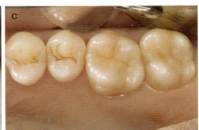

図❺ a〜c 研磨によってコンポジットレジンの美しい光沢感を引き出す

タル）を愛用しているが、筆者がよく使用するクリアフィルマジェスティ ES フロー（クラレノリタケデンタル）やプレミス（エンビスタ）との相性が非常によいと考えている。これらはコスト的には「茶色シリコーン」よりも高いが耐久性に優れ、低速回転、フェザータッチで研磨操作を行うことで、コンポジットレジンの美しい光沢感が得られやすい点での非常に優れている（**表6、図5**）。

おわりに

治療の成功と経済性を両立するため、材料や器具選びには慎重さと工夫が求められる。ぜひ日常診療の参考にしていただきたい。なお、製品の価格は筆者が独自に調べた2024年時点のものである。不正確な部分もあるし、価格変動もあるため、あくまでも目安として参考にしていただきたい。

LEVEL UP & H!NT

第2章

歯内療法

01 メタルコアリムービング ダブルドライバーを用いた効果的な
メタルコア除去

02 各種器具を応用した効率的なガッタパーチャポイントの除去

03 蛍光を応用した根管治療

04 マルテンサイト相優位のNi-Ti製ファイルの特徴と使い方

05 半導体レーザーを用いた根管消毒

06 Hydraulic condensation techniqueによる根管充填

07 根未完成失活歯への対応

08 垂直歯根破折の診断と接着治療

09 高齢者社会における歯内療法の課題

LEVEL UP & H!NT

01 メタルコアリムービング ダブルドライバーを用いた効果的なメタルコア除去

日本歯科大学附属病院　総合診療科1　**中山竣太郎　北村和夫**

リトリートメントと支台築造除去の現状

　既根管治療歯のリトリートメントでは通常、修復物や補綴装置などの除去を伴い、とくにクラウンの除去と支台築造の除去を行うことが多い。根管充塡材は、所要性質の一つに除去可能なことがあり、ガッタパーチャポイントと根管シーラーは除去することを想定して作られている製品が多い。

　一方、インレーやクラウンは外れないようにセメントで合着される。クラウン除去は、基本的に歯肉縁上で行うことが多く、直視でもよく見えるので比較的容易である。しかし、支台築造、とくにメタルポストコア（以下、メタルコア）は歯根の中央部または根尖1/3付近まで挿入されていることもあり、直視は困難でクラウン除去と比較して難易度が高い。メタルコア除去は、セメントで合着された補綴装置を取り除く処置であり、歯根破折や穿孔などを来すリスクがあるため、慎重な操作が求められる。しかも、それらの偶発症が原因で抜歯に至ることもあり、患者と術者双方にとって負担の大きな処置といえる。

　近年の支台築造においては、ファイバーポストレジンコア（ファイバーコア）の有用性に加え、金属の価格高騰とファイバーコアの保険収載に伴い、メタルコアよりもファイバーコアが頻用されている。しかし、保険請求されている除去物は、依然としてメタルコアがファイバーコアを上回っている。

　メタルコア除去には、以前から多くの器具が使用されてきた。本項では、メタルコアリムービングダブルドライバーを用いた除去法[1]を中心に、切削法や超音波振動法、リトルジャイアントを用いた方法[2]についても紹介し、効果的にメタルコアを除去するコツについて解説する。

切削法によるメタルコア除去

　従来の切削法によるメタルコア除去は肉眼で行っていたため、象牙質の過剰切削による穿孔のリスクがあった。近年では、5倍速コントラに長いサージカルバーなどを装着し、マイクロスコープの拡大視野下でメタルコアを切削することにより、穿孔のリスクは大幅に減少した（図1）。しかし、すべての歯科医師がマイクロスコープ下で処置を行うわけではなく、多くの歯科医師がいまだに肉眼または拡大鏡を使用して除去しているのが現状である。

超音波振動法によるメタルコア除去

　超音波振動法によるメタルコア除去は、従来からチェアータイムが長くなることが問題であった。近年、接着技術の進歩やセメントの進化により、メタルコアは以前より強固に合着されており、さらに除去に時間を要するようになった。

　そのため、ダブルバイブレーションテクニック[3]やエコーバックテクニック[1]などを応用し、2方向から異なった波長の振動を加えることで効果的に除去する試みが行われている。

リトルジャイアントを用いたメタルコア除去

　長いメタルコアが装着されている上顎前歯根尖のX線透過像に遭遇した場合、再根管治療を行うか迷うことがある（図2a）。しかし、根尖切除術は再根管治療を施し、症状に改善がみられない場合に行うのが理想である。

　リトルジャイアントを用いたメタルコア除去[2]は、象牙質を支点として歯根を根尖方向に押しながらメタルコアを引き上げる機序である（図2b）。

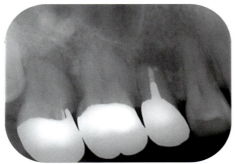
a：術前のデンタルX線画像

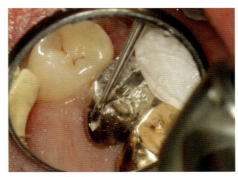
b：クラウン除去

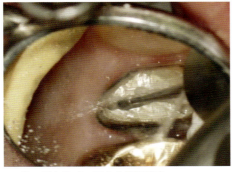
c：サージカルバーによる切削除去
図❶a〜c　切削法によるメタルコア除去

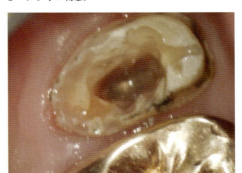
d：メタルコア除去後

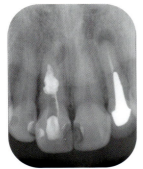
a：術前のデンタルX線画像
図❷a〜c　リトルジャイアントによる上顎前歯メタルコアの除去

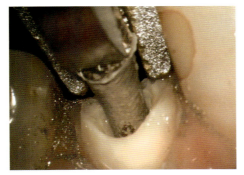
b：リトルジャイアントによるメタルコア除去

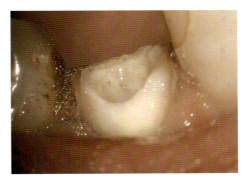
c：メタルコア除去後

しかし、器具の大きさと開口量の関係から上顎前歯部には応用しやすい（図2）が、他部位には応用しにくい。また、除去すべきメタルコアに加わる力の方向がポストの挿入方向と一致しない場合、歯根破折を起こすことがあるため、細心の注意を払う必要がある。

一方、木ノ本が紹介したダブルドライバー・テクニック（以下、DDT）は、前歯部から臼歯部まで歯種をほとんど選ばずに、安全にメタルコアを除去できる方法として注目されている[4,5]。以前は、リムービングドライバーS（YDM）などが用いられていたが、いくつかの問題点があり、その改良に取り組んだので紹介する[6]。

メタルコアリムービング ダブルドライバーの開発

従来のリムービングドライバーSは、先端部の幅が4mmと広いため、下顎前歯部には応用しにくかった。また、大臼歯部では頬側から真っすぐに挿入することが困難であり、やや近心方向から挿入するため、ドライバー先端部の角が患歯の遠心歯肉の上になることが多かった。そのため、先端部の幅をマイナスドライバーのように3mmとやや細くし、メタルコアリムービング ダブルドライバー直頬側用が完成した（図3）[6]。

また、DDTでは舌側のスリットにドライバーを挿入する際、同顎反対側の歯の咬合面の上から挿入

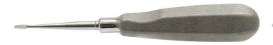
図❸ 滅菌可能なメタルコアリムービング ダブルドライバー直頬側用（YDM）

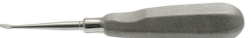
図❹a 滅菌可能なメタルコアリムービング ダブルドライバー曲舌側用（YDM）

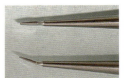
図❹b 直頬側用と曲舌側用の先端部の比較

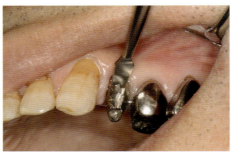
a：頬側のスリットにメタルコアリムービング ダブルドライバー直頬側用の挿入

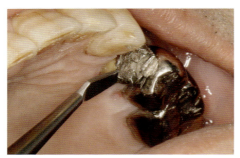
b：口蓋側のスリットにメタルコアリムービング ダブルドライバー曲舌側用の挿入

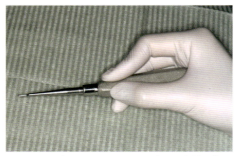
c：ドライバーは図3、4のくぼみに人差し指を置き、親指と中指で左右側面から支え、力加減を調整する

図❺ a〜c メタルコアリムービング ダブルドライバーのスリットへの挿入

することになる。したがって、スリットに平行に挿入することが困難であり、斜め下方向に（根尖方向に向かって）挿入されるため、歯根破折のおそれがあった[4]。そのため、反対側の歯の咬合面の上から挿入しても先端部が水平にスリットに挿入できるように、先端部に15度の角度を付与し、メタルコアリムービング ダブルドライバー曲舌側用が完成した（図4）[6]。

メタルコアを除去する際には、歯質の削除量を最小限にし、歯根破折を避けたい。本項では、その希望を叶えるために新しく開発されたメタルコア除去に特化した、直頬側用と曲舌側用の2本組のメタルコアリムービング ダブルドライバー（図3、4）を用いたDDTを紹介する[1,6]。

メタルコアリムービング ダブルドライバーを用いたDDT

1．スリットの形成

DDTでは、患歯の残存歯質の量と部位を確認してコア（メタルコアの髄腔部分）にスリット（ドライバーを挿入する溝）を形成し、2本のドライバーの先端を挿入するスペースを確保する。コアに形成するスリットは歯軸に直角、すなわち咬合面に平行で残存する歯質と同じ高さになるように調整する。奥行きは2mm以内で、ドライバーの先端を30度程度回転できるように、その先端の幅や厚みよりもわずかに幅広に形成する。

スリットの形成には、カーバイドバーを使用する。バーの軸ブレを避けるために、5倍速コントラをマイクロモーターに装着して12万回転以下で使用する。

2．メタルコアリムービング ダブルドライバー

DDTでは、2本のドライバーを使用する。筆者は、頬側のスリットにメタルコアリムービング ダブルドライバー直頬側用を（図5a）、舌側のスリットにメタルコアリムービング ダブルドライバー曲舌側用を挿入して使用している（図5b）。

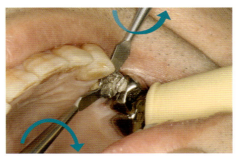

a：DDTの支点と作用点。支点は歯質、作用点はメタルコアに設け、左右逆向きの回転を与えてメタルコアを浮き上がらせる。バキュームの準備は必須である

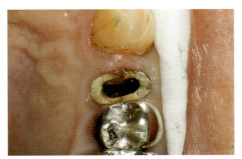

b：メタルコア除去後の口腔内

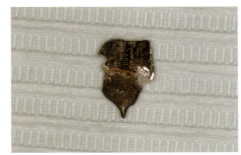

c：除去したメタルコア

図❻ a〜c　DDTによるメタルコア除去（図5と同一症例）

2本のドライバーを相対する方向（頬舌側）から挿入することにより、メタルコアに歯軸と平行な力を作用させることができる。ドライバーはパームグリップで握ると力が加わりすぎ、歯根破折の危険があるため、親指と人差し指、中指の3本で握り、テコの支点と作用点を感じながらわずかに回転させるように意識して行うとよい（図5c）。

3．ドライバーの回転による除去

DDTを応用する場合、作用させる力の支点は、頬側と舌・口蓋側とも必ず歯質に求め、作用点はコアの内部に設ける。力点は左右の手で把持しているドライバーである。

最小の動きで最大のトルクを発生させるため、2本のドライバーには左右逆向きの回転を与える（図6a）。ドライバーの回転角度は30度以内でも、歯質をわずかに根尖方向に押すことでメタルコアは歯軸に平行に押し上げられる。メタルコアが浮いてきたら、ドライバーを何度か回転させて少しずつ慎重に浮かせて除去する（図6b、c）。とくに、いままで咬合面と平行に挿入できなかった舌・口蓋側には先端が15度屈曲した曲舌側用（図4）を用いることで、反対側の歯列を避けて水平に挿入できるようになった（図5b、6a）。また、メタルコアを除去す

る際には、誤嚥の危険を避けるため、アシストに落下したメタルコアをバキュームで吸引する準備をしてもらうことも重要である（図6a）。

おわりに

メタルコアリムービング ダブルドライバーは比較的安価であり、滅菌可能で繰り返し使用できる。部位に関係なく適用可能であり、把持する3本の指の感覚で危険を察知した場合、すぐに中止して歯根破折を回避できるため、安心して使用できる。

【参考文献】

1) 丸野里絵，北村和夫：メタルコアリムービング ダブルドライバーを用いたメタルコアポスト除去．178-181，歯内療法の三種の神器2023＞2024（北村和夫：編），デンタルダイヤモンド社，東京，2022．
2) Kitamura K : Successful removal of a cast post and core, by using the Little Giant Post Puller and a surgical operating microscope. Int J Microdent. 10: 34-38, 2019.
3) 木ノ本喜史：ダブルバイブレーションテクニック　2方向からの振動による効果的なポスト除去法．the Quintessence, 33(1)：158-171, 2014.
4) 木ノ本喜史：イラストで読み解く　メタルポスト除去のためのダブルドライバー・テクニック　歯質への侵襲を最小限に考えたポスト除去法．the Quintessence, 34(11)：3-5，2014.
5) 木ノ本喜史：メタルポスト除去のためのダブルドライバーテクニック．122-123，歯内療法のレベルアップ＆ヒント（北村和夫：編），デンタルダイヤモンド社，東京，2017．
6) 北村和夫：MY FAVORITE DENTAL INSTRUMENTS／わたしの道具箱．メタルコアリムービング ダブルドライバー，the Quintessence, 39(2)：203，2020.

LEVEL UP & H!NT

02 各種器具を応用した効率的なガッタパーチャポイントの除去

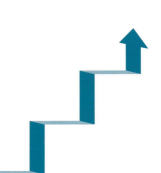

広島県・吉岡デンタルキュア　**吉岡俊彦**

ガッタパーチャポイント除去の重要性

　根管治療は、これまで根管治療を一度も行っていない根管に対して行う初回治療と、すでに根管治療を行ったことのある根管に対して行う再根管治療の2つに分けることができる。再根管治療の場合、以前の補綴物や築造体、根管充填を除去して根管内の感染除去を行う必要がある。根管内の根管充填材の隙間（死腔）にバイオフィルムが存在しているため、ガッタパーチャポイントを残していると、その死腔へのアプローチも不十分となってしまう。実際、根管壁に残存しているガッタパーチャポイントを除去すると、その後ろにフィンやイスマス、未処置の根管が見つかる場合がある（図1）。

マイクロスコープの使用

　マイクロスコープを使用しない場合、ガッタパーチャポイント除去は根管内での盲目的な器具操作となるため、器具に付着してくるガッタパーチャポイント片や根尖部まで穿通したかどうかなどから、除去完了を判断する必要がある。マイクロスコープを用いた拡大視野・明視野下で根管内のガッタパーチャポイントが適切に除去できているか、どこに残っているかを確認することは、根管内の感染除去に直結すると考えられる。

X線検査で根管充填状態を確認して除去手順を検討する

　除去を行う前に根管充填の状態の評価を行い、除去の計画をある程度立てておくべきである。根管充填の評価項目として「到達度」や「密度」があるが、それに加えて「根管の太さ」、「根管の湾曲」もガッタパーチャポイント除去の際には確認しておく。

ガッタパーチャポイントの除去

1．使用する器具

①ラウンドバー
②ゲーツグリデンドリル
③ガッタパーチャポイント除去用回転切削器具
④ガッタパーチャポイント除去用Ni-Ti製ファイル
⑤超音波チップ
⑥手用ファイル（Kファイル・Hファイルなど）
⑦柄付きのファイル
⑧専用の手用器具（OKマイクロエキスカ、GPリムーバースピアなど）
⑨溶剤（GPソルベント、ユーカリソフト）

2．一般的な除去手順（図2）

1）髄腔・髄床底・根管口部
ラウンドバー：歯冠部歯質のう蝕除去と同時に、根管口明示・根管上部の方向の確認を行う。穿孔しないために髄床底を掘り込まないように注意する（図3）。

2）根管上部〜中部
ゲーツグリデンドリル：根管がストレートな部分は回転切削器具で素早く除去を行う。その際、残存歯

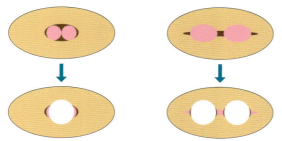

a：ガッタパーチャポイントが残ると死腔の感染が残ってしまう

b：イスマスやフィンにガッタパーチャポイントが入り込んで感染が残ってしまう

図❶　ガッタパーチャポイントを残している状態のイメージ

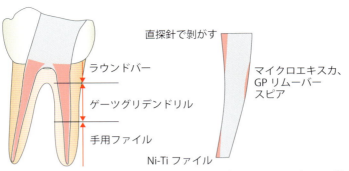

図❷ 部位別の使用器具と根管壁に残っているガッタパーチャポイント除去法

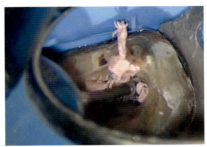

図❸ ラウンドバーを使用して根管口のガッタパーチャポイントの明示(ラウンドバー：H1SEM／コメット社：モモセ歯科商会)

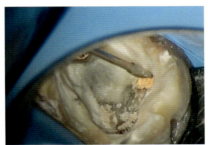

図❹ ゲーツグリデンドリルの#2で根管上部を除去(ゲーツグリデンドリル：マニー)

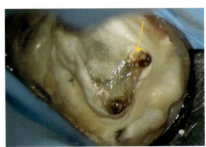

図❺ ゲーツグリデンドリルで根管の外側から除去を行い、内側に1層ガッタパーチャポイントが残っている状態(このガッタパーチャポイントは直探針などで剥がして除去する)

質が薄い部分を削らないように注意が必要である。上部形成が不十分な根管では上部形成の修正も兼ねる。#1を最初に使うと折れやすいため、筆者は#2→#3→#1の順に使用している(**図4、5**)。
超音波スケーラー：先端が細く長いチップの超音波スケーラーを用いてガッタパーチャポイントを掘り進める。また、超音波洗浄にて根管壁に残留しているガッタパーチャポイントを洗い流すことも可能である。
※根管壁に残った塊はマイクロエキスカやGPリムーバースピアで剥がし取る。

3)根尖部

できれば一塊での除去を目指したいので、Hファイルを用いる。超音波チップや#20程度のKファイルなどで残存しているガッタパーチャポイントに穴を掘り、その穴に#40のHファイルを入れて引き抜くように除去を行う(使用するファイルの号数は根管充塡の太さによって変える)。手用ファイルを使用する際、電気的根管長測定器(EAL)を繋いでオーバーインスツルメンテーションとならないように注意する。

4)根尖部(湾曲根管)

湾曲根管では根尖部内湾部にガッタパーチャポイントが残存しやすい。テーパーが太い(.04もしくは.06)Ni-Ti製ロータリーファイルを用いることで、内湾のガッタパーチャポイントが除去できる場合がある。手用ファイルで号数を上げても根管が直線化するだけで内湾部にファイルが触れることは難しいため、ガッタパーチャポイントの残存が疑われるからといって手用ファイルでの拡大は必要最小限を心がけたい。

3. 溶剤

GPソルベントやユーカリソフトなど、有機溶剤を用いてガッタパーチャポイントを溶解・軟化させて除去しやすくする場合がある。逆に、イスマスやフィンなどに溶けたガッタパーチャポイントが入ってしまうことがあるので、筆者は機械的に除去できないガッタパーチャポイントを除去する際の最終手段として使用している。

オーバー根充の除去＆病変内に溢出した症例への対応

ガッタパーチャポイントがオーバーしている症例では、ピンセットや専用の手用器具、Hファイルを用いて引き抜くように除去を試みる。オーバー根充の原因が根未完成歯や根尖孔のサイズ計測不備の場合には、充塡が疎であることが多いので、比較的引

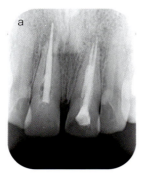
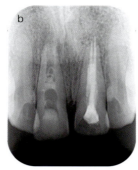

a：術前デンタルX線画像
b：除去を確認したデンタルX線画像

図❻ a、b　根未完成歯のオーバー根充をマイクロエキスカで引き抜いた症例

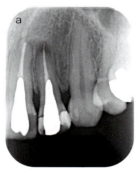
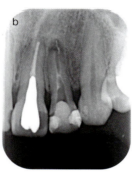
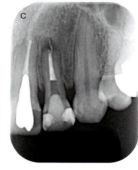

a：治療前のデンタルX線画像。オーバー根管充填で根尖病変を認める
b：オーバー部を引き抜けずに病変内にガッタパーチャポイントが残留したことを確認
c：通法どおり根管充塡を行い、経過観察を行うことを患者に説明

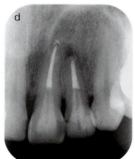
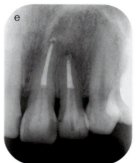

d：2年10ヵ月後。臨床症状はないが、病変は縮小していない
e：5年7ヵ月後。臨床症状もなく、病変も縮小傾向を認めた。溢出しているガッタパーチャポイントの造影性の低下も確認できる

図❼ a〜e　オーバー根管充填による根尖孔外へのガッタパーチャポイントの溢出症例

き抜きやすい（図6）。

オーバーしている部分が除去できずに残ってしまった場合、もしくは除去の際に根尖孔外にガッタパーチャポイントが溢出してしまった場合、無理に除去を試みるのではなく、根管内を通法どおりに形成・洗浄・根管充塡を行い、経過観察を行うようにしている（図7）。

患者には、根尖性歯周炎が悪化する場合には歯根端切除術や根尖病変の掻爬を行う旨を説明するが、筆者の臨床経験では多くの症例で問題なく経過している。

おわりに

ガッタパーチャポイントの除去を行っている最中も頻繁に根管洗浄を行い、根管壁から剥がれたもしくは剥がれかけているガッタパーチャポイントを洗い流す。通常の根管治療と同様に、根管内の感染を根尖孔外に極力押し出さないようにクラウンダウン（根管上部から感染除去を行う）で除去を進める。マイクロスコープ下であれば、残留しているガッタパーチャポイントの状態をこまめに確認しながら、状態に合わせた除去方法を用いる。ガッタパーチャポイント除去後にフィンやイスマス、未処置の根管がないかを確認し、根管系の感染除去が目的であることを忘れてはいけない。

現在、画一的な除去方法はなく、それぞれの症例において根管充填の状態を三次元的にイメージしながら、スピーディーに除去する部位と時間を要する部位に分けてガッタパーチャポイントの除去を行っていただきたい。

LEVEL UP & H!NT

03　蛍光を応用した根管治療

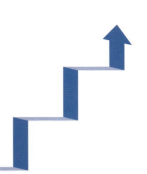

日本歯科大学附属病院　総合診療科1（歯内療法）　**長谷川達也　北村和夫**

Fluorescence（蛍光）と医科領域での応用

本題に入る前に、蛍光の特徴と医科での具体的な応用例について解説する。

Fluorescence（蛍光）とは、一般的に吸収光（励起光）や他の電磁放射線などの曝露によって物質から発せられる光として定義されている。そして、それらの光は吸収光（励起光）よりも長い波長を有する特徴がある。

具体的な応用例として、蛍光を発する物質としてオワンクラゲの緑色を放つタンパク質「Green Fluorescent Protein（GFP）」は、現代医学の基盤となる蛍光クローニングの礎となり、悪性腫瘍や脳血管疾患など数多くの疾患の原因究明と治療法の確立に貢献する偉大な研究成果の1つとなった。それは、GFPがヒトを含む他の動物種の遺伝子そのものに影響を与えずに、蛍光の機能のみを付与することができる驚くべき特徴をもつためである。

医科では、蛍光プローブや既存の蛍光タンパク質を用いて病変の進展範囲や解剖学的構造をリアルタイムで描出する手法である「蛍光ライブイメージング」が確立されている。そのほかに、冠動脈バイパス手術における術中グラフト評価や脳動脈瘤のクリッピング後の術中血流評価など、多岐にわたる分野で蛍光ライブイメージングの応用が期待されている[1]。

歯科領域における蛍光応用の現状と今後

近年、歯科領域においてはう蝕病原細菌の5-ALA代謝産物であるプロトポルフィリンIX（PpIX）に対する自家蛍光の検出を基礎とするFluorescence aided caries excavation（FACE）が、感染象牙質を選択的に除去し、非感染象牙質を保存することができる方法として脚光を浴びている[2]。

う蝕検知液は汚染領域を選択的に可視化するために開発された。しかしながら、最近の論文では不可逆性の感染象牙質（irreversibly denatured dentine）を特定するために、一部のう蝕検知液が正確ではない可能性があることが示されている[3]。すなわち、う蝕性ではない低石灰化部位（エナメル象牙境など）の過剰切削や脱灰を伴っていない箇所においてう蝕病原細菌の取り残しが生じるリスクがある。

一方、5-ALA蛍光ライブイメージングは、病原細菌が局在する汚染領域を選択的に可視化することが可能であることが示された[4]。う蝕治療においては確立されつつある蛍光を用いた診断手法であるが、最も顕微鏡治療が普及している歯内療法分野においては、これらの蛍光イメージング技術が世界的にも確立されていないのが現状である。

そこで筆者らは、蛍光ライブイメージングを応用した化学的ナビゲーションに基づく歯内療法を確立することを目的として臨床研究を含む研究系を2021年に立ち上げた。本項では、臨床研究や蛍光を応用した根管治療の臨床で得られた、術者にとって有益であったポイントをいくつか紹介する。

レジンコアに覆われた根管口の探索

再根管治療を開始する際、レジン築造部の除去を伴う根管口の探索は術者に大きなストレスを与える。現在の一般的なレジン築造に用いるコンポジットレジンのシェードは歯質に近似していることが多く、たとえ明視野かつ高倍率の顕微鏡下でも歯質とレジンの境がわかりにくいケースに遭遇することがある

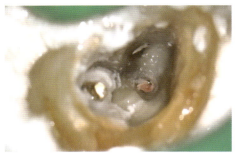
図❶ 通常のLED Modeで確認した様子。DB根は見つかったがMB根は未発見

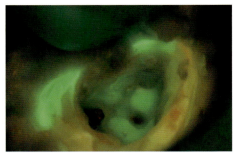
図❷ Fluorescence Mode（FL Mode）を使用することで、健全歯質とレジンの境目が描出された

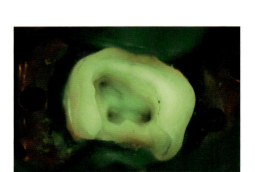
図❸ FL Mode下では根管口が黒い点状に描出される

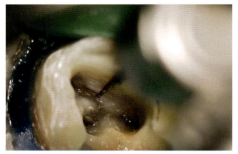
図❹ 視覚支援によって得られた情報を元にMB2を探索・発見できた

（図1）。そのような症例においては、盲目的に根管口を探索するリスクを蛍光ライブイメージングによる化学的ナビゲーションによって回避することができる（図2）。

原理としては、健全な歯質は緑色蛍光（λ＝約500nm）の自家蛍光を有するのに対して、築造用コンポジットレジンの多くは歯質に比べて弱い緑色蛍光を有し、その色差を捉えることに基づいている。これらの特徴は、レジン築造部と健全歯質の境を正確に把握しながらレジンを除去できるため、誤った方向（健全歯質）への過剰切削による穿孔リスクを回避することができると考える。

近心頬側第二根管（MB₂）の探索

日本人において、上顎第1大臼歯の52.9％に近心頬側第二根管（MB₂）を認めることが論文より示されている[5]。また、MB₂の見落としは根管治療の治療成績に影響を与えることは周知の事実であるが、その探索方法は基礎的な解剖学的知識を用いて拡大視野下で探索しなければならない[6]。しかしながら、根管口の位置の認識差に関しては、より経験の浅い歯科医師において大幅なズレがあることが研究結果から示されている[7]。

したがって、蛍光ライブイメージングによる化学的ナビゲーションはMB₂を含む根管の見落としリスクを軽減させることに有効であると考える。実際には、健全歯質が鮮やかな緑色の自家蛍光を放っているのに対して、根管口部は黒い点状で観察されることが蛍光モードでの根管探索のポイントとなる（図3、4）。

残存汚染領域の特定

Zeiss EXTARO300FVは内蔵カメラを備えた仕様であり、細菌代謝で生じたプロトポルフィリンIX（PpIX）集積領域を405nmの紫色蛍光下にて可視化できるFluorescence Mode（FL Mode）が搭載できる。

現在、汚染領域の可視化にはう蝕検知液を用いて脱灰したう蝕象牙質外層を染色して確認する方法が一般的である。しかしながら、この染色液自体は細菌本体を検知しているわけではなく、汚染されて崩壊した象牙質を選択的に同定するに留まる。細菌は、

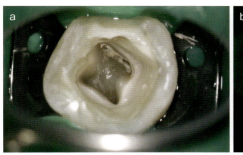 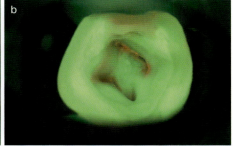

図❺ a、b　FL Mode下では汚染領域は赤色蛍光で示される（a：LED Mode、b：FL Mode）

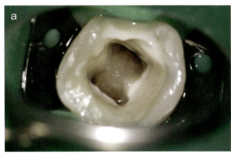 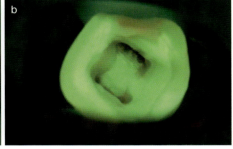

図❻ a、b　汚染領域が取り除かれたことがリアルタイムに視覚情報で得られる（a：LED Mode、b：FL Mode）

根管内に90〜95％、根尖孔外に5％存在し、根管口付近の細菌は象牙細管内まで侵入するが、根尖付近の細菌は根管内に浮遊しているとの報告がある[8]。

したがって、感染根管治療では、根管上部の感染源を除去できれば根尖付近は大きく拡大せず、徹底的に洗浄することで治療の予知性を高めることができる。これが、歯根破折の予防を重視した保存的な形態の根管形成、いわゆるMinimally Invasive（MI）な根管形成に繋がると考えている。

また、化学的ナビゲーションによる視覚支援を歯内療法に応用することで、それらの細菌代謝産物の残存リスクの大幅な改善が見込まれる。加えて、PpⅨ集積領域（赤色蛍光）をモニターで示しながら、感染根管治療の必要性を説明することで患者の理解を容易に得ることができる（図5）。術後に赤色蛍光がなくなったことを患者自身が目視することで、いままで曖昧であった根管治療の効果を明示することができる（図6）。治療中はスイッチひとつで、通常の画像からFL modeに瞬時に切り替えて確認することもできる。

蛍光を応用した根管治療の展望

将来的には従来の視覚強化のみならず、化学的ナビゲーションによる別角度での視覚支援を術者に与えることで、蛍光観察モジュール内蔵歯科用手術顕微鏡を用いた歯内療法の予知性がさらに向上することが今後期待されている。

【参考文献】
1) 日本蛍光ガイド手術研究会：術中蛍光イメージング実践ガイド. メジカルビュー社, 東京, 2020：1-31.
2) Blumer S, et al：Visual Examination, Fluorescence-Aided Caries Excavation (FACE) Technology. Bitewing X-Ray Radiography in the Detection of Occlusal Caries in First Permanent Molars in Children. J Clin Pediatr Dent. 45:152-157, 2021.
3) Hosoya Y, et al：Hardness and elasticity of sound and caries-affected primary dentin bonded with one-step self-etch adhesive. Dent Mater J. 26: 493-500, 2007.
4) Lennon AM, et al：Efficiency of 4 caries excavation methods compared. Oper Dent. 31: 551-555, 2006.
5) Satoshi W, et al：Journal of Dental Sciences. Available online 8 September 2024.
6) Krasner P, et al：Anatomy of the pulp-chamber floor. J Endod. 30(1): 5-16, 2004.
7) Ide A, et al：Validation of misinterpretation regarding orifice locations and the access outline under the two-dimensional Euclidean space. Int J Microdent. 14: 110-117, 2023.
8) Ricucci D, et al：Bacterial status in root-filled teeth exposed to the oral environment by loss of restoration and fracture or caries--a histobacteriological study of treated cases. Int Endod J. 36(11): 787-802. 2003.

LEVEL UP & H!NT

04 マルテンサイト相優位の Ni-Ti製ファイルの特徴と使い方

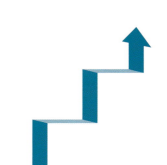

東京都・高田馬場 新田歯科医院　**林 洋介**

■ Ni-Ti製ファイルの登場

　この数十年間、歯内療法領域においては、マイクロスコープや歯科用コーンビームCT、MTA、Ni-Ti製ファイルなどによる技術革新が起こり、歯内療法の成功率向上や効率化に多大な貢献をしてきた。技術革新は非常に大切なことであるが、歯内療法の目的は機械的または化学的な方法で根管内を無菌に近い状態にして、それを維持することである。これを達成するには、抜髄処置や感染根管処置によって根管内の細菌数をコントロールすることが重要であり、それが予後に大きく影響を与える[1]。

　歯内療法において、根管の拡大形成および根管洗浄は非常に重要な工程であることは周知の事実である[2]。わが国では、現在も根管形成においてステンレススチール製手用ファイルが広く用いられているが、ステンレススチール製手用ファイルを使用した根管形成には限界があるといわれている。Ni-Ti製ファイルは、1988年にWaliaらが矯正用Ti-Ni製ワイヤーから試作のNi-Ti製ファイルを製作し、既存のステンレススチール製ファイルと比較してねじり特性などで優れた結果を示した[3]。この論文から数年後の1992年に製品化されて市場に登場した。当初のNi-Ti製ファイルは、従来の手用ステンレススチール製ファイルと同じようにステップバックテクニックで使用されていた。換言すると、金属材料であるステンレススチールがNi-Ti製に変化したということであり、治療工程が大きく効率化されることはなかった。

■ Ni-Ti製ファイルの特性

　Ni-Ti製ファイルを語るうえで重要なのは、その金属学的な特徴である。「ニッケルチタン合金」は、「超弾性特性（Super-elasticity Effect）」および「形状記憶特性（Shape Memory Effect）」という2つの特徴をもつ非常にユニークな金属材料である（**図1**）。これらは合金の相変態挙動（**図2、3**：マルテンサイト変態およびオーステナイト変態）によって影響を受けるが、これを把握するために重要な相変態温度を示差走査熱量測定（Differential Scanning Calorimetry：DSC）で測定し、Ni-Ti製ファイルの特性を比較検討することも2000年代初頭に行われるようになった[4]。これが今日では一般化している熱処理型Ni-Ti製ファイル、俗にいうマルテンサイト相優位のNi-Ti製ファイルの礎といっても過言ではない。

　合金の相変態挙動に関する研究が進むにつれ、Ni-Ti製ファイルに熱処理加工を施すことによって従来型よりも曲げ特性においてより柔軟性が向上することが示唆された[5]。また、熱処理の温度および時間をコントロールすることによって特性が変化することを報告している論文もある[6]。マルテンサイ

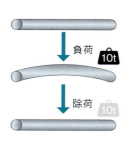
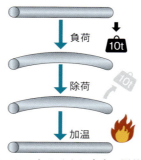

a：ニッケルチタン合金　超弾性特性。通常の金属では永久変形が残る変形を与えても、元の形状に戻る

b：ニッケルチタン合金　形状記憶特性。負荷により見かけ上は塑性変形するが、一定温度以上に加温することで元の形状に戻る

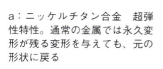

図1　ニッケルチタン合金の2つの金属特性

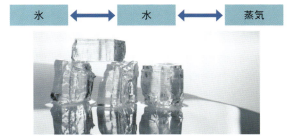

図❷　相変態（挙動）①

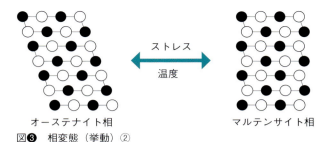

図❸　相変態（挙動）②

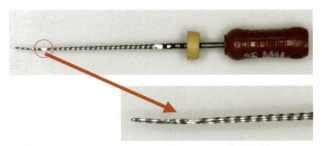

図❹　手用のステンレススチール製ファイルの永久変形

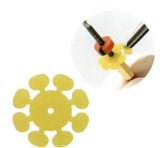

図❺　使用回数を管理するセーフメモディスクの例（SMD／モリタ、白水貿易、FEEDなど）

ト相優位のNi-Ti製ファイルがマーケットに登場したのは2010年ごろで、それから現在まで新しく発売されるもののほとんどがマルテンサイト相優位のNi-Ti製ファイルといっても過言ではないほどに多く見かけるようになった。

Ni-Ti製ファイル使用時の注意事項

Ni-Ti製ファイルの普及率であるが、米国のアンケート調査では専門医の98％が使用しており[7]、一般開業医でも74％が使用しているというデータもあり[8]、広く普及している。一方、わが国の普及率はそれほど高くないことが予測されるが、歯科大学・歯学部の歯内療法の実習にNi-Ti製ファイルの講義を追加する大学も年々増加している。

Ni-Ti製ファイルは、ステンレススチール製ファイルに比較して優れた柔軟性を有しており、湾曲している根管でもファイルの逸脱を最小限に留めることが可能である。しかしながら、Ni-Ti製ファイルの最大の欠点として突然に起こる破折がしばしば問題となる。ステンレススチール製ファイルは、金属学的に降伏点を超える変形が起こると永久変形（永久ひずみ）という形でファイルの異常や欠陥が視覚的に捉えることができる（図4）。

一方、Ni-Ti製ファイルは、その金属学的な特性ゆえに永久変形をほとんど起こさず、突然に破折することが多い。見かけ上は永久変形がなくても、曲げストレスやファイルの回転運動によるねじれスト レス、また湾曲している根管にファイルを繰り返し出し入れすることによる繰り返し疲労などの要因によってマイクロクラックが入り、知らぬ間にそのクラックが進展して破折する。八幡らの研究[9]では、Ni-Ti製ファイルの破折は4％の確率で起こると報告されている。また、使用回数8回のNi-Ti製ファイルでは100％で破折するともいわれており[10]、Ni-Ti製ファイルの使用にあたっては、使用回数の管理を必ず行わなくてはならない。使用回数の管理には、セーフメモディスク（SMD：図5）という花びら状のシリコーンのリングストッパーのような製品が有効で数種類が発売されている。

その他のNi-Ti製ファイル使用時の注意事項としては、臨床使用前に練習を行うこと、細い号数のファイルの取り扱いには注意すること、根尖に圧をかけないことなどが挙げられる。臨床使用前の練習は非常に重要である。新製品のファイルが登場するとすぐに臨床に使用してみたいと思う気持ちは誰もがもっている。しかしながら、その前に抜去歯やプラスチックブロックなどを使用して練習することで、ファイルの特徴を事前に把握することが可能であり、ファイル破折の予防にも繋がる。熱処理加工などによってNi-Ti製ファイルの品質は向上しているが、Ni-Ti製ファイルの破折はいまでもトピックとして取り上げられ、歯科医師を悩ますことでもある。アンケート調査でも「Ni-Ti製ファイルの使用で気になることは何か」との質問に対し、Ni-Ti製ファイ

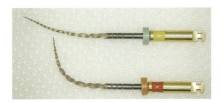

図❻ マルテンサイト相優位のロータリーファイル「HyFlex」（コルテンジャパン）

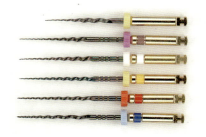

図❼ ジェネリックファイルと呼ばれる製品の一例

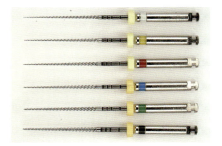

図❽ 第二世代で世界的シェアをとったProFile（デンツプライシロナ）

ルのコストと破折という回答が多かった[8]。

マルテンサイト相優位のNi-Ti製ファイルの特徴

近年では、マルテンサイト相優位の熱処理型Ni-Ti製ファイルを市場で多く見かけるようになった（図6）。さまざまな研究開発によって、最大の問題であるファイル破折のリスクもある一定のところまでコントロールできるようになり、近年ではファイル自体の品質よりも価格という部分に注目が集まりつつある。歯科医師にとってNi-Ti製ファイルのコストはつねに気になる問題である。一般的にステンレススチール製ファイルの数倍のコストがかかるが、数年前からジェネリックファイルとも呼ばれる比較的安価で入手しやすい価格帯のNi-Ti製ファイルが登場し、Ni-Ti製ファイルの価格破壊が起こり始めている（図7）。これらのジェネリックファイルと呼ばれる製品は、外見からそのほとんどが既存製品の模倣品である。広告などでは「コストは半分、しかも品質も既存製品より優れている」などと謳っている。繰り返し疲労に対する改良もみられたが、ねじり破折に対する抵抗性に関しては改良が認められなかったとの報告もあり、メジャーエビデンスとは言えない状況である。しかしながら、これらジェネリックファイルの存在は無視できないといったところである。

マルテンサイト相優位のNi-Ti製ファイルの特徴の1つとして、その見た目ということがある。ステンレススチール製ファイルや既存のオーステナイト相優位のファイルは銀色を呈している（図8）が、マルテンサイト相優位のNi-Ti製ファイルはゴールドやブルーなどの銀色以外を呈する。この色の違いは熱処理加工の温度や時間により、Ni-Ti製ファイルの表面に形成される酸化被膜が光の屈折によってブルーやゴールドに見えているのである。熱処理加工することによってファイルの柔軟性（曲がりやすさ）や繰り返し疲労に対する抵抗性は向上したが、その反面、切削効率は従来のオーステナイト相優位のファイルよりも劣る。現在でもオーステナイト相優位のファイルは、その優れた切削効率から多くのユーザーからいまだに人気があるのも事実である。

Ni-Ti製ファイルの駆動方法

Ni-Ti製ファイルのほとんどがロータリーモーション（正回転）の駆動方式を採用している。現在ではトルクコントロール機能付き専用モーターやハンドピースを使用するのが一般的である。Ni-Ti製ファイルが市場に登場した当時はトルクコントロールの概念がほとんどなく、通常のハンドピースにファイルを装着して使用していた。その結果、回転数やトルクのコントロールが不可能なためにファイル破折や根管のストレート化が起こりやすく、専用モーターの開発も盛んに行われるようになった。

多くのNi-Ti製ファイルは、正回転で回転速度も250rpmから400rpm程度の低速で使用するものであった。米国歯内療法学会（AAE）も2008年に発表したNi-Ti製ファイルを使用する際のゴールデンルールとして、低速回転かつライトタッチで使用することを推奨していた。いまから10年ほど前、それまでのロータリーモーションとは一線を画すレシプロケーティングモーションと呼ばれる駆動方法がデンツプライシロナから紹介された。手用ファイルの操作方法でいえばウォッチワインディングモーションのような駆動方法であり、Yaredは、手用ファイルで根管の穿通を確認後、プロテーパーユニバーサルF2（デンツプライシロナ）をレシプロケーティングモーションで使用して根管形成を行った[11]。これが今日のWaveOne Gold（デンツプライシロナ）やReciprocソフト（茂久田商会）といった製品（図

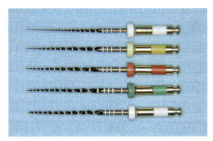
図❾ WaveOne Gold（デンツプライシロナ）

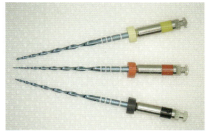
図❿ Reciproc ソフト（茂久田商会）

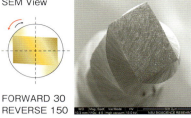
図⓫ レシプロケーティングモーションの概要と WaveOne Gold の SEM 像（デンツプライシロナ提供）

9、10）に繋がっている。このレシプロケーティングモーションは正回転と逆回転を交互に繰り返す駆動方法で（**図11**）、ファイルの繰り返し疲労およびねじり破折に対する抵抗性を考慮したものである。レシプロケーティングモーションは、単に正回転と逆回転を繰り返しているわけではなく、ファイルの種類によって異なる。

Ni-Ti製ファイルの使用法

Ni-Ti製ファイルの開発初期ではステップバックテクニックで使用されていたが、第2世代と呼ばれる1990年代後半にはクラウンダウンテクニックが推奨されるようになってきた。その後、プロテーパー（デンツプライシロナ）の登場によってフルレングステクニックが登場し、現在でもこの2種類の使用方法が基本である。マルテンサイト相優位のNi-Ti製ファイルが登場したことによってファイル自体の性能が向上した結果、このフルレングステクニックも広く普及したといっても過言ではない。フルレングステクニックは小さい番手のファイルから作業長までファイルを挿入するので、ファイル操作には注意がより必要と考えられる。Ni-Ti製ファイルビギナーには、ファイル破折リスクを低減させることを目的に、最初はクラウンダウンテクニックで使用することをお勧めする。

自分にあったセッティング

根管の機械的拡大形成は、解剖学的形態を逸脱することなく、ファイル破折が発生しないように行う必要性がある。現在、市場には40以上のNi-Ti製ファイルシステムが存在し、それぞれファイルの種類やシステムに特徴がある。まずは抜髄などの初回治療と再治療、湾曲の強弱など、使用するシステムを症例によって使い分けることが重要である。また、複数のファイルシステムを組み合わせて使用するハイブリッドテクニックも選択肢である。治療のコンセプトがはっきりしており、治療のゴールが一緒ならば1つのファイルシステムに固執する必要性はなく、色々なファイルを試し、自分の感覚にあったファイルを使用することが重要である。

魔法のファイルかもしれないと期待されてきたNi-Ti製ファイルであるが、現在のところ残念ながら破折を完全に制御することは不可能である。しかしながら、この数十年の研究によって「折れにくい」ファイルにはなってきた。われわらは、各種ファイルの特徴を臨床使用前に把握し、より効率的に根管形成を行うべきである。

【参考文献】

1) Siqueira JF, and Rocas IN : Clinical implications and microbiology of bacterial persistence after treatment procedures. J Endod. 34: 1291-1301, 2008.
2) Grossman LI : Endodontic practice 7th ed. Philadelphia: Lea & Febiger, 1970.
3) Walia H, Brantley WA, Gerstein H : An initial investigation of the bending and torsional properties of nitinol root canal files. J Endod. 114 : 346-51, 1988.
4) Kuhn G, Tavernier B, Jordan L : Influence of structure on nickel-titanium endodontic instruments failure. J Endod. 27 : 516-520, 2001.
5) Hayashi Y, Yoneyama T, Yahata Y, Miyai K, Doi H, Hanawa T, Ebihara A, Suda H : Phase transformation behaviour and bending properties of hybrid nickel–titanium rotary endodontic instruments. Int Endod J. 40 : 247-253, 2007.
6) Yahata Y, Yoneyama T, Hayashi Y, Ebihara A, Doi H, Hanawa T, Suda H : Effect of heat treatment on transformation temperatures and bending properties of nickel–titanium endodontic instruments. Int Endod J. 42 : 621-626, 2009.
7) Longston J, Dunlap C, Arias A, Scott R, and Peters OA : Current trends in use and reuse of nickel-titanium engine-driven instruments: A survey of endodontists in the united states. J Endod. 46 : 391-396, 2020.
8) Savani GM, Sabbah W, Sedgley CM, Whitten B : Current trends in endodontics treatment by general dental practitioners: Report of a united states national survey. J Endod. 40 : 618-624, 2014.
9) 八幡祥生，浦羽真太郎，高林正行，坂上 斉，鈴木規元，宮﨑 隆：臨床使用におけるニッケルチタンファイルの器具破折率．日歯保存誌，60：299-305，2017．
10) Shen Y, Winestock E, Cheung GS, Haapasalo M : Defects in Nickel-Titanium Instruments after Clinical Use. Part 4: An Electropolished Instrument. J Endod. 35 : 197-201, 2009.
11) Yared G : Canal preparation using only one Ni-Ti rotary instrument: preliminary observation. Int Endod J. 41 : 339-344, 2007.

LEVEL UP & H!NT

05　半導体レーザーを用いた根管消毒

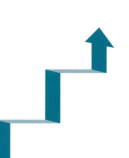

埼玉県・COJI DENTAL OFFICE　**吉野真弘**

日本における根管治療の現状

わが国の根管治療の成績はどのようなものなのか。政府統計による『社会医療診療行為別統計』[1]が公表されており、その公表データを紐解くと、1年間における全国の根管治療の保険診療請求回数は約1,250万件、そのうち抜髄処置は約560万件、感染根管処置は約690万件（表1）である。

初めて治療を行う抜髄処置よりも、やり直しである再根管治療（感染根管処置）のほうが多い。1回目の根管治療（抜髄処置）が成功していれば、当然、抜髄処置より再治療である感染根管処置が多いということにはならない。また、再根管治療がうまくいっていれば、感染根管処置の数は限りなく少なくなっていくはずである。つまり、抜髄処置も再根管治療（感染根管処置）も両方ともうまくいっていないことを意味する。1回目の根管治療（抜髄処置）がうまくいかず、再根管治療をしてもかなりの数の歯が治っていないことが推測される。

無菌的処置を遵守して行われた場合でさえ、その成功率は抜髄処置で約90％、感染根管処置で約80％と報告されているので、一般の臨床現場では根管治療後の経過不良例が多数存在していると考えられる。さらに、須田らの報告[2]では、根管治療が施された歯には極めて高率で根尖部X線透過像が発現しているとしている（図1）。

これらの根尖病変像のなかには、治癒途上にあるもの、瘢痕治癒したもの、歯冠修復後のcoronal leakageによるもの、咬合に起因するもの、垂直性歯根破折によるもの[3〜5]などが含まれていると考えられる。

根管治療の概念

前述のように、根管治療のカギを握るのは細菌[6]であり、それを検出限界以下にすることといえる。根管内の細菌は主根管や副根管、イスマス、フィン、アンダーカット、側枝や根尖分岐などの複雑な根管内だけでなく、象牙細管内300μmほどの深度にまで侵入する[7]。

また、歯内治療学には「根管治療の三要諦」という概念がある。すなわち、根管治療の成功は根管の「消毒」・「拡大清掃」・「緊密な封鎖」という三つの重要な要素によって達成されるという考え方である。根尖病変の原因は主として細菌であることから、とりわけ根管貼薬によって無菌化を図る「消毒」が重要視されていた。しかし、近年は薬剤を用いる以前

表❶　保険診療請求回数（全国）

	月間（6月）	年間（推計）
抜髄処置	465,316回／月 →	5,583,792回／年
感染根管処置	573,072回／月 →	6,876,864回／年
	合計	12,460,656回

※年間回数は月間回数より推計

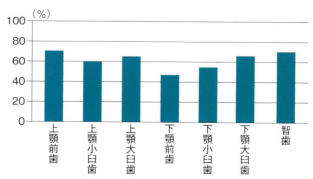

図❶　根管処置歯における根尖部X線透過像の発現率（調査期間2005年9月〜2006年12月：東京医科歯科大学むし歯外来）

表❷　代表的なレーザーとその発振波長

レーザーの種類	レーザー媒質	発振波長（nm）
固体	Nd: ガラス	1,062、1,054
	Nd:YAG	1,064
	Nd:YLF	1,053、1,047、1,323、1,321
	Nd:YVO$_4$	1,065
	Yb:YAG	1,030
	Ho:YAG	2,100
	Er:YAG	2,940
	ルビー	694.3
	チタンサファイア	650～1,100
	アレキサンドライト	700～820
気体	炭酸ガス（CO$_2$）	9,000～11,000（10,600）
	He-Ne	632.8
	アルゴンイオン	275～1,090
	窒素（N$_2$）	337
	フッ素（F$_2$）	158
	各種エキシマ	ArF: 193 KrF: 248
液体	各種色素	紫外から赤外
半導体	各種半導体	500～1,550

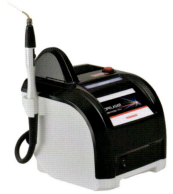

図❷　オペレーザー フィリオ（吉田製作所）

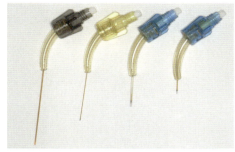

図❸　オペレーザー フィリオ専用チップ。直径：左より黒：400μm、黄：200μm、青：300μm。用途に応じて切断して長さを調節する

に細菌を機械的に除去することが重要とされるようになった。Ni-Ti製ファイルなどの根管形成器具の進歩による根管形成の正確さの向上（トランスポーテーションなどの減少）や、実体顕微鏡（マイクロスコープ）による根管内の清掃状態の確認ができるようになると、根管形成に引き続きすみやかに根管充塡が行われるようになる。いわゆる1回治療法では、根管貼薬は用いられない。

　一方、どのような器具を用いようとも、いかなる形成法を行おうとも、根管洗浄・消毒は必須の処置である。AAEが示す歯髄再生療法の手順[8]では、機械的清掃よりも根管洗浄・消毒が重要であることがわかる。また、最新のNi-Ti製ファイルをもってしてもすべての根管壁を触ることは不可能（約30％）である。さらに、根管形成を行った結果、極めて高率で根尖部に亀裂が生じることもわかっており、スチール製ファイル（#15）の先端を根尖に到達させた場合ですら、根尖部歯質に亀裂が生じる例があったという[9]。

　以上のことから、器具による機械的拡大清掃は、その後の根管洗浄・消毒に必要な最小限の形態を作ることを目的とするべきである。

歯科用半導体レーザー（Diode Laser）

1．歯科用半導体レーザーとは

　レーザーは固体・液体・気体に大別され、さらに媒質によって分類される（表2）[10]。本項で紹介・使用している半導体レーザーは、半導体に電流を流すことによっておもに近赤外域でレーザー発振を得る。最も発振効率がよく、産業用で40％程度、研究では80％程度の高効率を達成している。単体では出力が数W程度と小さいが、アレイ化（複数の半導体レーザーを1列に並べること）・スタック化（1列に並べた半導体レーザーアレイを多段にすること）することで、数kW以上の高出力を供給できる。

2．オペレーザー フィリオ（吉田製作所：図2）

1）特徴
①バッテリーが独立している
②チップの取り外しが容易で滅菌しやすい（図3）
③チップの価格が安価
④スイッチがハンドピースに付いている
⑤小回りが利き、精密な切開と止血効果（図4）

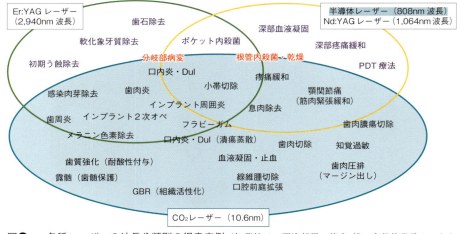

図❹a 各種レーザーの波長分類別の得意症例（加藤純二，粟津邦男，篠木 毅，守谷佳世子：一からわかるレーザー歯科治療．医歯薬出版，東京，2003，135．より引用改変）

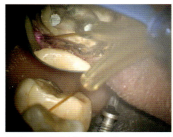

図❹b 顕微鏡下におけるフィリオによる歯肉切除

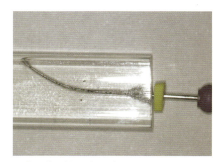

図❺ 穿通性の確認（ネゴシエーション）

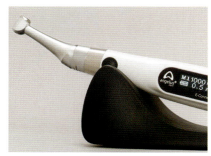

図❻ 歯科用電動式ハンドピース「プレシジョン E-Connect Pro/angelus（ヨシダ）」

⑥LLLT：low-reactive level laser therapy

⑦根管内消毒とLLLTによる治癒促進

2）正しい根管拡大・形成の流れ

前述したように、根管治療において根管洗浄・消毒を成功させるためには正しい根管拡大・形成が必須であるため、模型を用いた流れを見てもらいたい。

①穿通性の確認（ネゴシエーション：図5）

- #08 Dファインダーファイル：マニー

②グライドパス形成

- プレシジョン E-Connect Pro/angelus：ヨシダ（図6）
- REファイルGP/デントクラフト（ヨシダ）/300rpm/2.0Ncm を使用（図7a）

③拡大形成（図8）

- REファイル VT CX～A2/デントクラフト（ヨシダ）/500rpm/3.0Ncm（図7b）

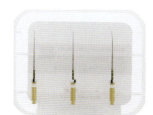

図❼a デントクラフトREファイルGP（ヨシダ）。左から作業長21mm、25mm、31mm

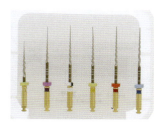

図❼b デントクラフトREファイルVT（ヨシダ）。左からCX、C1、C2、A1、A2、A3

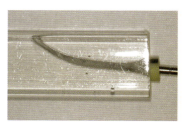

図❽ 根管拡大形成後

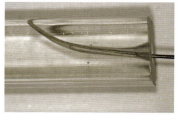

図❾ PUI法による根管洗浄

④根管洗浄・消毒（図9）

根管内にEDTA溶液を満たした状態で、超音波振動によりアクチベーション（PUI法：Passive Ultrasonic Irrigation）させる。

- プレシジョン Ultra X/angelus（ヨシダ：図10）

⑤半導体レーザーによる根管消毒（図11）

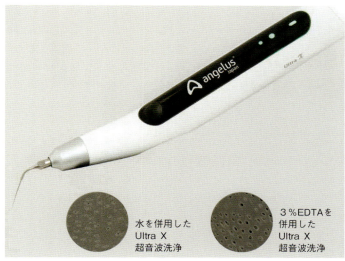

図⑩ 歯科用根管洗浄器「プレシジョン Ultra X/angelus」（ヨシダ）

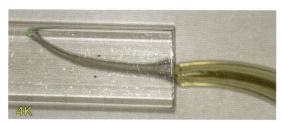

図⑪a 根尖付近にチップ先端を位置付ける

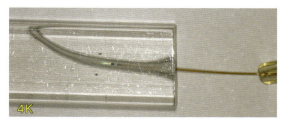

図⑪b 引き抜きながら照射する

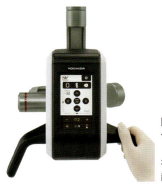

図⑫ Nextvision／吉田製作所。高精細診療をサポートする最高倍率80倍。直視とモニタービューの併用。静止画・動画の記録

・オペレーザー フィリオ／吉田製作所（図2）

黄色の200μmチップを使用し、2.0W/CW にて根尖から引き上げるように5〜10回照射する。

※画像はすべて Nextvision／吉田製作所を用いて録画した（図12）。

半導体レーザーの根管治療への応用

通常、半導体レーザーの応用といえば軟組織切開が思い浮かぶかもしれないが、その組織浸透性を活かしたLLLTへの利用や象牙質知覚過敏処置[11]、根管治療後の疼痛緩和効果[12]が認められ、論文も多数存在する。また、根管内の細菌は象牙細管内10〜2,100μmの深度まで侵入する[13]が、半導体レーザー消毒によって、歯質の厚さが500μmで細菌量を74％減少および除去できるという報告がある[14,15]。

ただし、半導体レーザー単独使用ではなく、バイオメカニカルプレパレーション（Ni-Ti製ファイリング、0.5%NaOCl、17%EDTA）後に半導体レーザーを併用することが重要である[16]ことを念頭においてほしい。

【参考文献】
1) 2023年6月審査分 社会医療診療行為別統計（旧：社会医療診療行為別調査）
2) SUDA Hideaki : Current status and problems of endodontics in Japan. 日歯内療誌, 32(1) : 1〜10, 2011.
3) 須田英明：Reference the Classic コロナルリーケージ．ザ・クインテッセンス．26：178-182, 2007.
4) Trabinejad T, Walton RE: Periradicular lesions, In : Endodontics, ed by Ingle JI, Bakland L, 4th ed., 439-464, Williams & Wilkins, Philadelphia, 1994.
5) Rivera EM, Walton RE: Longitudinal tooth fractures, In : Endodontics ; Principles and Practice, 4th ed. by Trabinejad M, Walton RE, 108-128, Saunders, St. Louis, 2009.
6) Kakehashi S, Stanley HR, Fitzgerald RJ : The effects of surgical exposures of dental pulps in germ-free and conventional laboratory rats. Oral Surg Oral Med Oral Pathol. 20:340-349, 1965.
7) Siqueira JF Jr, Rôcas IN, Lopes HP : Patterns of microbial colonization in primary root canal infections. Oral Surg Oral Med Oral Pathol Oral Radiol Endod. 93(2) : 174-178, 2002.
8) AAE Clinical Considerations for a Regenerative Procedure. Revised 5/18/2021.
9) Adorno CG, Yoshioka T, Suda H : The effect of root preparation technique and instrumentation length on the development of apical root cracks. J.Endod. 35(3) : 389-392, 2009.
10) 部谷 学：歯科におけるレーザー研究に重要な基礎知識．J. Jpn. Soc. Laser Dent. 22 : 2-9, 2011.
11) 庄司 茂：歯内療法におけるレーザーの臨床応用〜過去・現在そして未来を見つめて〜．J. Jpn. Soc. Laser Dent. 26：111-119, 2015.
12) Marcella Yasmin Reis Guerreiro, Laise Pena Braga Monteiro, Roberta Fonseca de Castro, Marcela Baraúna Magno, Lucianne Cople Maia, Juliana Melo da Silva Brandão : Effect of low-level laser therapy on postoperative endodontic pain: An updated systematic review. Complement Ther Med. 57:102638, 2021.
13) Baugh D, Wallace J : The role of apical instrumentation in root canal treatment : a review of the literature. J Endod. 31(5) : 333-340, 2005.
14) Kreisler M, Kohnen W, Beck M, Al Haj H, Christoffers AB, Götz H, et al : Efficacy of NaOCl/H2O2 irrigation and GaAlAs laser in decontamination of root canals in vitro. Lasers Surg Med. 32(3) : 189-196, 2003.
15) Gutknecht N, Franzen R, Schippers M, Lampert F : Bactericidal effect of a 980- nm diode laser in the root canal wall dentin of bovine teeth. J Clin Laser Med Surg. 22(1): 9-13, 2004.
16) De Sauza EB, Cai S, Simionato MR, Lage-Marques JL : High-power diode laser in the disinfection in depth of the root canal dentin. Oral Surg Oral Med Oral Pathol Oral Radiol Endod. 106(1):e68-72, 2008.

LEVEL UP & H!NT

06 Hydraulic condensation techniqueによる根管充塡

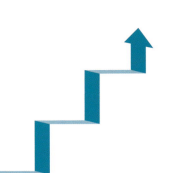

東京都・しもやま歯科医院　**下山智義**　東京都・石井歯科医院　**石井 宏**

Hydraulic condensation technique

歯内療法の目的は根尖性歯周炎の予防と治療であることは言うまでもない。根尖性歯周炎は、根管系の細菌とその副産物が歯髄および根尖周囲組織に炎症・免疫反応を惹起し、結果として顎骨吸収を引き起こす疾患である。そのため、歯内療法を成功に導くためには、根管系の細菌数を減少させることが最重要となる。しかしながら、根管内の解剖学的形態は非常に複雑であり、根管内の細菌そして炎症起因物質をゼロにすることは非常に困難なため、残存していると考えられる細菌を埋葬（entomb）して再繁殖できないようにする必要がある。そして、口腔内と根管内〜根尖を遮断することで更なる細菌の侵入を防ぎ、血液や体液が侵入して更なる炎症を惹起する可能性を防ぐこと、これらが根管充塡に求められる要件である。

根管充塡法として従来からさまざまなテクニックが考案されてきた。米国歯内療法学会の用語集には表1の根管充塡テクニックが記載されている[1]。

日本の臨床現場では、側方加圧充塡やCWCTを用いた垂直加圧充塡を採用している臨床医が多いと考えられる。近年、ニッケルチタン製ロータリーファイル（以下、Ni-Ti製ファイル）の特性が進化し、歯質をより温存できる根管形成が可能となった。さらに、歯内療法領域におけるバイオセラミックス材料の進化にも伴い、筆者自身は大半のケースでバイオセラミックスシーラー（以下、BCシーラー）を用いたHydraulic condensation techniqueを用いて根管充塡を行うようになった。本テクニックはBCシーラー（ケイ酸カルシウム系シーラー）を用いたマッチドテーパーシングルコーンテクニックとも呼ばれている。

本項では、従来の根管充塡法と比較して非常に簡便な手技であり、明日からの臨床にすぐに取り入れることが可能な「Hydraulic condensation technique」を紹介したい。

表❶　米国歯内療法学会の用語集に記載のある根管充塡テクニック

Carrier-based obturation	シーラーを塡入し、ガッタパーチャポイントやその他の材料でコーティングされた金属やプラスチック、ガッタパーチャポイントのコアキャリアを加熱装置で熱してから充塡する
Continuous wave compaction technique	シーラーを塗布したマスターポイントを挿入し、電気加熱式のプラガーで軟化したポイントを垂直的に圧接、その後、熱可塑性材料を追加で充塡する
Hydraulic condensation	シーラーを根管内に塡入（通常はシリンジを用いて）し、マスターガッタパーチャコーンにてシーラーを根尖や横方向に送り込む。マスターコーンを髄床底で焼き切り、根管口部のみ圧接する（根尖方向には圧接しない）
Lateral compaction	シーラーを塡入し、適合したガッタパーチャポイント（その他の材料）のメインポイントをスプレッダーを用いて根尖および側方方向に圧接し、追加ポイントのスペースを作る
Plasticized technique	シーラーを塡入し、熱や化学薬品で軟化した充塡材を根管内に圧接する
Silver point (cone) technique	シーラーを塡入し、シルバーポイントを挿入する
Warm vertical compaction	シーラーを塡入し、温められたマスターコーンをプラガーで垂直的に圧接、スペースを加熱された充塡材の断片で埋めていく

表❷ BCシーラーの種類

	製品名（Sealer）	販売元	組成
BCシーラー	EndoSequence BC Sealer	Brassier USA、（日本での発売なし）	ケイ酸三カルシウム、ケイ酸二カルシウム、酸化ジルコニウム、クロイダルシリカ、一塩基性リン酸カルシウム
	ヴェリコム Well-pulp ST（覆髄材料）	ペントロンジャパン	酸化カルシウム、二酸化ケイ素、酸化アルミニウム、酸化ジルコニウム、酸化チタン、ホウケイ酸ガラス、硫酸カルシウム・2水和物、ポリエチレングリコール類
	BIO-C SEALER	ヨシダ	ケイ酸三カルシウム、ケイ酸二カルシウム、アルミン酸三カルシウム、酸化カルシウム、酸化ジルコニウム、酸化ケイ素、ポリエチレングリコール、酸化鉄
BC系シーラー	ニシカ キャナルシーラー BG multi	日本歯科薬品	（ペースト）脂肪酸、次炭酸ビスマス、二酸化ケイ素、酸化マグネシウム、精製水、カルシウムシリケートガラス、その他 （パウダー）カルシウムシリケートガラス、水酸化カルシウム
	MTAマルチシーラー	クラーク	（粉）MTA、酸化マグネシウム、シリカ、酸化ジルコニウム、着色剤、その他 （液）脂肪酸、ロジン、エステルガム

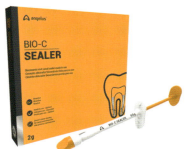
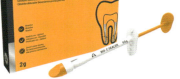
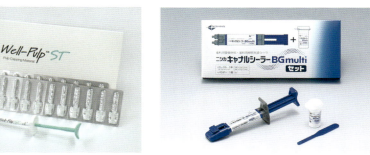

a：BIO-C SEALER（ヨシダ）　　b：Well-Pulp ST（覆髄材料：ペントロンジャパン）　　c：ニシカ キャナルシーラー BGmulti（日本歯科薬品）

図❶ a～c 代表的なBCシーラー、BC系シーラー

ケイ酸カルシウムベースのBCシーラー

1. BCシーラーの種類

　近年、日本ではさまざまなバイオセラミックス系シーラーが販売されている（表2、図1）。シーラーの成分にバイオセラミックス（MTAなどのケイ酸カルシウムやバイオガラスなどの生体活性がある材料）が含有され、生体活性の特性があるシーラーはバイオセラミックス系シーラーとなっている。筆者は、水和反応によって硬化するシーラーを使用している。本項では、おもに水硬性のケイ酸カルシウムを主成分としたBCシーラーについて解説する。

　ヴェリコム Well-Pulp ST®に関して、海外ではWell-Root ST®（Vericom／韓国）としてプレミックスタイプのBCシーラーが使用されているが、日本では歯科用覆髄材料として承認されているため、保険診療においてシーラーとしては使用できないことに注意が必要である。

表❸ 根管充填材料に求められる条件

①根管内で簡単に使用可能	⑥X線造影性がある
②根管を封鎖する	⑦変色を起こさない
③収縮しない	⑧根尖周囲組織を刺激しない
④水分を通さない	⑨必要であれば容易に除去できる
⑤殺菌効果がある	⑩迅速かつ容易に滅菌できる

2. BCシーラーの特性

　Grossmanが1981年に示した根管充填材料に求められる条件を表3に示す。これらの条件に則ってケイ酸カルシウムベースのBCシーラーの特性を考えてみる。

　BCシーラーはプレミックスタイプのものが主流であり、専用のチップを装着してそのまま根管内に注入できるため、非常に簡便である（図2）。

　BCシーラーの接着強さや封鎖能力は、エポキシレジンベースのAH plusと比較して同等かそれ以上の封鎖能力を示したとの報告がある[2,3]。

　ケイ酸カルシウムベースのBCシーラーは、象牙細管からの水分と接触することで水和反応を起こし

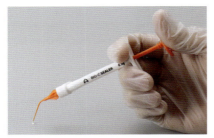
a：BIO-C SEALER（ヨシダ）

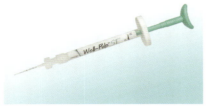
b：Well-Pulp ST（ペントロンジャパン）
図❷ a、b　プレミックスタイプのBCシーラー

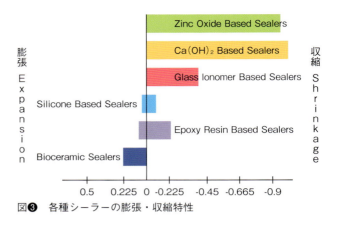
図❸　各種シーラーの膨張・収縮特性

て硬化する特徴があり、その際にケイ酸カルシウム水和物と水酸化カルシウムを生成する。水和反応時に生成される水酸化カルシウムは根管貼薬剤としてよく用いられ、硬化反応時から硬化後にかけて持続的に強アルカリ性となり、カルシウムイオンが放出されることで抗菌性が得られる。

さらに、この水酸化カルシウムはリン酸カルシウムと反応してハイドロキシアパタイトが析出することが報告[4]されており、象牙細管内にタグ様構造[5]が形成されることで、象牙質とシーラーが合着のような結合をする可能性も考えられる。しかしながら、水和反応で硬化する初期段階で水酸化カルシウムが生成されるため、溶解性試験を行う際に表面の水酸化カルシウムは溶出してしまい、溶解度に関してADAの基準を満たしていないとの報告もある[6,7]。しかし、通常の根管治療において根管内は閉鎖空間のため、生成された水酸化カルシウムが溶出する機会も実験とは異なり、ハイドロキシアパタイトの生成で結果的に溶解部分は補正され、完全硬化した後は溶解することが少なくなることから、臨床的には問題ないと筆者は考えている。また、BCシーラーは硬化膨張する特性（図3）[8,9]もあり、結果としてBCシーラーを用いた根管充填は象牙質－シーラー間に隙間のない非常に優れた充填となる可能性が示唆される[10]。

水和反応時から硬化後にかけて強アルカリ性とな

り、次亜塩素酸ナトリウムや抗菌薬にも抵抗性を示す *E. faecalis* のような細菌に対しても抗菌効果を示すことが確認されている[11,12]。そして、従来のシーラーと比較してBCシーラーは細胞毒性が少なく、生体適合性が高いことが報告されている[13,14]。

これらをまとめると、BCシーラーは表3の条件を多く満たしている。必要であれば容易に除去可能かというと、除去困難との報告[15]もあるので注意が必要である。プレミックスタイプのケイ酸カルシウムベースのBCシーラーを使用したシングルコーンテクニックは、既存の根管充填法と同等もしくはそれ以上の臨床結果が報告されており[16,17]、有効なテクニックであると考えられる。

Hydraulic condensation technique の術式

1．準備する器具、機材

① BCシーラー（表2）

② ヒートプラガー（図4）

　従来のプラガーを熱して使用する方法でも代用可能である。

③ コンデンサー（図5）

　35〜70号、40〜80号、50〜100号、60〜120号の4セットあると便利である。細いほうはニッケルチタンで柔軟性があり、太いほうはステンレススチールでできている。従来のプラガーでも代用可能である。

④ ガッタパーチャメインポイント、アクセサリーポイント（図6）

　バイオセラミックスがコーティングされている製品や、練りこまれている製品もある。臨床で使用されている既存のガッタパーチャポイントで代用可能である。

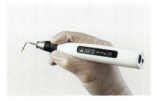
a：プレシジョン FastPack（ヨシダ）

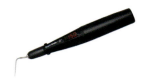
b：SuperEndo α²（ペントロンジャパン）

図❹ a、b　ヒートプラガー

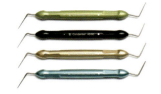
a：BL Condenser（ペントロンジャパン）

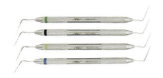
b：NEX G-コンデンサー（ジーシー）

図❺ a、b　コンデンサー

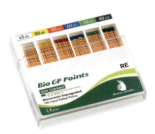
a：Bio GP Points（ヨシダ）

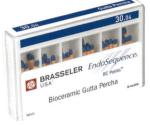
b：BC でコーティングされている GP（日本未発売）

図❻ a、b　ガッタパーチャポイント

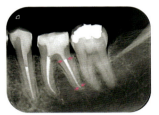
Continuous Wave Technique
理想的には #40/6%テーパー

Hydraulic Condensation Technique
#40未満/4%テーパーでも可能に

図❼　デンタルX線画像による根管形成例

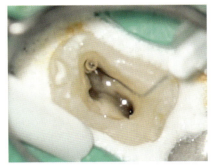
図❽　最終洗浄（滅菌精製水）

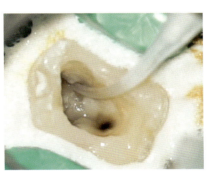
図❾　根管内吸引（5秒）

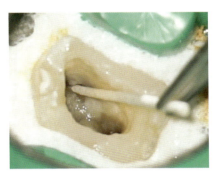
図❿　ペーパーポイント吸水（1秒）

2．術式と注意点

1）根管形成

BC シーラーが登場し、根管充填の主たる材料がガッタパーチャポイントから BC シーラーとなった。前述のように、硬化膨張するなど従来のシーラーにはない優れた特性だけでなく、近年は Ni-Ti 製ファイルの進化もあり、根管形成においても便宜的な拡大形成が不要となってきている（図7）。

2）根管最終洗浄と乾燥

BC シーラーは、象牙細管からの水分によって水和反応を起こして硬化する。そのため筆者は、スミヤー層を EDTA にて除去するステップが必要だと考えている。そして、最終的な洗浄液と BC シーラーとの相性に関しては、まだ完全に確立しているわけではないが、根管内が酸性だと MTA は硬化不良を起こすとの報告や、クロルヘキシジンが根管壁との接着強度を低下させたなどの報告もある。筆者は、BC シーラーがそもそも水硬性であることから、最終洗浄液として現時点では滅菌精製水がよいと考えている（図8）。そのうえで筆者は、根管内の乾燥状態は「軽く湿っている状態」、根管内バキュームで5秒間吸引ののち、ペーパーポイントで1秒間吸水[18]というプロトコールを参考にしている（図9、10）。

3）マスターポイント試適

最終形成ファイルと合致したガッタパーチャポイントのほうが、開口した象牙細管内への BC シーラーの浸透度が高いと報告されている[19]。そもそもBC シーラーの粒子径は象牙細管径よりも小さいこと、そして Hydraulic condensation technique はBC シーラー主体の充填であるため、BC シーラーを送り込むためのキャリアとしてのガッタパーチャ

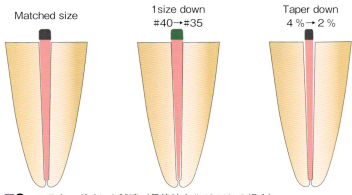

図⓫　マスターポイント試適（最終拡大♯40/4％の場合）

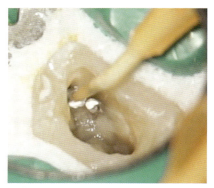

図⓬　BCシーラー填入。溢出防止のために根管にシリンジロックさせず、弱圧で送り出す

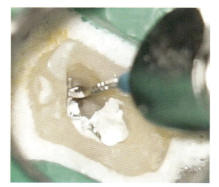

図⓭　レンツロやNi-Ti製ファイルを逆回転させて送り込む

ポイントが作業長終末末端でオーバーせずに確実にストップしているのであれば、必ずしも最終形成ファイルと同サイズでなくてもよい可能性がある（図11）。

4）BCシーラーの根管内への填入

付属のシリンジチップを用いて根管内に流し込んでいく。この際、チップは根管にロックさせて強圧で押し込まないように注意する必要がある。多く場合、根管径よりもシリンジチップのほうが太いため、根尖方向には空気溜まり（気泡、ボイド）が生じやすい。また、楕円形根管や樋状根管も気泡が入りやすく、とくに細長い根管の場合は気泡が抜けないため、レンツロを低速回転で使用する、もしくは形成ファイルを低速で逆回転させてBCシーラーを送り込むことで気泡を抜き、根管内全体に行き渡らせるとよい（図12〜14）

5）マスターポイントの挿入

キャップに残っているBCシーラーにポイントをディップするとロスが少ない。BCシーラーは流動性が非常によいため、大きな根尖病変が生じている場合や瘻孔のある場合はBCシーラーが根尖孔外に

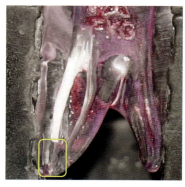

図⓮　シーラーが根管内全体に満たされていることが重要なため、気泡が抜けずにシーラーが行き渡っていないことは問題である
黄色部分：気泡が抜けてくれない場合もあるので、レンツロを低速回転で使用すると安心である

溢出することが多い[17]。生体親和性に優れたBCシーラーではあるが、下顎神経への迷入による神経麻痺の報告もあり[20]、押し出しにはできる限り注意が必要と考えられる。

シーラーが溢出すると、術後疼痛が生じることを心配する歯科医師も多いと思うが、従来の垂直加圧充填と比較して有意差はないとの報告[21,22]が一般的であり、筆者も同様に感じている。組織学的にも溢出7週間後に炎症所見は認められなかったとの報告がある[23]。また、リボン状や樋状の扁平な形をした根管にはマスターポイント1本でBCシーラーを気泡なく根管内全体に行き渡らせることは不可能で

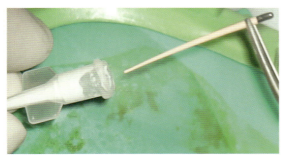

図⑮ キャップに余ったシーラーをメインポイントにつけるとよい

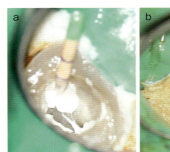
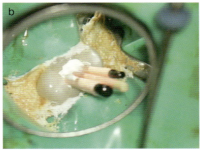
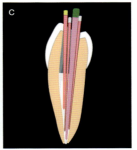

図⑯ a〜c　メインポイント1本の場合、扁平根管など隙間が多いときはアクセサリーポイントなどを挿入する

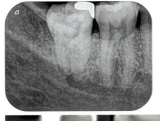
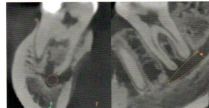

図⑰　術前

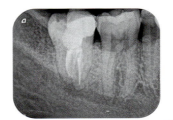
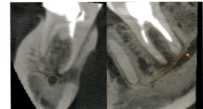

図⑱　術後3ヵ月

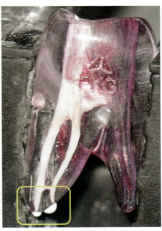

図⑲　BCシーラーの溢出

あるため、隙間にはアクセサリーポイントを追加で挿入し、シーラーを広げるとよいだろう。根管上部においてもメインポイントだけではシーラー層が過剰となる場合は、同様にアクセサリーポイントを挿入することが望ましい（図15、16）。

■要注意症例（下顎神経近接症例）

下顎神経に絡むような根尖病変が確認できるため、前述の神経麻痺の報告なども考えると、BCシーラーの押し出しにとくに注意が必要である（図17、18）。

根尖病変が大きく、瘻孔が生じている場合は根尖孔外へ圧力が抜けやすく、模型のようにBCシーラーが溢出しやすい（図19）。

6）余剰ガッタパーチャポイントの切断

支台築造を考えて望ましい位置でガッタパーチャポイントを切断する（図20、21）。この際、垂直加圧充塡のように根尖方向に加圧する必要はなく、あくまでガッタパーチャポイントを切断してシーラー層が露出しないように根管口部でガッタパーチャポイントを整える程度でよい。BCシーラーが硬化してしまった後は、接着阻害を起こす可能性が高いため、支台築造を予定している象牙質表面に付着しているBCシーラーは十分に除去する必要がある（図22）。もし根管充塡とは別日に支台築造を行う場合は、硬化したBCシーラーが残留している部分は超音波チップや切削用バーなどで象牙質を露出させる

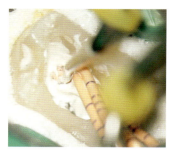
図⓴ ヒートプラガーにてガッタパーチャポイントを切断する

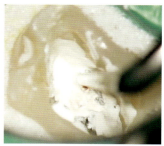
図㉑ コンデンサーで整える。余剰シーラーはある程度ガッタパーチャポイント切断面を整えてから除去すると視野を確保できる

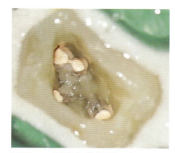
図㉒a 根管充填終了。シーラーは接着阻害にならないように除去する

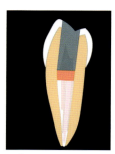
図㉒b BCシーラー上部はガッタパーチャにて蓋がされていることが重要である

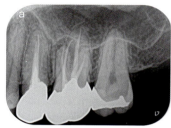
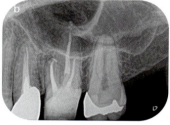
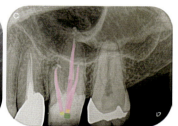
図㉓ 本症例の術前（a）、術後（b）、ガッタパーチャポイントイメージ図（c）

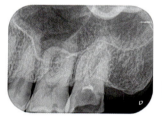
図㉔ 術前

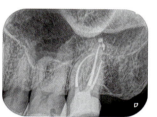
図㉕ 術後

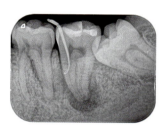
図㉖ 術前

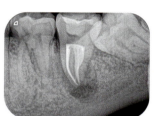
図㉗ 術後

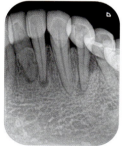
図㉘ 術前

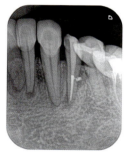
図㉙ |4 術後。流動性に富むので側枝から病変へ溢出している

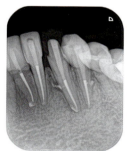
図㉚ |3 治療終了から3ヵ月後

必要がある。

本症例の術前、術後（GPポイントイメージ図）を図㉓に示す。

Hydraulic condensation techinqueの参考症例

1. |7でアクセスが規制されるうえに歯根長が長い症例（図㉔、㉕）

近心頬側根の湾曲度も強く、開口量やアクセス方向の問題も考えると、本充填法がとても有効である。

2. 樋状根でフィンやイスムスすべてを形成できない症例（図㉖、㉗）
3. 下顎前歯など根管が細い症例（図㉘～㉚）
4. 連結冠の耐久度を考慮し、アクセス窩洞切削量を最小限で行った症例（図㉛、㉜）
5. 歯根長の長い上顎犬歯や湾曲が強い根管など、適応症は多い（図㉝、㉞）

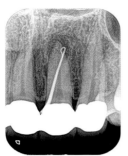 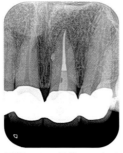 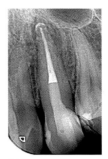 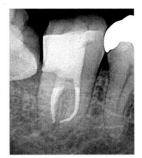

図㉛ 術前　　図㉜ 3ヵ月後。かなり細い側根管にもシーラーが充填されている　　図㉝ 歯根長の長い上顎犬歯　　図㉞ 湾曲が強い根管

おわりに

約30年前に歯内療法におけるNi-Ti製ファイルが報告され、近年ではNi-Ti製ファイルの特性がさらに進化したことで、歯質をより保存的に根管形成することが可能となった。根管形成には細菌除去だけでなく、適切な根管洗浄、根管充填のための形態作りの目的もあった。形成を歯質保存的にすれば適切な加圧根管充填が行いにくくなるが、BCシーラーの登場でテーパーを便宜的に付与する根管形成を行わなくても適切な根管充填が可能となるうえ、その充填方法も簡便であることは非常に好ましいことである。

しかしながら、根管充填は細菌を除去する方法ではなく、根管治療の成功率を向上させるわけではないのも事実である。筆者が現在、Hydraulic condensation techniqueを第一選択で使用しているのは、過去の根管充填材料・方法と比較して同等の結果が得られていること、そして何よりも手技が簡便であり、根管充填に必要な時間が短縮されたためである。BCシーラーは、再根管治療を行う際に完全除去することが困難であるとの報告[15]もあるため、ラバーダムなど無菌的な根管治療の環境整備が何よりも重要となることは言うまでもない。

【参考文献】
1) Glossary of Endodontic Terms.10th ed. AAE, 2020
2) Almeida LHS et al : Are Premixed Calcium Silicate-based Endodontic Sealers Comparable to Conventional Materials? A Systematic Review of In Vitro Studies. J Endod. 43(4):527-535, 2017.
3) Rekha R et al : Comparison of the sealing ability of bioceramic sealer against epoxy resin based sealer: A systematic review & meta-analysis. Journal of Oral Biology and Craniofacial Research. 13(1): 28-35, 2023.
4) Eskandari F et al : An Updated Review on Properties and Indications of Calcium Silicate-Based Cements in Endodontic Therapy. International Journal of Dentistry. Int J Dent. 2022 Oct 30.
5) Reyes-Carmona JF et al : The Biomineralization Ability of Mineral Trioxide Aggregate and Portland Cement on Dentin Enhances the Push-out Strength. J. Endod. 36(2): 286-291, 2010 .
6) RP Borges et al : Changes in the surface of four calcium silicate-containing endodontic materials and an epoxy resin-based sealer after a solubility test. Int endod J. 45(5): 419-428, 2012.
7) de Souza LC et al : Physicochemical and Biological Properties of AH Plus Bioceramic. J Endod. 49(1): 69-76. 2023.
8) Zhou H et al : Physical properties of 5 root canal sealers. J endod. 39(10): 1281-1286, 2013.
9) Trop M et al : Root filling materials and techniques: bioceramics a new hope? Endodontic topics. 32(1): 86-96, 2015.
10) Hegde VR et al : Dentinal element incorporation, interfacial adaptation, and pH change induced by bioceramic sealer, mineral trioxide aggregate-based sealer, and epoxy resin-based sealer – An in vitro, scanning electron microscopy electron probe X-ray microanalysis study. Endodontology. 32(2): 76-80, 2020.
11) Zhang W, Li Z, Peng B : Assessment of a new root canal sealer's apical sealing ability. Oral Surg Oral Med Oral Pathol Oral Radiol Endod . 107(6): 79-82, 2009.
12) Wang Z, Shen Y, Haapasalo M : Dentin extends the antibacterial effect of endodontic sealers against Enterococcus faecalis biofilms. J Endod. 40(4): 505-508, 2014.
13) Candeiro GT, Moura-Netto C, D'Almeida-Couto RS, et al : Cytotoxicity, genotoxicity and antibacterial effectiveness of a bioceramic endodontic sealer. Int Endod J. 49(9):858-864, 2016.
14) Zhou HM, Du TF, Shen Y, et al : In vitro cytotoxicity of calcium silicate-containing endodontic sealers. J Endod. 41(1): 56-61, 2015.
15) Hess D et al : Retreatability of a bioceramic root canal sealing material. J endod. 37(11): 1547-1549, 2011.
16) Sabeti MA et al : Clinical and Radiographic Failure of Nonsurgical Endodontic Treatment and Retreatment Using Single-cone Technique With Calcium Silicate-based Sealers: A Systematic Review and Meta-analysis. J Endod. 50(6): 735-746, 2024.
17) Chybowski EA et al : Clinical Outcome of Non-Surgical Root Canal Treatment Using a Single-cone Technique with Endosequence Bioceramic Sealer: A Retrospective Analysis. J Endod. 44(6): 941-945, 2018.
18) Nagas E et al : Dentin moisture conditions affect the adhesion of root canal sealers. J Endod. 38(2): 240-244. 2012.
19) Eymirli A et al : Dentinal Tubule Penetration and Retreatability of a Calcium Silicate-based Sealer Tested in Bulk or with Different Main Core Material. J endod. 45(8): 1036-1040, 2019.
20) FRF Alves et al : Permanent Labiomandibular Paresthesia after Bioceramic Sealer Extrusion: A Case Report. J endod. 46(2): 301-306. 2020.
21) Tan HSG et al : Postobturation Pain Associated with Tricalcium Silicate and Resin-based Sealer Techniques: A Randomized Clinical Trial. J Endod. 47(2): 169-177, 2021.
22) Yu YH et al : Comparing the incidence of postoperative pain after root canal filling with warm vertical obturation with resin-based sealer and sealer-based obturation with calcium silicate-based sealer: a prospective clinical trial. Clin Oral Investig. 25(8): 5033-5042. 2021.
23) Ricucci D et al : Histologic Response of Human Pulp and Periapical Tissues to Tricalcium Silicate-based Materials: A Series of Successfully Treated Cases. J Endod. 46(2): 307-317, 2020.

LEVEL UP & H!NT

07 根未完成失活歯への対応

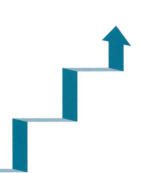

東京都・赤坂 TK デンタル　山内隆守

はじめに

非外科的根管治療のおもな目的は、天然歯の保存であることは言うまでもない。しかし、永久歯の根未完成歯において歯髄壊死や根尖性歯周炎を有する歯は、その方法が少し複雑になる。そのまま通常の根管治療を行ってしまうと、歯根の成長を促すことができず、根管は太く、根尖は開いたままになり、象牙質の厚みが薄くなることで機械的強度が低くなり、歯根破折を誘発しやすくなる[1]。その結果、口腔内の恒常性は保てなくなり、患者の QOL が低下する可能性がある。したがって、根未完成歯の根管治療の目的は、根管内から感染源を除去し、根尖部を閉塞させるという従来の方法から、歯根の成長を促し、歯根の長さと象牙質の厚みを確保することである。そうすることで、その歯を長期にわたって口腔内に維持・機能させ、患者の QOL も維持できる。

根未完成歯の診査・診断

根未完成歯において、歯髄生活反応試験で生活歯と判断された場合や顕微鏡下での視診で健康歯髄が存在していると判断した場合には、積極的に Apexogenesis を促し、歯根や象牙質の長さや厚みを確保するように努めたほうがよい。一方、失活歯と判断された場合や根管内に健康な歯髄がみられない場合には Apexification や再生歯内療法（regenerative endodontic therapy、以下 RET）を選択する。

しかし、根未完成歯の判断として難しいのがこの診断である。正確に歯髄診断ができる方法はないのが現状である。そのうえで判断基準となる項目を以下にまとめる。

1. 歯髄生活反応試験

おもに歯髄電気診や寒冷試験がその代表とされるが、根未完成歯において歯髄電気診は信頼性が低いとされているため[2]、寒冷試験に頼ることになるが、これは客観的な試験である。根未完成歯を有する患者はおもに小児が多い。その観点で考えると、反応があったとしてもその信頼性は高くない可能性も考慮しなければならない。

2. X線写真

おもにデンタル X 線写真（以下、デンタル）が中心になると思われるが、根尖病変が存在したとしても失活しているとは限らないことを頭の片隅に入れておいてもらいたい。Yamasaki らによると[3]、歯髄壊死が起こるよりも先に根尖病変が確認されたということから、根尖病変は歯髄壊死前に形成されることが示唆される。図1のようにデンタル上、根尖病変が存在していて無麻酔下で処置を開始していくと痛みを訴え、顕微鏡下にて歯髄様物と出血が確認できた。以上のことから、根尖病変が存在していても健康な歯髄が存在している可能性もある。とくに、外傷であれば受傷時期、中心結節の破折などであればその時期が短ければ（新鮮であれば）感染している可能性は低いので Apexogenesis を促すことができるかもしれない。

Apexification

Apexification は、失活している根未完成歯に対して開いた根尖に硬組織を誘導させ、生理学的根尖閉鎖を試みる方法であり、一般的に水酸化カルシウム製剤が使用される。方法としては、通法どおり根管洗浄を行い、可及的に根管内の感染を除去した後に水酸化カルシウム製剤を根尖に充塡する。この作

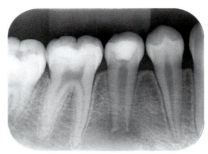

図❶a 14歳の女子のデンタルX線画像。根管治療の続きをしてほしいと紹介された患者。紹介元で応急処置のみ行われたとのことだった。根尖病変が大きく存在している

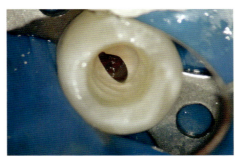

図❶b 無麻酔下にてファイルを入れると痛みを訴えたため、根管内を確認すると歯髄と思われるものと出血が確認された

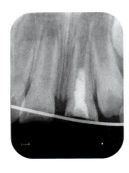

図❷a 7歳の男児。患歯は|1。外傷後、休日診療医のクリニックにて応急的に処置をした後に来院。大きな症状はなかったので、暫間固定を除去し、母親の希望で先にコンポジットレジンにて修復処置を行った

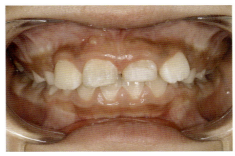

図❷b その後、1|に瘻孔が出現。母親に根管治療の必要性を説明

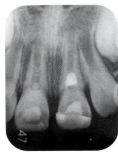

図❷c 1|1を患歯として無麻酔下にて根管治療を開始。|1は途中で痛みを訴え、顕微鏡下にて歯髄を確認したため、そこまでを作業長として根管内を洗浄、MTAセメントを充填し、部分断髄によるApexogenesisを促すようにした。一方、1|は根尖までファイルを挿入しても痛みは訴えず、顕微鏡下にて根管内に健康歯髄を確認できなかったため、Apexificationを考慮して通常の根管治療を行って様子をみた

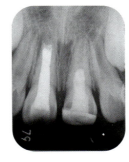

図❷d その後、半年ほど来院が途絶えた後に来院。幸い症状も安定していたので、|1のMTAセメントの硬化を確認後にコンポジットレジンを用いてアクセス窩洞の充填を行った。1|に関しては根尖にのみMTAセメントを充填し、その上はガッタパーチャポイントにて充填した。すでに|1は歯根が成長しているのがわかる。一方、1|の根尖はそのまま閉塞しているように見えたため、すでにApexificationが起きたと考えられる

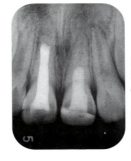

図❷e 術後1年。症状はなく、根尖透過像も認められない。1|はApexificationが、|1はApexogenesisが起きたと考えられる。当然ながら、根管の閉塞や歯根の成長は認められないので、今後の歯根破折のリスクは1|のほうが高いかもしれない

業を経過観察とともに繰り返し行う。水酸化カルシウム自体の抗菌作用に加えて硬組織誘導能を有するため、これが根尖を閉塞させる。デンタルでの経過観察は3ヵ月ごととし、X線不透過性が向上しているかを確認する。それが確認できたら改めてガッタパーチャポイントなどで根管充填を行う。しかし欠点として、根尖が閉塞するまでに長期間かかるとされており[4]、複数回、長期の来院が必要となる。この理由から、患者の継続的な通院が行われなくなる心配もある。

また、形成されるデンティンブリッジ（第三象牙質）は多孔性であるため、微小漏洩する可能性があるという報告もある[5]。そのため、近年ではProRootMTA（デンツプライシロナ）をはじめとしたケイ酸カルシウム系セメント（以下、MTAセメント）を用いたApexificationが行われている[6]。

水酸化カルシウムを利用したApexificationと比較してMTAセメントを用いたApexificationの利点は、①治療完了までの期間と回数の減少、②水酸化カルシウムと同様に硬組織誘導能を有する、③良好な封鎖性をもつ、④生体適合性に優れる、などが挙げられる。しかし、MTAセメントを用いたとしてもApexificationの欠点である歯根の長さや厚みが増すことはなく、薄い歯根象牙質であることから、歯根破折のリスクが懸念されてしまう（図2）。

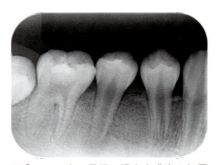
図❸a 11歳の男児。根未完成歯の処置での紹介来院。患歯は 5|。根尖は太く開いたままで根尖病変が存在する

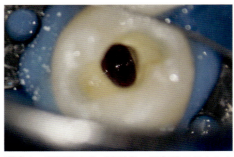
図❸b 歯髄診査後（寒冷診、電気診のどちらも反応はなかった）、無麻酔下で髄腔開拡を行った。髄腔に到達しても痛みはなく、健康な歯髄は存在せず、軽度の出血と排膿が起こっていた。そのまま根管治療を行った

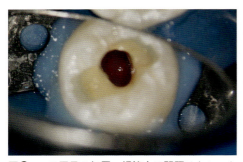
図❸c 2回目の処置。根管内に問題はなかったのでAAEのプロトコールに従って洗浄した後、根尖をKファイルで刺激して出血を促した

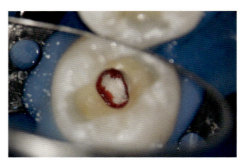
図❸d 血餅のうえに吸収性マトリックスを充填

再生歯内療法（RET）

近年、失活した根未完成歯に対して歯根の長さや厚みを増すことができる可能性のあるRETが注目されている。これは2001年にIwayaらがケースレポートとして報告したのを皮切りに、世界中で基礎的・臨床的研究および症例報告がされている（図3）。

1．RETの術式

American Association of Endodontics（以下、AAE）で提唱している術式は以下である。

1）初回治療

①局所麻酔、ラバーダム防湿後に髄腔開拡を行う。
②20mLの1.5〜3％次亜塩素酸ナトリウム水溶液で5分間洗浄を行う（薬剤が根尖周囲組織に漏れる可能性を最小限に抑えるためにサイドベント付きの洗浄針を推奨）。その後、生理食塩水またはEDTAで20mL、5分間洗浄。幹細胞への細胞毒性を最小限に抑えるため、洗浄針は根尖から約1mmの位置に配置して行う。
③滅菌されたペーパーポイントを用いて根管内を乾燥させる。
④水酸化カルシウムまたは低濃度の三種混合抗菌薬を貼薬する。三種混合抗菌薬を使用する場合には変色の影響を少なくするため、髄腔内にボンディング材を使用する。シプロフロキサシン：メトロニダゾール：ミノサイクリンを1：1：1の比率で混合し、最終濃度が1〜5mg/mLになるよう調製しておき、CEJ内にとどめる。
⑤仮封材の厚みを3〜4mm程度確保して仮封する。

2）2回目の治療

①初回治療への反応を評価する。感染が持続している場合や症状がある場合は、抗菌薬を用いた追加治療期間や代替抗菌剤の使用を検討する。
②血管収縮薬を含まない局所麻酔薬を使用し、ラバーダム防湿を行う。
③17％EDTAを20mL用いて根管洗浄を行う。
④滅菌ペーパーポイントで乾燥させる。
⑤根管内に出血を誘導するため、ファイルやエンドエクスプローラーで根尖を2mm程度オーバーさせ、CEJの高さまで血餅を誘導させる。
⑥MTAセメントを血餅の上に充填する。必要に応じて血餅の上に吸収性マトリックスを使用し、

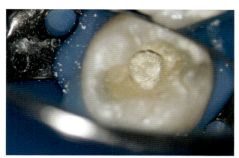

図❸e 吸収性マトリックスの上にMTAセメントを充填した後、光硬化型グラスアイオノマーセメントおよびコンポジットレジンを充填した

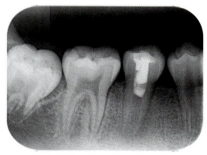

図❸f 充填後のデンタルX線画像。根尖病変は残存しているが、根尖は閉塞してきているように見える

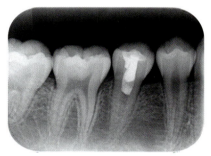

図❸g 約2年後のデンタルX線画像。根尖病変は消失し、根管も閉塞してきており経過良好と思われる

その上にMTAセメントを充填する。ProRoot MTAセメントは変色の可能性があるため、審美領域では変色のないケイ酸カルシウム系セメントの使用を検討する。

⑦3～4mm程度のグラスアイオノマーセメントを充填する。

※術後6、12、24ヵ月のペースで臨床症状およびX線検査を行っていく。

2. RETの目標と今後の展望

AAEはRETの評価基準として、以下の目標を挙げている。

一次目標：症状の消失と根尖透過像の改善
二次目標：根壁の厚さの増加および／または根の長さの増加
三次目標：歯髄活性テストでの陽性反応

　三次目標まで達成することは少ないが、二次目標まで達成することは多く、それによって将来的な歯根破折予防が可能になる。

　最近の報告では、RET後に歯髄-象牙質複合体の真の再生が起こらないことを示唆している。幹細胞移植と細胞誘導という戦略が注目を集めており、いわば真の歯髄再生を達成する可能性が示唆されている。臨床応用に向けては、前向き臨床試験や組織学的評価が必要であるが、今後期待できる分野であることは間違いない。

まとめ

　本項では失活した根未完成歯への対応の解説を行ったが、前述のとおり根尖病変が存在するから失活しているわけではない。この「失活歯」と診断することが難しい場合がある。もしかしたら、失活歯と診断したなかにはApexogenesisを行えた歯も存在するかもしれない。残念ながら、明確にこの診断を可能にする検出方法はない。そのため、口腔内診査やX線検査、顕微鏡下での視診等をきちんと行ったうえで、術者が責任もって判断する必要がある。筆者自身も文献を参考にして日々臨床に向き合っている。読者とともに知見を広げて臨床に活かしていきたいと考えている。

【参考文献】

1) Hargreaves KM, Diogenes A. & Teixeira FB : Treatment options:biological basis of regenerative endodontic procedures. Journal of Endodontics. 39(Suppl. 3), S30-S43, 2013.
2) Fuss Z, Trowbridge H, Bender IB, Rickof, B, & Sorin S : Assessment of reliability of electrical and thermal pulp testing agents. Journal of Endodontics. 12(7): 301-305, 1986.
3) Yamasaki M, Kumazawa M, Kohsaka T, Nakamura H, & Kameyama Y : Pulpal and periapical tissue reactions after experimental pulpal exposure in rats. Journal of endodontics. 20(1): 13-17, 1994.
4) Sheehy EC, & Roberts GJ : Use of calcium hydroxide for apical barrier formation and healing in non-vital immature permanent teeth: a review. British dental journal. 183(7): 241-246, 1997.
5) Cox F, Sübay RK, Ostro E, Suzuki S, & Suzuki SH. : Tunnel defects in dentin bridges: their formation following direct pulp capping. Operative dentistry. 21(1): 4-11, 1996.
6) Shabahang S, & Torabinejad M : Treatment of teeth with open apices using mineral trioxide aggregate. Practical periodontics and aesthetic dentistry: PPAD. 12(3): 315-20, 2000.

LEVEL UP & HINT

08 垂直歯根破折の診断と接着治療

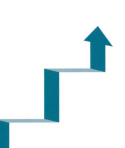

北海道大学大学院歯学研究院　口腔健康科学分野　歯周病学教室　菅谷 勉

■ 垂直歯根破折の診断

1. 特徴的なX線像

垂直歯根破折が近遠心面で発生すると、初期には歯根膜腔拡大から狭い垂直性骨欠損がみられる（図1）。頬舌側面では骨欠損が歯根の幅より拡大しないと透過像として認識するのは難しく、歯根の幅より拡大した時点で境界不明瞭な骨欠損（暈状骨欠損）となる（図2）。

根尖部から破折した場合は、根尖性歯周炎と同様の骨欠損が生じ、破折線が歯冠側方向に伸展すると、歯根の片側または両側面に骨欠損が拡大する（図3）。

歯科用CBCTはデンタルX線画像より破折線の観察が困難な場合が多いため、破折線に沿った幅の狭い骨欠損が重要な所見となる。骨の厚みが薄い部位では裂開状の骨欠損となり（図4）、骨が厚いと狭い3壁性骨欠損となる（図5）。金属ポストなどは強いアーチファクトを発現するので、症例を選んで撮影する必要がある。

2. 限局的なプロービングデプスの深化

歯頸部から破折した症例では、根尖部への破折線の伸展と炎症の発生に伴って限局的にプロービングデプスが深くなる。さらに時間が経過して炎症が歯根全周に拡大すると、破折線部に限局せずに歯面全体のプロービングデプスが深くなる。

根尖部から破折した症例では、炎症が根尖部に限局している間はプロービングデプスが深くなることはない。破折が根尖部から歯頸部付近に伸展し、炎症が歯頸部まで拡大すると急にポケットプローブが根尖に達するようになる（図6）。

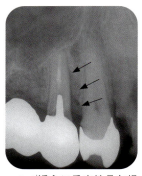

a：4┘近心に垂直性骨欠損（矢印）

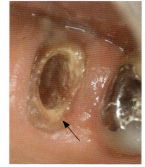

b：ポスト除去後。近心面に垂直破折（矢印）

図① 近心面の垂直歯根破折（参考文献6）より引用転載）

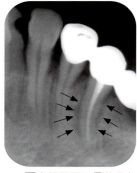

a：┌5歯根周囲に暈状骨欠損（矢印）

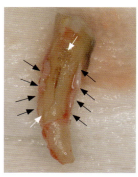

b：抜去歯。頬側面の歯根膜の喪失（黒矢印）と破折線（白矢印）

図② 垂直歯根破折による暈状骨欠損（参考文献6）より引用転載）

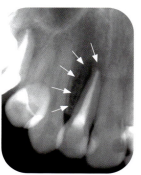

a：2┘のJ字状骨欠損（白矢印）

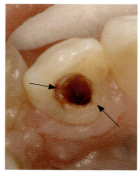

b：破折線（黒矢印）

図③ 根尖部からの垂直破折（参考文献8）より引用転載）

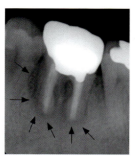 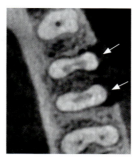 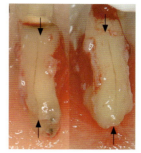

a：デンタルX線画像。近遠心根周囲に骨欠損（黒矢印）

b：CBCT画像。頬側に裂開状骨欠損（白矢印）

c：抜去した歯根。近遠心根とも頬側面に垂直歯根破折（黒矢印）

図❹　デンタルX線画像とCBCT画像（参考文献[6]より引用転載）

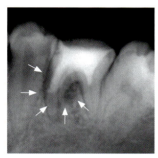 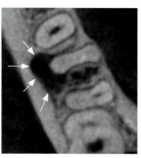 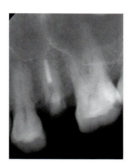 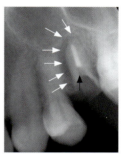

a：デンタルX線画像。分岐部と近心根に垂直性骨欠損（白矢印）

b：CBCT画像。垂直破折に特有な狭い骨欠損（白矢印）

図❺　デンタルX線画像とCBCT画像（参考文献[6]より引用転載）

a：初診時。ポスト脱離時。骨欠損はないが根管壁に破折線が発見された

b：2年後。根尖部から骨頂近くまで骨欠損が生じ（白矢印）、破折間隙は離開（黒矢印）、プロービングデプスは9mmとなった

図❻　根尖部からの破折の歯冠側への伸展

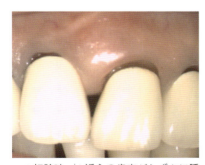 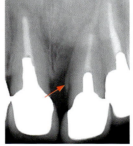 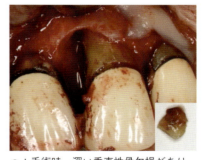

a：初診時。1|近心の歯肉がわずかに腫脹している

b：初診時デンタルX線画像。根面とのわずかに離れた薄い不透過像（赤矢印）がみられる

c：手術時。深い垂直性骨欠損があり、セメント質剥離破折片（右下）が摘出された

図❼　デンタルX線画像で剥離破折が観察できる症例

鑑別診断が必要な代表的な疾患

1．セメント質剥離破折

　セメント質剥離破折は狭い骨欠損を生じ、限局的にプロービングデプスが深くなることがあり、垂直歯根破折との鑑別が難しい。X線画像で根面との間にわずかな間隙を有する薄い不透過像が観察できれば診断は容易である（図7）。しかし、頬舌側面に生じた場合には、デンタルX線画像では歯根と重なって剥離破折片の観察ができない。CBCTは分解能がデンタルX線画像に比較して低いため、剥離破折片が根面から分離しないと検出は難しい（図8）。

　垂直歯根破折では根管壁あるいは歯根表面に破折線を確認することができ、セメント質剥離破折では歯根表面に境界明瞭なセメント質の欠損がみられる

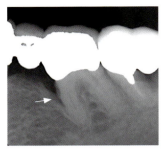
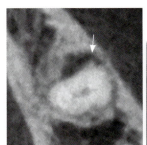
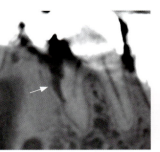

a：初診時のデンタルX線画像。近心根面にセメント質剥離破折を思わせる不透過像（矢印）がみられる

b、c：同日のCBCT画像。根面にはわずかな不透過性の膨隆がみられる（矢印）が根面との間隙が不明確でセメント質肥厚と誤診する可能性がある

d：手術時。セメント質剥離破折片（右下）が摘出され、根面は陥凹して歯石（矢印）がみられる

図❽　デンタルX線画像とCBCT画像の比較

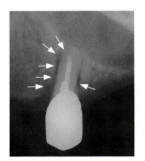
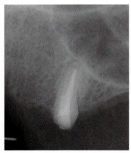

a：術前。動揺2度で歯根膜腔拡大と垂直性骨欠損がみられる（矢印）

b：1年後。補綴装置を除去して残根上義歯とすることで、動揺と歯根膜腔、骨欠損は消失した

図❾　咬合性外傷の症例

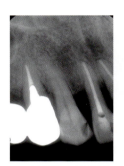
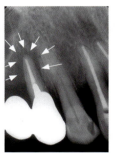
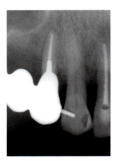

a：2年前。4|に骨欠損はみられない

b：突然、歯頸部から根尖まで骨欠損が生じ、プロービングデプスは10mm、動揺2度となった

c：暫間固定と咬合調整を行った2年後。骨欠損は消失し、プロービングデプスは2mmで経過している

図❿　強い咬合性外傷で歯根全周に骨欠損が生じた症例

ことで診断が確定できる。破折後に時間が経過して破折片がポケットから排出されていると、歯周炎との鑑別が難しくなる。また、セメント質剥離破折は根尖近くに生じることもあり、根尖孔から根管内への出血や排膿を伴うことがある。さらに、セメント質剥離破折と垂直歯根破折が併発している症例もある。

2．咬合性外傷

咬合性外傷で歯根膜腔が拡大したり、狭い垂直性骨欠損が生じている場合には動揺やフレミタスが認められる（図9）。垂直歯根破折でも分離した歯根の一方が小さく、この破折片にのみポストが結合している場合には動揺を示すことがある。この場合には、動揺の回転軸が歯頸部に近かったり、鋳造ポストの先端だったりするが、咬合性外傷の回転軸は根尖から1/3付近にあるため鑑別できることが多い。さらに、補綴装置がもう一方の歯根に結合していないため、歯頸部に歯質が見えれば、歯根が補綴装置とともに動揺しないので分離していることがわかる。

通常、咬合性外傷ではプロービングデプスが限局的に1ヵ所だけが極端に深くなることはないが、歯肉の炎症を伴ったり、著しい動揺があったりして線維が消失していると、ポケットプローブが結合組織を穿通して深くまで侵入することがある（図10）。また、亜脱臼でも同様の所見になることがあるので、動揺が突然生じたのか、強い衝撃が加わらなかったかなど、外傷の既往について確認しておくべきである。

3．根尖性歯周炎

根尖性歯周炎で根尖部骨欠損が歯冠側方向に拡大している症例（図11）や、根尖性歯周炎が原因で限局的にプロービングデプスが深くなり、骨欠損が歯頸部から根尖部まで交通している歯周歯内病変は、X線画像とプロービングで垂直歯根破折と鑑別することは難しく、根管壁または歯根表面の破折線を確認することが必須となる。

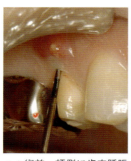 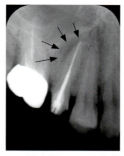 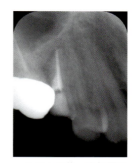

a：術前。頬側に歯肉腫脹があり、プロービングデプスは限局的で6mm

b：根尖側1/2の遠心根側部に骨欠損（矢印）

c：3ヵ月後。未処置の頬側根管の根管治療のみで治癒

図⑪　垂直歯根破折が疑われた根尖性歯周炎の症例（参考文献[6]より引用転載）

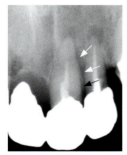 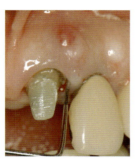 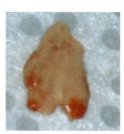 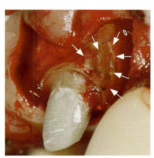

a：デンタルX線画像。1|遠心面に歯根膜腔拡大（白矢印）と剝離破折片（黒矢印）

b：1|遠心に7mmのプロービングデプス

c：手術時。肉芽組織から摘出された硬組織片

d：遠心根面に硬組織片に一致した欠損（白矢印）

図⑫　セメント質剝離破折の症例（参考文献[6]より引用転載）

破折線の確認方法

1. 歯頸部に破折がある症例

補綴装置が歯肉縁下に及んでいて、圧排してもプロービングデプスが深い部位で根面が見えない場合には、歯肉弁を開いて根面を観察する外科的診断を行うか、歯冠修復物とポストを除去して根管壁を観察することになる。

歯肉弁を開いて根面を直接観察する外科的診断は、セメント質剝離破折であれば摘出や再生療法も可能となるため（図12）、セメント質剝離破折の疑いが強い場合には効果的な確認方法である。狭い垂直性骨欠損の場合には、歯肉弁を開いて外科的診断を試みても根面が十分に観察できないことがあるため、術前にCBCTを撮影するか、Bone soundingで骨形態を把握しておく必要がある。

2. 根尖部に破折が限局している症例

根尖部に破折が限局し、歯頸部まで破折線が伸展していない症例の外科的診断では、頬側の骨壁が喪失している症例に限られる。歯肉弁を開いて肉芽組織を除去して歯根を露出させて破折線が見つかった場合、破折線が正常な骨に被覆されていることがあり、根尖部を切除しても歯根に破折線が残ることがある。この場合、破折線が歯冠側に伸展したり、間隙が広くなって炎症が再発することがあり、治療も難しくなるため、根尖部を切除するのは破折線がすべて除去できる症例に限る。

根面にセメント質剝離破折による陥凹が発見された場合には、肉芽組織内の破折片を確実に除去し、さらに根面の剝離しかけているセメント質も除去しておく必要がある。

補綴装置が除去可能な場合には、根管充填材まで除去してマイクロスコープで根管壁の破折線の有無を調べる。外科的診断を行うか、根管壁を観察するかは、どの疾患の可能性が高いのか、外科的診断の侵襲がどの程度か、補綴装置を除去することで歯根破折や穿孔を招くリスクはないか、さらにはフルブリッジの支台歯などでは大掛かりになるので、これらを総合的に判断して実施することになる。

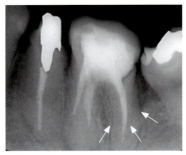 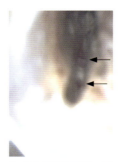 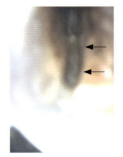 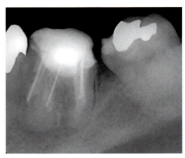

a：術前。垂直性骨欠損がみられる（矢印）　　b：高周波通電前。赤く浮腫性の肉芽組織が観察される（矢印）　　c：高周波通電直後。肉芽組織は消失し、白く変性した組織がみられる（矢印）　　d：スーパーボンド（サンメディカル）で破折線と根管を満たし、ファイバーポストを挿入して接着後4ヵ月。骨欠損は消失している

図⓭　高周波治療を併用した症例　（参考文献9）より引用転載）

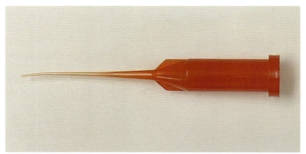 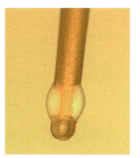

a：先端Φ0.3mmのメタシールSoftペースト用ノズル　　b：先端部の横穴から吐出されるが、スーパーボンド使用時にはこの位置まで切断したほうが使いやすい

図⓮　エンドノズル♯30（オレンジ：サンメディカル）

応急処置

　垂直歯根破折で歯肉の腫脹や瘻孔が生じている場合には、抗菌薬の効果は低く、ポストや根管充填材の除去が必要となる。また、咬合接触が持続していると、破折した歯根が離開・分離して症状の悪化を招くことがあるので、垂直歯根破折が疑われる場合には咬合調整を行うことが重要である。

垂直歯根破折の治療法

1．根管内からの接着

　垂直歯根破折の治療は、破折間隙から細菌を除去して封鎖し、再破折を防ぐためにポストを根管壁に接着することが基本となる。破折間隙の細菌を除去するためには、マイクロスコープ下で根管内から超音波スケーラーの根管切削用の細いチップなどを用いて、破折線を歯根膜に至るまで切削する方法がある。この際にルートZX3（モリタ）を用いて高周波電流を通電することは、破折間隙の殺菌や洗浄、肉芽組織の蒸散や止血に有効である（図13）。

　炎症が改善した時点でスーパーボンド（サンメディカル）を根管内に満たして破折間隙を封鎖する。スーパーボンドのモノマー、キャタリスト、ポリマー粉末を混和し、エンドノズル（サンメディカル）を用いて根尖部から注入する。根管が細い場合には、メタシールSoftペースト用のエンドノズル♯30（オレンジ／サンメディカル：図14）の先端2mm程度を切断して使用すると便利である。根管内から接着する際には、表面処理剤グリーン（サンメディカル）で処理後、さらにティースプライマー（サンメディカル）を用いると接着強さが向上するので、再破折の防止に役立つ可能性が高い。

2．再植法による接着

　破折歯根が分離し、すでに破折間隙が離開している場合には、いったん抜歯して口腔外で接着し、原形を回復して再植する（図15）。抜歯する際に歯根を破折させたり、破折片の一方が小さい場合には接着操作が難しいなどの欠点はあるが、接着を確実に行えるため、根管内から処置するよりも短時間で終了できる。術後に根吸収を生じる症例は少ないので、

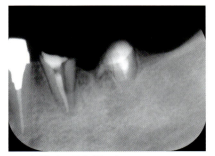
a：初診時。骨欠損はない

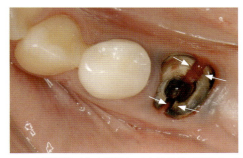
b：破折間隙が広く離開して肉芽組織が侵入している

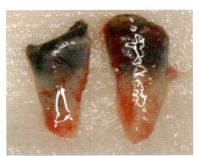
c：再植時。歯根膜は広く残存している

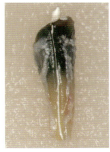
d：接着後

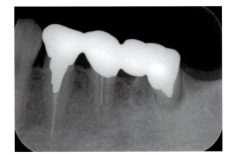
e：9年後。骨欠損なく良好に経過している

図⓯　再植法で治療した症例（参考文献2）より一部改変して引用転載）

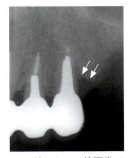
a：デンタルX線画像で根側部に骨欠損（矢印）を認める

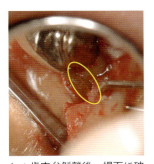
b：歯肉弁剥離後。根面に破折線（〇印）を認める

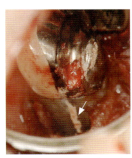
c：破折線封鎖後（矢印）

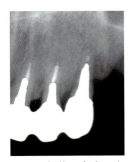
d：14年後。炎症はなく良好に維持されている

図⓰　外科的診断法と破折間隙の封鎖（参考文献6）より一部引用転載）

抜歯が容易な症例であれば破折間隙が拡大していなくても適応してよい。

3．歯肉弁剥離による破折線の接着

　破折線に沿って裂開状に骨欠損が生じており、歯肉弁を剥離することで破折線の切削と封鎖が可能であれば再植法ではなく、フラップ手術による治療が可能である。歯肉弁を剥離した後、破折線を超音波エンドファイル等で切削し、スーパーボンドで封鎖する。硬化後に余剰レジンを除去して歯肉弁を縫合する（図16）。

　この方法はポストが確実に接着されていることが前提であり、破折間隙を封鎖するだけでは破折が伸展して間隙が離開することを阻止できない。したがって、外科的診断時に根面に垂直歯根破折を発見した場合には、この方法を行うべきではない。

【参考文献】
1) 眞坂信夫：垂直破折歯の接着保存―接着修復保存症例の長期臨床経過．接着歯学，13（3）：156-170，1995．
2) 二階堂 徹（監修）：垂直歯根破折歯を救え！．クインテッセンス出版，東京，2013．
3) 下地 勲，千葉英史（編）：歯の長期保存の臨床．38-45，デンタルダイヤモンド社，東京，2013．
4) 眞坂信夫：i-TFC 根築1回法による歯根破折歯の診断と治療．医歯薬出版，2016．
5) 二階堂 徹，清村正弥（監修）：完全攻略　スーパーボンド．クインテッセンス出版，東京，2018．
6) 菅谷 勉：垂直歯根破折の早期診断．日歯内誌，43：69-75，2022．
7) 菅谷 勉：接着根管充填による垂直歯根破折予防と封鎖性の向上．接着歯学誌，4：91-94，2022．
8) 菅谷 勉：早期発見＆適切な対応で垂直歯根破折歯を残そう！．デンタルダイヤモンド，47：132-145，2022．
9) 菅谷 勉：垂直歯根破折の接着治療と予後に影響する要因．日本顎咬合学会誌　かみ合わせの科学，44：5-13，2024．

LEVEL UP & H!NT

09　高齢者社会における歯内療法の課題

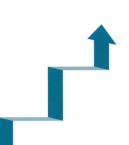

東北大学大学院歯学研究科　エコロジー歯学講座歯科保存学分野　八幡祥生　齋藤正寛

人生100年時代における歯内治療が抱える問題点

　日本人の平均寿命は延伸しており、総人口に占める有病者の割合は年々増加している。有病者の歯内治療では、加齢に伴う歯の解剖学的な変化が障害となるが、これのみならずさまざまな基礎疾患を患っている場合が多いことにも注意しなければならない。近年、循環器疾患・消化器疾患・自己免疫疾患などの全身疾患ではしばしば合併症を引き起こし、そのなかには根尖性歯周炎も含まれることがあきらかになってきた。

　歯内治療の適応となる根尖周囲の病変は、根管内の感染物質に起因する歯根膜の炎症を発端とする。通常は、感染源の排除によってこの炎症は改善し、歯根膜組織自体の組織修復と再生の組み合わせによって治癒が誘導される。つまり、歯内治療の最終的な到達点は、根管内の細菌や毒素の発生源を取り除き、炎症で損傷した組織が自然治癒能力によって修復するのを促進することといえる。しかし、有病者においては宿主の感染感受性が高まり、根尖周囲組織の免疫応答が低下していると考えられており、感染源の除去後も炎症プロセスや歯槽骨破壊が持続するおそれがある。このような状態は「治療抵抗性根尖性歯周炎」と呼ばれ、多くの有病者が全身疾患を抱える現代において、その発症リスクは高まっている。実際に心臓血管病・糖尿病・骨粗鬆症・炎症性腸疾患・関節リウマチなどの全身疾患罹患者では根尖性歯周炎の有病率が高まることが報告されており、このような有病者における歯内治療はより困難になる（図1）。

有病者と成人健常者との歯内治療の違い

　歯内治療を行ううえで、有病者と成人健常者で本質的な違いはないが、有病者は基礎疾患を患っている場合が多いため、医療面接での既往歴の聴取は重要である。歯内治療を行う前には基本的な医療情報の収集のみならず、服薬の確認や必要に応じた医科

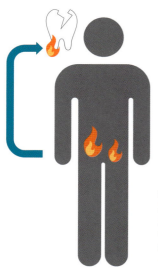

a：全身疾患を伴うと根尖性歯周炎の有病率が高まる。全身疾患で起こる免疫システムの活性化は、根尖部歯周組織の炎症を増悪化させ、顎骨破壊を増悪化させる

病名	根尖性歯周炎の有病率	治療抵抗性
遺伝的素因	○	
糖尿病	○	○
心臓血管病	○	
炎症性腸疾患	○	○
関節リウマチ	○	
骨粗鬆症	○	

b：根尖性歯周炎の有病率と治療抵抗性根尖性歯周炎との関連のある全身疾患

図❶ a、b　全身疾患と根尖性歯周炎の関連性

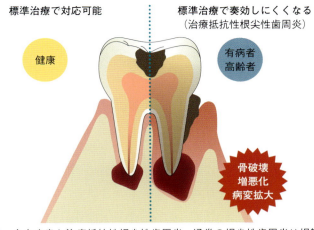

図❷　全身疾患と治療抵抗性根尖性歯周炎。通常の根尖性歯周炎は根管内の感染物質を取り除く標準治療で奏効する。しかし、治療抵抗性根尖性歯周炎になると標準治療は奏効しにくくなって長期化する。また、全身疾患の状態が悪化すると病変が拡大する

主治医への紹介などを丁寧に行う必要がある。また、治療中のバイタルサイン（血圧・心拍数・血中酸素飽和度など）のモニタリングを行うことで、患者がショックを起こした場合などに迅速に察知して対応できる。

また、加齢に伴う歯の解剖学的変化は歯髄腔や根管の狭窄をもたらし、これらの探索を困難にする。このため、拡大鏡・手術用顕微鏡などを積極的に使用して、歯の内部構造を詳細に把握しながら治療を行う必要がある。

有病者に対する歯内療法時の安全管理

全身疾患を有する患者に対する局所麻酔薬の選択、観血的処置の可否決定、抗菌薬・抗炎症薬の投与に関する注意、チェアータイムや時間帯などへの配慮などは、歯内治療に限らず一般的な歯科治療にも共通する留意点といえる。感染性心内膜炎のリスクがある場合や、易感染性の患者に歯内治療を実施する場合には、治療開始前に予防的に抗菌薬の予防投与を行う。この際、第一選択はアモキシシリンとなるが、患者のアレルギーや腎機能を評価して代替が必要となることもある。服薬状況や血圧、アレルギーの有無などにより、使用可能な麻酔薬の検討が必要となることがある。たとえば、1/80,000エピネフリン含有キシロカインを使用する場合、エピネフリンのβ作用による血圧上昇を考慮しなければならず、高血圧患者や各種薬剤〔三環系抗うつ薬や気管支拡張薬（$\beta2$遮断薬）〕を服用している患者には注意を要する。治療中のバイタルサイン（血圧・心拍数・血中酸素飽和度など）をモニタリングしながら治療をすすめることは、前述の有病者における場合と同じメリットがある。

有病者に対する歯内治療の留意点

根尖性歯周炎は、口腔内からの細菌感染を主因とする歯根尖端の歯周組織破壊を伴う炎症性疾患である。根尖性歯周炎の治療成功率は、根管形成に加えて化学的洗浄技術の改良によって飛躍的に向上した。しかし、解剖学的な根管系の複雑さから、根管内を完全に無菌化することは困難であるため、とくに再治療の成功率は70％以下の範囲に留まっている。さらに、循環器疾患や自己免疫疾患、内分泌疾患など全身の炎症を伴うケースでは、治療が奏効しない治療抵抗性の状態になることがある。実際に、自己免疫疾患の治療ガイドラインにおいて、根尖性歯周炎が増悪因子として挙げられている。治療が奏効しない場合、根尖病変の外科的切除と逆根管治療を施すことにより、90％以上のケースが改善されるが、全身状態によっては外科処置の適用が難しいことや治療効果に限界があることも多い。さらに、治療抵抗性根尖性歯周炎は病変が大きくなることも報告されている（図2）。治療抵抗性根尖性歯周炎は、高齢化が進む先進国においてその有病率の上昇が予測されている。そのため、根尖性歯周炎の免疫学的な理

解は、有病者・全身疾患を有する患者でみられる治療抵抗化の原因を究明するうえで不可欠であり、将来的には根尖部歯周組織の崩壊を抑制し、早期に治癒を促進する治療を実施するのに必要になる。

1. 石灰化した根管への対応

　有病者であっても、歯内治療の治療原則は変わらないため、根管口明示、根管拡大形成、根管洗浄、根管充填および再根管治療については通法に従って行い、特別な方法や手技はない。しかし、加齢による生理的な要因や、過去の修復処置などに反応した歯髄の狭窄や石灰化は、歯内治療の核となる感染源の除去を行うにあたって大きな障害となる。術前のX線画像の読影に始まる歯内治療の一つ一つのステップを確実に行うための留意点を以下に示す。

　術前・術中のX線撮影時、石灰化した患歯は髄室部分や根管内が不透過像で満たされ、まったく根管を確認できないことも多い。このため、デンタルX線撮影を正方線投影に加えて異方向から偏心投影することや、冠・メタルコアやガッタパーチャポイントの一部などアーチファクトの要因を除去してからCBCTを撮影するなどの対応を行い、得られる情報量を増すための工夫が必要となる。

　有病者の歯内治療で遭遇する歯のほとんどは、以前に治療された大規模な修復処置や石灰化、形態異常などを有し、解剖学の教科書で示されるような正常な解剖学的形態からはほど遠い状態である。このため、ルーペや手術用顕微鏡などの拡大視野下で患歯の内部構造を丹念に観察し、個々の歯に応じた固有の構造に従って切削を行う必要がある。

　強く石灰化した歯では、髄室開拡後も根管口は目視できず、歯髄の狭窄や失活によって根管から出血がみられることも少ない。このため、ほとんどの場合、術前のX線画像で得られた情報や成人健常者の解剖学的知識をもとに、石灰化部の切削を進めて根管口を探索する必要がある。このとき、盲目的な切削は髄床底や湾曲部に穿孔する危険性があるため、拡大視野下で行うのが望ましい。視野を妨げないロングシャンクのラウンドバーや歯内治療用チップを装着した超音波器具などを用いて、上顎大臼歯では口蓋根管、下顎大臼歯では遠心根管のように比較的大きな根管口が予想される部分を狙って切削を開始

する。もともと根管であったと思われる部分と周囲の象牙質の色調の違いや、各根管の入口を結ぶ髄床底にある細くて暗い線などの固有の構造を見つけられればヒントとなり、メチレンブルーを使用した染色や次亜塩素酸ナトリウムを髄腔内に貯留させて発泡してくる箇所を観察するなどの方法もある。

　いざ根管口を見つけても、石灰化によって狭窄した根管の形成では切削量が増えるため、各ファイルにトルクなどの負荷がかかりやすく、過負荷になるとファイルにねじれ破折が生じる。また、無理な穿通を目指して力任せにファイルを押し込むなどすると、ファイル破折のみならず人為的な穿孔なども容易に発生する。これらを回避するためには、ウォッチワインディングモーションと小さな動きのファイリング操作を慎重に、根気強く続けて根管の探索（ネゴシエーション）を行ってから、本格的な根管形成を開始する必要がある。根管は、石灰化して閉塞していたとしても生理学的根尖孔付近での根管狭窄は限定的であるとの報告もあり、安易に閉塞と判断するのではなく、根管系からの可及的な感染源除去を実施するためにも、生理学的根尖孔までの根管探索および根管形成は可及的に実施すべきである。

2. 根管洗浄の重要性

　有病者では、免疫応答が低下することで炎症反応が健常者と比較して強く、また慢性化しやすい傾向にあるため、創傷治癒能力が低下して自然治癒による組織修復が望めなくなることが予測される。このような創傷治癒を抑制するような強い炎症反応を起こすケースに対応するためには、根管内に残存する病原性の物質をより確実に取り除く根管洗浄技術が重要になる。しかし、複雑な根管系をファイルで機械的に清掃することは極めて難しく、化学的清掃に加えて物理的効果による根管洗浄が重要性になる。

1) 化学的清掃による根管洗浄

　化学的清掃に主として使用されるのは、次亜塩素酸ナトリウム水溶液（NaOCl）である。NaOClは強力な殺菌作用と有機質溶解作用を併せもち、根管洗浄剤が具備すべき要件を多く有している。NaOClと併用して使用される薬剤として、根管形成で生じるスミヤー層の除去を目的として使用されるEDTAが一般的である。NaOClの薬理作用では、

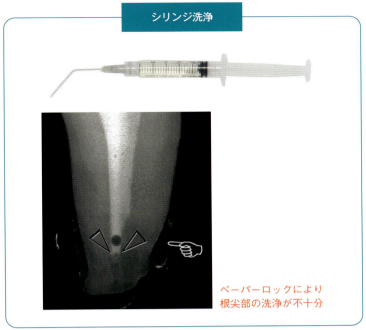

図❸ 機械的清掃による根管洗浄。従来の技術である注射針を用いた根管洗浄技術だと、ベーパーロック等の問題により、根管全体に薬液を行き渡らせることは困難である（Franklin. J Endod 2010）

主として殺菌作用を担うのが非解離型の次亜塩素酸（HOCl）であり、有機質溶解作用の主体は次亜塩素酸イオン（OCl⁻）が担う。NaOClの使用に関して、根尖孔外への溢出や軟組織に漏洩した場合は組織障害を引き起こすため、有病者の根管洗浄への使用については細心の注意が必要である。治療抵抗性の根尖性歯周炎の原因となるバイオフィルム除去効果については、6％で有効との報告があるために高濃度のNaOClの使用が適切になるが、根尖孔外に溢出すると組織障害を引き起こす。根尖孔外に溢出した際の組織障害は、濃度依存的に重症化することが指摘されており、低濃度のNaOClの使用を推奨する向きもある。1％以上の濃度であれば *E.feacalis* などの細菌に対する殺菌効果はほとんど変わらないとの報告もあり、少しでも組織障害性を和らげることも期待できる。しかしながら、1〜3％程度の濃度のNaOClではバイオフィルム除去に対しては不十分との報告もあり、化学的清掃だけでは根尖部歯周組織の安全性確保が難しく、機械的清掃を併用した根管洗浄技術が必要になる。

2）機械的清掃による根管洗浄

感染根管治療の成功率を下げる原因として、フィンやイスマス、側枝などのファイルや洗浄剤の到達困難な部位が原因として挙げられている。これら解剖学的に困難な理由以外に、機械的な根管形成のみで根管壁を切削できる部位は全体の6割程度に限られることがあきらかにされている。したがって、機械的な根管内の拡大形成による感染源の除去効果には明確な限界があることがあきらかにされている。また、従来の洗浄針を使用した根管洗浄方法では、根尖部にベーパーロックと呼ばれる気泡によって根尖部で薬液の流入が止まってしまうため、根管系全体に薬液を行き渡らせることは困難であることもあきらかとなっている。全身疾患を伴う有病者の根管治療の場合、より正確な根管洗浄が求められるため、洗浄剤に積極的な機械的外力を与えて根管内で撹拌および感染物質を除去する方法が必要になる（図3）。

3）超音波を併用した機械的清掃

超音波振動を併用した根管洗浄法はUltrasonically Activated Irrigation（UAI）と呼ばれ、25〜30kHz程度の超音波領域でチップを振動させ、チップ周囲の洗浄剤が小さな渦状に流れるアコースティックストリーミング現象によって洗浄剤を撹拌

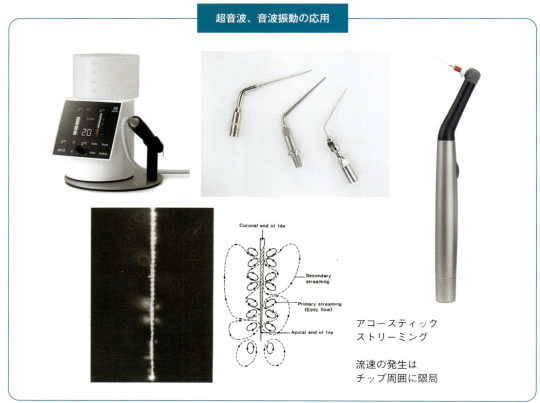

図❹ 超音波を用いた根管洗浄技術。超音波あるいは音波を用いた機械的に生じる水流のエネルギーで洗浄する技術である。両技術はともに流速の発生はチップ周囲に限局する欠点がある（Ahmad. J Endod 1987）

する（図4）。UAIは、イスマスやフィンに残遺するデブリーやスミヤー層の除去に効果が認められている。しかし、金属製のチップを使用するため、根管を切削するので注意する必要があるのと、流速の発生はチップ周囲に限局してしまう。

4）音波を併用した機械的清掃

1〜10kHz程度の可聴域の周波数を使用し、機械的に洗浄剤を振動・撹拌させる方法として先端にはポリマーチップが用いられている（図4）。音波振動は、周波数が低く超音波振動のような大きなエネルギーを発生させることは困難なものの、振幅が大きく、洗浄剤の撹拌はポリマーチップの物理的振動が本態と考えられ、根管を切削しない利点がある。しかし、超音波と同様に流速の発生はチップ周囲に限局してしまう欠点がある。

有病者の歯・歯髄・歯周組織と歯内療法

有病者と健常者における根尖部歯周組織の細菌感染に対する免疫応答が異なる。加えて、有病者の特徴である湾曲・狭窄根管への対応が必要になる。そのため、手術用顕微鏡や歯科用コーンビームCTに加えて、物理力を応用した根管洗浄が重要な役割を果たす。しかし、根管治療だけでは、根尖部歯周組織にまで炎症が波及した場合に抗炎症療法も考慮しなければいけない。実際に、自己免疫疾患の患者では根尖病変による顎骨破壊が拡大することが報告されている。一方で、患者が生物製剤を服用していると根尖病変が小さくなることが報告されている。このことから、有病者および全身疾患を有する患者の感染根管治療では、根尖部歯周組織に対する抗炎症治療と安全性を考慮する必要性がある。したがって、高齢社会を迎えた現在においては、顕微鏡を用いた根管形成、従来よりも精度の高い根管内の感染物質の除去技術が必要になる。また、健常者の根管治療とは異なり、抗炎症治療を根尖性歯周炎に導入することに加え、治療抵抗性根尖性歯周炎の診断技術の開発を含む、新しい根管治療技術の開発が必要になるであろう。

LEVEL UP & H!NT

第3章

歯周治療

01 歯科用レーザーを用いた歯周治療

02 ブルーラジカルP-01・ペリミルを用いた非外科的歯周療法
    ―従来の非外科処置では奏効しなかった
    重度歯周病罹患歯への応用―

03 エムドゲイン®の歯周組織再生への応用

04 マイクロサージェリーによる
    ポンティックサイトのリッジオーギュメンテーション

05 FGF-2製剤（リグロス®）を用いた再生療法

LEVEL UP & H!NT

01　歯科用レーザーを用いた歯周治療

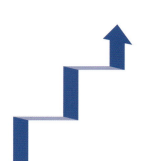

日本歯科大学生命歯学部　歯周病学講座　**沼部幸博　村樫悦子**

　歯科治療に歯科用レーザーが使用されるようになり、現在ではさまざまな機種が販売されている。歯周治療においても、おもに歯石除去や歯周ポケットへの対応、歯周外科治療などで活用されているが、まだ一般的な普及には至っていない。その理由として、機器が高価格なことに加えて各種レーザーの特性による用途の違い、安全な使用方法などが十分に理解されていないことが考えられる。

　本項では、各種レーザーの歯科治療での使い分けの概念、歯周治療における応用のポイント、使用例について紹介する。

レーザーとは

　LASER（Light amplification by stimulated emission of radiation：以下、レーザー）光は、人工的に作り出した光を集めて放射する熱光線で、治療目的とする組織にレーザー照射を行う場合、波長や出力などの違いにより、組織表面や内部に与える影響が異なるため、その理解が重要である（図1）。

各種レーザーの歯科治療、歯周治療への応用に必要な知識

　歯科でおもに利用されているレーザーは波長の違いで分類されるが、それぞれの波長によって特性が異なるため、治療目的も変わる（図2）。

　半導体レーザー（波長0.79～0.89μm）は水への吸収が少なく組織深達性（透過性）に優れ、組織の蒸散や切開、止血などに使用される。高出力で使用する場合（HLLT）と、疼痛緩和や創傷治癒促進のた

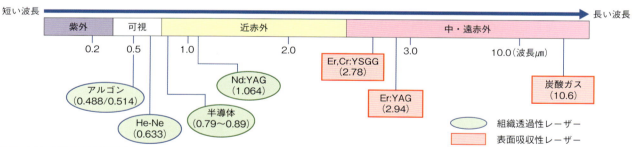

図❶　レーザー光の種類と特性・歯周治療への応用（参考文献[1]より一部引用改変）。使用するレーザーの波長の種類によって向いている歯周治療があるが、大きくは組織透過性の高さで分けられる

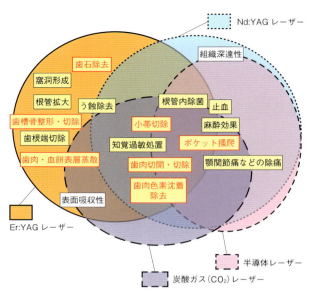

図❷ 歯科用レーザーの種類と治療目的。各機種のレーザー光の特性からおもな治療例を示す。なお、Er,Cr:YSGGレーザーはEr:YAGレーザーと同様の効果を示すが、さらなる検証が必要とされる

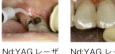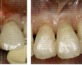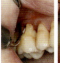

図❸ レーザー光の反応レベルによる治療内容の違いと使用例。各レーザーにおいて、適用組織に対するファイバーやチップの選択、レーザー照射条件（パルスエネルギー［mJ］、パルスレート［pps］、出力［W］）および的確な動かし方が治療効率を高めるポイントである

めに低出力で使用する場合（LLLT）がある（**図3**）。

Nd:YAGレーザー（波長1.064μm）も水への吸収が少なく、組織深達性（透過性）に優れ、熱の影響が深部に及ぶため、歯周ポケット内壁の蒸散（歯肉炎症のコントロール）、止血・凝固や軟組織の切開、歯周外科治療のフラップ手術などに使用される。

炭酸ガス（CO_2）レーザー（波長10.6μm）は表面吸収性で水への吸収性が高く、軟組織蒸散による止血効果に優れているとともに、軟組織の切開などにも使用される。

Er:YAGレーザー（波長2.94μm）も表面吸収性で水への吸収性が高く、軟組織や硬組織の蒸散能力に優れている。う蝕の除去や歯石除去、歯周ポケットの軟組織の蒸散や歯周外科手術、インプラント周囲炎の治療など広い範囲で応用されている。

近年新たに加わったEr,Cr:YSGGレーザー（波長2.78μm）も表面吸収性で水への吸収性が高く、歯質や骨の切削、歯石除去が可能なレーザーで、基本的にEr:YAGレーザーと同様の効果を有する。しかしながら、効果については今後のさらなる検証が必要と考えられる。

各種レーザーの出力による効果の違いの基本的な考え方

出力の違いを利用した2つのレーザー治療のタイプがある。高出力レーザー治療（HLLT）は、細胞生存領域を超えた不可逆的な反応（光生物学的破壊反応）を生じるレーザー強度を応用した治療である。強力なエネルギーを狭い範囲に集中させ、その熱エネルギーで組織を切開したり、蒸散する破壊反応であり、多くのレーザー治療はこの使用方法である。

一方、低出力レーザー治療（LLLT）は、細胞生存閾値内での可逆的な反応（光生物学的活性反応）を生じるレーザー強度を応用した治療であり、低出力のレーザーを組織の賦活作用に応用する。おもに半導体レーザーでの光線力学療法（PDT：Photodynamic Therapy）が歯周ポケット治療などに応用され始めているが、さらなるエビデンスの蓄積が待たれている。

おわりに

以上の理解に加えて、歯科用レーザー機器の使用にあたっては安全管理が重要であり、患者や術者、補助者の保護めがねの着用、使用方法の遵守、管理区画の確保などを併せて徹底する。

歯科用レーザーは万能ではないが、使用するレーザーの種類に関する知識を深めることで、さまざまな治療への応用の可能性を高めることができる。

【参考文献】
1）一般社団法人日本レーザー歯学会編：レーザー歯学の手引き．デンタルダイヤモンド社，東京，2015．
2）一般社団法人日本レーザー歯学会編：レーザー歯科治療のガイドライン2025．

LEVEL UP & H!NT

02 ブルーラジカルP-01・ペリミルを用いた非外科的歯周療法
―従来の非外科処置では奏効しなかった重度歯周病罹患歯への応用―

東北大学大学院歯学研究科　先端フリーラジカル制御学共同研究講座／Luke 株式会社　**菅野太郎**

■ はじめに

　わが国には、歯周ポケット6mm以上の重度歯周病罹患歯を有する人が1,100万人存在している（令和4年歯科疾患実態調査と人口推計から算出）。わが国には約68,000軒の歯科インフラがあり、そして世界でも類を見ない1億人を超える国民が国民皆健康保険制度で歯科医療を受診できる環境であるのに（図1）。

　多くの歯科医師やデンタルスタッフが歯周病と対峙して、その克服に向けて努力を続けた結果が現在の状況である。いま行っていることで"いま"があるとするなら、さらによい結果を求めるのであれば、"新しい何か"を導入しなければ、"いま"からの脱却は困難と考えている。

　歯周病の原因は何であるのか？　従来は"プラークの堆積"を原因として、その除去にフォーカスされた治療が行われてきた。しかしながら、1996年に発刊された"補綴"の教科書には、プラークが堆積するのにも原因があると書かれている。その原因とは"Neglect（怠慢・放置・興味がなくなること）"であり、歯周病は"口の中に興味がなくなること"から始まるものであると記されている（図2）[1]。

　筆者らのチームは、ここに今後の歯周治療の未来があるのではないか？　と考え、研究開発と社会実装を行ってきた。筆者らが提唱する"新時代の歯周治療"とは、従来の"歯へのアプローチ"として治験を経てわが国で承認を得た新規非外科的歯周病治療器「ブルーラジカル P-01」（図3）と、Neglectからの脱却を目的に"人へのアプローチ"として患者行動変容アプリ「ペリミル」（図4）を連携させて重度歯周病患者をマネジメントするものである（図2）。本当に小さな一歩であるが、歯周病の本当の原因に対してアプローチしながら、重度歯周病罹患歯数をわが国から減少させることを目的とした活動なのである。

　本項では、筆者らが開発を行ってきた"ラジカル殺菌"という、いま最もデンタルプラーク内の殺菌が効果的に行える殺菌法を搭載した薬剤併用超音波歯周用スケーラー「ブルーラジカル P-01」と、患者行動変容アプリ「ペリミル」を簡単に紹介する。また、従来の非外科処置では治療が奏効しなかった症例に対して、本治療器を用いて治療して良好な結果を得た症例を提示する。

図❶　歯科医師が取り組まなければならない大きな問題。わが国には歯周ポケット6mm以上の重度歯周病罹患歯を有する人が1,100万人存在している

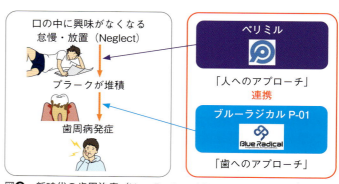

図❷　新時代の歯周治療（New Designed Periodontal Therapy）

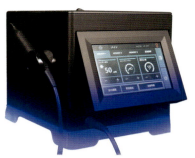
図❸ ブルーラジカル P-01（Luke 株式会社）

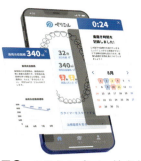
図❹ ペリミル（Luke 株式会社）

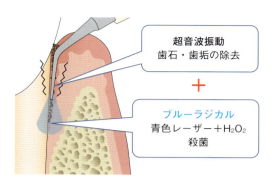
図❺ 筆者らが提案する新しい歯周治療

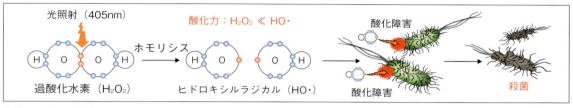
図❻ ラジカル殺菌

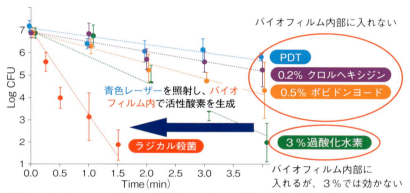
図❼ バイオフィルム内部への殺菌力。ラジカル殺菌では短時間でバイオフィルム内部の殺菌が可能

ブルーラジカルP-01とは

ブルーラジカルP-01は、超音波スケーラーのチップの先端から過酸化水素と青色レーザー光を照射することで、バイオフィルム内部を短時間で殺菌できる"ラジカル殺菌"をポケット内部で成立させ、バイオフィルム内部の殺菌を行いながらスケーリングが行える治療器である（図5）。

スケーラーチップは、いわゆるペリオチップと呼ばれる歯肉縁下用の細いタイプで、振動は昨今の超音波スケーラーに搭載されているスリムチップ用のモード"ペリオモード"なるものを踏襲し、いわゆる"Root Debridement"を行える。

1．ラジカル殺菌とは

図6を参照していただきたい。過酸化水素に405nmの可視光（青色）を照射すると、活性酸素の一種であるヒドロキシルラジカルが発生する。ヒドロキシルラジカルは活性酸素種のなかで最も反応性が高く、かつ周りから電子を奪い（酸化力）、水に変化する力が強く、周りにいる細菌は酸化障害によって殺菌される。また、本治療器で用いられている光は405nmの青色レーザー光である。光量としては50mWと赤色レーザー治療器と比較して1/100程度であり、使われる波長も可視光領域である（紫外線ではない）。つまり、この青色レーザー光は、過酸化水素を分解するエネルギーであり、これ自体が殺菌力を発揮するものではないことを理解していただきたい。

2．ラジカル殺菌の殺菌力

図7は、さまざまな薬剤のバイオフィルムに対す

る殺菌力を評価したものである。右側に臨床でよく用いられる薬剤をプロットしている[2]。

PDT（光線力学療法）、0.2％クロルヘキシジン、0.5％ポビドンヨードに代表される既存の消毒剤の多くは分子量が大きく、細菌の防御機構であるプラーク表面の菌体外多糖を通過できない。一方、過酸化水素は分子量が非常に小さく親和性もあり、容易にプラーク内部へ浸透できる。ただし、わが国においては過酸化水素の口腔内での使用濃度は3％に制限されており、治療時間を考慮に入れると過酸化水素単体では限られた殺菌力しか得られないという問題点があった。そこで筆者らは、プラーク内部に浸透した過酸化水素に対して青色レーザー光を照射することによってプラーク内部でヒドロキシルラジカルを生成し、短時間で臨床に必要な殺菌力を発揮する技術"ラジカル殺菌"を確立したのである。つまり、現在承認されている口腔内で用いることができる殺菌方法のなかで、プラーク内部の殺菌に最も高いパフォーマンスを示すのはラジカル殺菌であることがわかる。

3．ブルーラジカル P-01の治験結果

ブルーラジカル P-01の医療機器承認を得るにあたっては、PMDAからランダム化比較試験による多施設共同治験が求められた。そこで筆者らは、6mm以上の歯周ポケットを有する重度歯周病の被検者に対し、①ブルーラジカル P-01による1回の治療、②従来の超音波スケーラーによる1回の治療（従来法）、③従来法＋Local Drug Delivery System（LDDS）を4回（週1回）併用、の3群で歯周ポケットの減少量を比較した。結果は、重度歯周病罹患歯において従来法（5.03mm）および従来法＋4回のLDDS併用法（5.17mm）と比較して、ブルーラジカル P-01では有意に歯周ポケット深さが減少（4.63mm）し、また従来法と比較して歯周病原菌数が有意に減少することが実証された[3]。

4．ブルーラジカル P-01のゴール

筆者らは、歯周治療には以下に示す3つのゴールがあると考えている（図8）。

Stage 1：もうこれ以上進行しない

このゴールは、BOPがプラスだろうがマイナスだろうが、残石があろうがなかろうが、上皮付着が

ブルーラジカル P-01
Stage 1：もうこれ以上進行しない
→歯石・歯垢の取り残しをある程度許容
→Root DebridementでPocket Closingという考え方
→進行＝ PPD 2mm以上の進行
→メインテナンス必須

わが国の保険治療（非外科）に採用
Stage 2：きれいな根面と上皮付着
→歯石・歯垢の取り残しを許容しない
→ Root Planing で上皮付着という考え方
→卓越した根面のプレーニング能力が必要（非外科＆外科）

Stage 3：歯槽骨再生
→歯石・歯垢の取り残しを許容しない＋骨欠損形態の是正
→卓越した外科能力が必要

図8　歯周治療の3つのゴール

あろうがなかろうが、とにかく進行していなければ、それはゴールであるという考え方である。組織的な判断ではなく、"pocket closing"という臨床的な判断にもとづき、"Root Debridement"という考え方で達成される。PPDが2mm以上喪失した場合に進行したと判断することから、これを選択する場合にはメインテナンスは必須である。

Stage 2：きれいな根面と上皮付着

歯石や歯垢、その関係物質に至るまで取り残しは許容しない。"Root Planing"で上皮付着という考え方であり、とくに非外科でこれを達成するには卓越した根面のプレーニング能力が求められる。

Stage 3：歯槽骨再生

歯石や歯垢、その関係物質に至るまで取り残しは許容しないうえに、歯槽骨形態の是正が求められる。楔状骨欠損の改善やよりエステティックなゴールとなる。とくに外科治療の卓越したスキルが求められる。

上記の3つのゴールは、どれも臨床的に価値があり、患者の満足度はどれも変わりはなく、さらに、残念なことにどれも術後のプラークコントロールが必須である。つまり、臨床医がどれを選択するかの問題であり、どれが正しいというものではない。

また、わが国の保険治療の非外科処置におけるゴールはStage 2であり、ブルーラジカル P-01のゴールはStage 1である。治験の結果からブルーラジカル P-01は、Stage 1のRoot Debridementにおいて

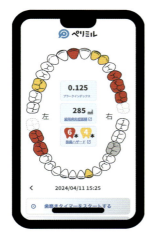
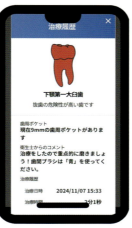
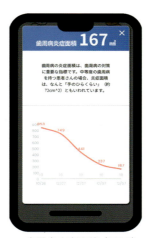

a：TOP画面　　b：各歯ステータス（最深PPD、歯科衛生士コメント、治療履歴）　　c：歯周炎症表面積（PISA）の経過をグラフで表示

図9 a～c　ペリミルの操作画面

最も効果的な治療法であることが示された。

では、Stage 1（Root Debridement）とStage 2（Root Planing）において臨床的価値に違いはないのであろうか？ Wennstromら（2005）[4]や大規模多施設のRCTデザインによるTomasiら（2022）[5]は、ペリオチップの超音波スケーラーのみ（全顎を1時間）とスケーリング＆ルートプレーニング（1/4顎を各1時間：計4時間）を比較した研究を報告している。その結果、残念ながら6ヵ月後のPPD、BOPに有意差はない。つまり、臨床医はどちらを選択するかだけなのである。

筆者らがブルーラジカルP-01のゴールをRoot Debridementとしたのは、卒後1年目の臨床医でも同じ結果が得られるという点、そして何より知覚過敏の発症率が非常に低い（5％ vs 33％：Wennstrom［2005］）[4]点を評価している（治験でも知覚過敏はまったく発生しなかった）。歯周治療は、歯肉縁下の徹底的なプラークコントロール後、できるだけ早く縁上のプラークコントロールを行うべきであると考えている。知覚過敏を発生してしまうと適正なプラークコントロールが困難になるケースがあり、その発症率が高いRoot Planingは注意が必要であると考えている。

ペリミル

ブルーラジカルP-01だけではよい効果は望めない。図2に示すように、Neglectからの脱却が必要となる。そこで筆者らのチームは、治療後12週間の適切な口腔ケアが持続できるように患者の行動変容アプリ「ペリミル」を同時に開発した。ブルーラジカルP-01と連動させることで、患者がスマートフォンで治療時間や経過をチェックでき、口腔内イラストで1歯ごとのリスクや全体の炎症状態などが可視化されている。また、歯科衛生士から歯磨き指導を受けたり、歯磨きタイマーでブラッシング習慣化のサポートを受けることが可能である（図9）。

ペリミルの臨床的意義として、プラークコントロールの安全ゾーンを広げ補綴スペースを確保できることが挙げられる。対象歯が12週間後にPPD 6mm以上の歯周ポケットを有している場合の対応の多くは外科処置もしくは抜歯である[6,7]。しかし、ペリミルによってプラークコントロールが確立されていれば、その後の治療において圧倒的な臨床的アドバンテージがある。プラークコントロールが行えない患者への歯周外科は行うべきでない（Nyman 1975）[8]、歯周外科後にプラークコントロールを行わないと歯周病は再発する（Nyman 1977）[9]といった研究から、ペリミルによってプラークスコアが低く抑えられた状態で外科処置を行えば成功率が上がり、その後の再発も抑えられると考えられる。

また、12週間後に抜歯となって、そこにインプラント治療（補綴治療）が行われたとしても、その部

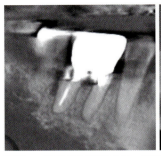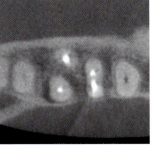
図❽a　患者は64歳の女性。従来の非外科処置を繰り返したが奏効しなかった。6]遠心部に骨欠損が観察される
PPD：遠心6㎜、BOP：＋、頬側分岐部Ⅱ度、BOP：＋（CT画像）

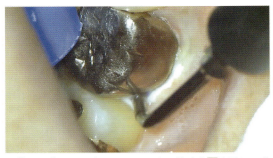
図❽b　ブルーラジカルP-01による治療を6]全周に5分間行った

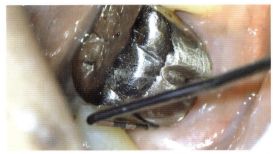
図❽c　8週後、Pocket Closingが得られた。PPD：遠心2㎜、BOP：－、頬側分岐部Ⅰ度、BOP：－

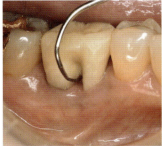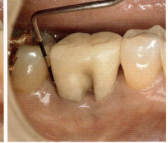
図❽d　12週後もPocket Closingが維持されていた。清掃性を考慮したテンポラリークラウンが装着された。PPD：遠心2㎜、BOP：－、頬側分岐部Ⅰ度、BOP：－

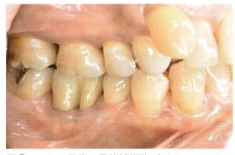
図❽e　6ヵ月後。最終補綴物（ジルコニアクラウン）が装着された

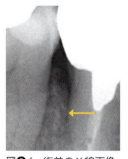
図❽f　術前のX線画像

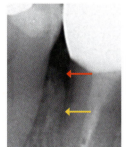
図❽g　ブルーラジカルP-01治療6ヵ月後のX線画像。遠心部の骨密度の上昇が観察される。従来法で効果がなかった部位をコントロールできたことは臨床的意義が大きい

位はプラークコントロールが行える部位であり、インプラント治療の成功率向上に大きく寄与する可能性が高いと考える。

症例供覧

Stage 2であるSRPを繰り返したが奏効しなかった患者に対して、Stage 1で最も効果的なブルーラジカルP-01で治療を行った症例を紹介する。［以下の口腔内・X線・CT画像はすべて永田歯科医院の永田智大先生（山形県）からご提供いただいたものである］

患者は64歳の女性である。6]はこれまでプラークコントロールは良好であったが、メインテナンスも含めてSRPによる非外科的治療を繰り返し行ってきたが奏効せず、遠心PPD：6㎜、BOP：（＋）で、頬側根分岐部Ⅱ度、BOP：（＋）が残っていた（図8a）。

この6]に対してブルーラジカルP-01による治療を全周に対して5分間行った（図8b）。

8週後、pocket closingが得られ、遠心のPPD：2㎜、BOP（－）となり、頬側根分岐部は補綴物マージンの調整もありⅠ度となった（図8c）。ブルーラジカルP-01の治療プロトコールである観察期間12週後も8週と同じ結果であったため、補綴物を外してテンポラリークラウンへ変更した（図8d）。術後6ヵ月後にジルコニアクラウンが装着された

（図8e）。術前（図8f）と術後6ヵ月（図8g）の
X線画像による遠心部の骨の状態を比較すると、あ
きらかに骨密度が高くなっていることが観察された。
ブルーラジカルP-01による治療によって術前の炎
症性細胞の浸潤が抑制され、骨密度の上昇に寄与し、
安定した歯周組織の獲得が考察される。

このように、従来法では奏効しなかった部位に良
好な結果が得られたことは、ブルーラジカルP-01が、
1,100万人存在する重度歯周病罹患歯を有する国民
に対する有効なソリューションの1つになる可能性
があることが理解できよう。

■ 補綴治療の成功率を上げる治療プログラム

補綴治療とは、プラークコントロールの危険ゾー
ンに咀嚼機能と審美を満足させる人工物を長期にわ
たって維持させる実学であり、プラークコントロー
ルの安全ゾーンを広げて補綴スペースを確保できれ
ば、補綴装置の成功率も向上する[10]。非外科治療は、
その安全な補綴スペース（プラークコントロール可
能範囲）を拡大・同定できるフェーズであり、そこ
に "補綴医の集団" である筆者らの研究チームが新
しい非外科的歯周病治療器を作り上げた強い動機が
ある。つまり、われわれが提案する "新時代の歯周
治療" 12週間プログラムは、歯周病がコントロール
できるばかりでなく、補綴治療の成功率を上げるプ

ログラムでもある。

新時代の歯周治療：ブルーラジカルP-01とペリ
ミルは、歯科医療とは "歯を磨かずにはいられない
人の創出" と考えるわれわれからの新たな提案であ
る。本項を読まれた先生方が、新しい治療法を患者
に提供し、その臨床的価値に共感していただければ
望外の喜びである。

【参考文献】

1) B. Öwall, et al: Prosthodontics: principles and management strategies. Mosby-Wolfe, London, 1996.
2) M Shirato, et al: Time-kill kinetic analysis of antimicrobial chemotherapy based on hydrogen peroxide photolysis against Streptococcus mutans biofilm. J Photochem Photobiol. B, 173: 434-440, 2017.
3) Kanno T, et al.: Adjunctive antimicrobial chemotherapy based on hydrogen peroxide photolysis for non-surgical treatment of moderate to severe periodontitis: a randomized controlled trial. Sci Rep, 7: 12247, 2017.
4) Wennstrom JL, et al.: Full-mouth ultrasonic debridement versus quadrant scaling and root planing as an initial approach in the treatment of chronic periodontitis. J Clin Periodontol, 32(8): 851-859, 2005.
5) Tomasi C, et al.: A randomized multi-center study on the effectiveness of non-surgical periodontal therapy in general practice. J Clin Periodontol, 49(11): 1092-1105, 2022.
6) 菅野太郎、石山希里香、中村圭祐：ブルーラジカル P-01＆ペリミル. 歯界展望、143(4)：762-766、2024.
7) 菅野太郎、石山希里香、中村圭祐：患者用アプリ「ペリミル」開発の背景とその臨床的意義. 歯界展望、141(1)：162-170、2024.
8) Nyman S, et al.: Effect of professional tooth cleaning on healing after periodontal surgery. J Clin Periodontol. 2(2): 80–86, 1975.
9) Nyman S, et al.: Periodontal surgery in plaque-infected dentitions. J Clin Periodontol, 4(4): 240–249, 1977.
10) 菅野太郎：補綴のドグマ―歯科補綴学再考―1～21. 歯界展望：115(1-6)、116(1-6)、117(1-4)、118(2-6)、2010-2011.

LEVEL UP & H!NT

03　エムドゲイン®の歯周組織再生への応用

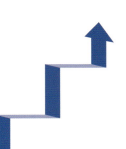

福岡県・山下歯科／歯周再生インプラント研究所　山下素史

はじめに

エムドゲイン®（Emdogain®：ストローマンジャパン）は1997年に日本で認可され、ほぼ30年が経とうとしている。現在までに全世界において250万症例以上に使用され、実質的に歯周組織再生療法のゴールドスタンダードであるといっても過言ではないだろう[1]。本項では、エムドゲイン®による再生治療の結果を最大限に引き出す手技について解説するが、手技の前にまず再生における理論を知る必要がある。それぞれの手技にはすべて理由があり、それは再生の基本原理とエムドゲイン®の作用機序に由来している。

歯周組織再生の基本原理：創傷治癒の安定性

歯周組織再生とは、歯周炎によって破壊された歯根面と歯肉との境界部、すなわち歯根象牙質およびセメント質と結合組織性付着を再生し、それに伴って歯槽骨を再生させることを意味する。つまり、再生の場はこの境界部にある。この境界部における創傷治癒の安定性を確保することが再生において最も重要となる。Wikesjöらはイヌでの実験により、この境界部におけるフィブリンクロット（血餅）が破壊されると、上皮が侵入して長い接合上皮による治癒になると結論づけた[2]。このフィブリンクロットは術後10分で発現して、フィブリンネットワークがコラーゲン性線維に置換されるまでの少なくとも4週間、境界部を破壊しないよう初期の創傷治癒を安定させることが、歯周組織再生の鍵となる[3]。

エムドゲイン®の特性・作用機序

エムドゲイン®は、幼若ブタの歯胚から精製された酸性抽出物であるエナメルマトリックスデリバティブ（EMD：Enamel Matrix Derivative）に溶媒としてプロピレングリコールアルギネート（PGA）を加えた粘調性の高い再生材料である。エムドゲイン®（以下、EMD）に含有されるエナメルマトリックスタンパク質の主成分（90％以上）はアメロジェニンである。アメロジェニンは高等脊椎動物に共通する根源的なタンパク質であり、そのためEMDはアレルギー等の副作用がなく安全な製剤となっている[4]。

EMDによる歯周組織再生の作用機序は大きく分けて2つある。1つはEMDのタンパクが未分化間葉系細胞（幹細胞、前駆細胞）に作用し、増殖および歯根膜、セメント質、骨への分化を促すことであり[5]、もう一つはEMDが細胞に作用してさまざまな成長因子を発現させることである[6,7]。未分化な細胞は骨欠損の底部に存在する既存の歯根膜から遊出し、歯根に吸着したEMDタンパクが細胞を誘引し、歯根表面に細胞を凝集させる。サルの実験では、EMDを塗布した歯根では14日後に歯根面積の約75％に細胞が凝集していることが確認されている[8]。未分化な細胞は根面で増殖、成長因子の放出、分化が起こり、セメント質が新生され、歯根膜、歯槽骨の再生が連動して起こる。根面に吸着したEMDタンパクは、術後4週間は根面に存在することがわかっている[9]。また、その他のEMDの特性として、血管新生、上皮細胞の増殖抑制、軟組織の治癒促進などがある[1,4]。

EMDによる歯周組織再生療法の実際

1．切開、歯肉弁剝離

基本的に歯肉溝内切開による全層弁アクセスフ

ラップを用いる。フラップのデザインにはさまざまなものがあるが、歯間乳頭に切開を入れるデザインを基本とする。ただし、歯間乳頭は丁寧に取り扱い、組織の損傷を防ぐ必要がある。創傷の一次閉鎖が完全でなければならないため、軟組織を温存するために歯肉溝内切開が選択される。縁下歯石の徹底的な除去が行われなければならないため、フラップを開ける範囲はそれにより決定される。しかし、歯周組織再生のためには、限局的でできるだけ小さなフラップのほうが、創傷の安定性の観点からは有利であることも考慮する必要がある。たとえば、舌側と頬側両方に縁下歯石や骨欠損が存在する場合は頬舌的なフラップを形成するが、頬側のみにそれらが存在する場合は頬側のみのフラップ形成を行ったほうが、創傷の安定性が上がるため歯周組織再生に有利である。

2．肉芽組織の除去、根面のデブライドメント

　骨縁下欠損内に残存する肉芽組織をすべて除去し、超音波器具や手用キュレットによるスケーリング、ルートプレーニングを行い、根面の歯石を徹底的に除去する。この際、デジタルマイクロスコープ（NextVision：ヨシダ）や従来型マイクロスコープを使用すると、拡大視野で根面性状が確認できるため、セメント質および歯根の不必要な削合（over instrumentation）を防ぐことができる。骨面に残存した肉芽は不織布のガーゼで擦り落とすとよい。このとき、骨欠損の肉芽や軟組織は完全に除去しなければ骨再生を阻害するが、欠損底部の既存の歯根膜は不必要に除去しないことが肝要である。骨欠損底部の残存軟組織と歯根膜との区別にも（デジタルあるいは従来型）マイクロスコープが有用である。

3．根面処理（root conditioning）

　歯石やエンドトキシン、細菌層を機械的に除去した後に根面処理による脱灰を行う。スミヤー層の除去とともにコラーゲンマトリックスを露出させ、フィブリンと根面の結合を促し[10]、EMD タンパクの吸着および細胞の凝集にも有利に働くと考えられる。酸による処理は歯周組織に為害性があり、とくに歯根膜に影響を及ぼす可能性があるため、中性である24％EDTA（Pref Gel：Straumann／国内未発売、あるいは24％グリーンジェル：ペントロンジャパ

ン）の２分間塗布が推奨される。その後、生理食塩水で十分に洗浄して EDTA を完全に除去する。

4．EMD の塗布（EMD 単体使用）

　EMD のタンパクは、血液や水分が介在すると根面への吸着が阻害される[11]。そのため、生理食塩水で洗浄した根面に不織布のガーゼを押し当てて水分をぬぐい、できるだけ乾燥させ、血液が歯根面に付着しないよう注意を払う。わずかに残存した水分は水溶性である PGA に吸収されるため、EMD タンパクの吸着を阻害しない。エムドゲイン®のシリンジを骨欠損の基底部に当て根尖側から歯冠側に向かって塗布し、歯根面全体が EMD で覆われていることを確認する。幹細胞への作用は EMD タンパクの濃度に依存することから、塗布する EMD の量は十分でなくてはならない[5, 12]。

5．EMD と骨補塡材との併用

　骨補塡材と併用する場合には、EMD タンパクを骨補塡材に吸着させるために、骨補塡材に生理食塩水や血液を介さずに直接 EMD のみを混合しなければならない。また、吸着するまでの時間を考慮し、充塡のおよそ５〜10分前までに EMD と骨補塡材を混合しておく[13]。自家骨を採取した場合には、まず生理食塩水で自家骨を濯ぎ血液を除去し、ガーゼで水分を吸収した後に EMD と混合する。EMD をまず根面を薄くカバーするように塗布し、混合した骨補塡材をグラフトパッカーにて充塡していく。充塡後、さらに残りの EMD を骨補塡材の上から塗布して全体をカバーする（EMD サンドウィッチ法）[14]。

6．縫合

　再生療法の縫合で最も重要なことは、歯肉弁と歯根面を密着（隙間がないようにくっつける）させるように緊密に縫合することである。これは、創傷の一次閉鎖により、歯肉と歯根面との境界におけるフィブリンの破壊を防ぐためである。この密着させることができるならば縫合テクニックはどのようなものでも構わない。筆者は、歯間乳頭部には垂直マットレス縫合の変法を行い、頬舌面の歯肉弁と歯根の密着が弱い場合には頬舌中央部に水平マットレス縫合を追加する手法を用いている。抜糸は２週間以降に行うため、細菌が付着しにくいナイロン（GC ソフトレッチ 5-0：ジーシー）やポリエチレン

（PROLENE™ 5-0：ETHICON）あるいは PTFE などのモノフィラメント縫合糸を使用する。

7. 固定と歯周パック

動揺がある歯には、できるだけ術前に斬間固定を行う。これは、前述したようにフィブリンは術後ただちに形成されるからである。斬間固定には、矯正用ワイヤーとスーパーボンド®の組み合わせ、あるいはレジン製の連続冠が一般的に用いられる。動揺が大きい場合（動揺度２〜３）には咬合調整も併用する。歯の動揺を放置したまま治療を行うと、術後の治癒における歯根面でのフィブリンの成熟が破壊されるため、再生が阻害される。また、歯周パックは歯肉弁を圧迫し、歯周パックの除去時に歯肉弁に対して引っ張りの力が作用するため、創傷の安定性に悪影響を及ぼす。基本的に歯周パックは推奨されない。

8. 術後管理

術後感染の抑制として、抗生物質（例：合成ペニシリン［サワシリンカプセル250］毎食後１回１カプセルを１日３回３日間）と疼痛緩和のため鎮痛剤（例：アセトアミノフェン［カロナール300］、頓服として１回２錠３回分）を処方する。患者に術後２〜３週間は手術部位のブラッシングを禁止する。また同期間は、できるだけ手術部位では噛まないように指導する。これらの理由は、創傷の安定性の確保であり、ブラッシングによって歯肉を揺さぶり、歯肉溝内に毛先が侵入する、あるいは咬合によって歯が揺さぶられるのを防ぐためである。

その代わりに、洗口剤（クロルヘキシジン製剤）、あるいはCPC（セチルピリジニウム塩化物水和物）含有洗口剤の含嗽を指示する。筆者は、手術前まではモンダミン HABIT PRO（CPC0.05％含有）を使用し、術後からはより殺菌能力の高いモンダミン ONESHOT PRO（CPC0.05％含有）を使用することを推奨している。少なくとも術後６週間は週に１〜２回、術後管理のために患者に来院してもらい、手術部位のプロフェッショナルクリーニングを行う。その際、歯肉縁下のプラークや汚れをクロルヘキシジン溶液で拭い、キュレットで縁上プラークを丁寧に除去する。

３〜４週以降から手術部位のブラッシングを開始する。ブラッシング開始後２週間は、超軟毛の歯ブラシ（PHB Ultra Swave）を使用してもらう。しかし、歯間ブラシなどでの患者自身による歯間部の清掃はまだ行わない。術後２ヵ月からフロス、歯間ブラシを開始する。歯間ブラシはCURAPROX社のCPSペリオプラスなど毛先が長く、術後の歯間部にフィットしやすいものを使用する。

9. メインテナンス

患者の清掃状況に応じて１〜３ヵ月ごとに来院させ、メインテナンス、口腔衛生管理、口腔清掃法の再指導等を行う。早期のプロービングは再生過程にある付着を破壊するため、手術部位のプロービングは術後６ヵ月から行う。歯周創傷における EMD 適用後の創傷成熟プロセスには、術後６ヵ月を要すると考えられている。

症例供覧

図１〜７に、エムドゲイン®を歯周組織再生に応用した症例を供覧する。

おわりに

エムドゲイン療法に限らず、歯周組織再生療法を行う際は、まず、前述した「歯周組織再生の根本原理」をよく理解したうえで、使用する再生材料の特性・作用機序を知り、そこから導かれる手技の一つ一つを確認することが重要であることを再度強調したい。

【参考文献】

1）Miron RJ, Sculean A, Cochran DL, Froum S, Zucchelli G, Nemcovsky C, Donos N, Lyngstadaas SP, Deschner J, Dard M, Stavropoulos A, Zhang Y, Trombelli L, Kasaj A, Shirakata Y, Cortellini P, Tonetti M, Rasperini G, Jepsen S, Bosshardt DD : Twenty years of enamel matrix derivative: the past, the present and the future. J Clin Periodontol. 43(8): 668-83, 2016.

2）Wikesjö UM, Claffey N, Egelberg J : Periodontal repair in dogs. Effect of heparin treatment of the root surface. J Clin Periodontol. 18(1): 60-64, 1991.

3）Susin C, Wikesjö UM : Regenerative periodontal therapy: 30 years of lessons learned and unlearned. Periodontol 2000. 62(1): 232-242, 2013.

4）David L. Cochran, Jan L.Wennström, Eiji Funakoshi, Lars Heijl : Biomimetics in Periodontal Regeneration. Quintessence. 2003.

5）Jue SS, Lee WY, Kwon YD, Kim YR, Pae A, Lee B : The effects of enamel matrix derivative on the proliferation and differentiation of human mesenchymal stem cells. Clin Oral Implants Res. 21(7): 741-746, 2010.

6）Villa O, Wohlfahrt JC, Koldsland OC, Brookes SJ, Lyngstadaas SP, Aass AM, Reseland JE : EMD in periodontal regenerative surgery modulates cytokine profiles: A randomised controlled clinical trial.

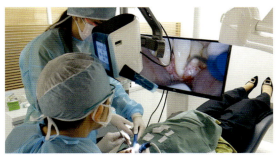

図❶ デジタルマイクロスコープ（NextVision：ヨシダ）を用いて外科処置を行う。術野ではなく、モニターを見ながら手術を行っていることに注目

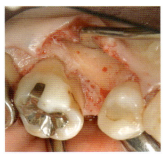

図❷ 根面のデブライドメント後、生理食塩水によって洗浄を行う。その後、不織布のガーゼにて水分を吸収させ、根表面に血液や唾液がつかない状態にする

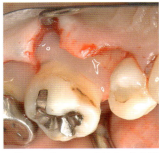

図❸ まず、エムドゲイン®を塗布する。EMDタンパクの濃度が下がらないようにたっぷりと塗布することが肝要である

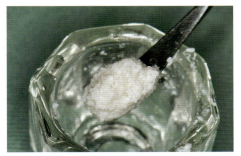

図❹ 骨補塡材とエムドゲイン®を併用する場合は、生理食塩水や血液を混ぜずに骨補塡材に直接、エムドゲイン®だけを混合する。一塊ですくえるぐらいの粘りにする

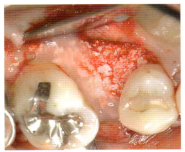

図❺ エムドゲイン®と骨補塡材の混合物を欠損部に充塡する

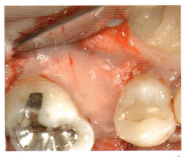

図❻ さらに、上からエムドゲイン®を塗布して全体をカバーする（EMDサンドウィッチ法）

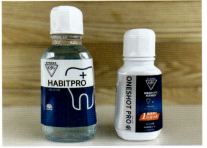

図❼ CPC0.05％含有含嗽剤。就寝中のプラーク形成を抑制するために、就寝前には必ず含嗽するように患者に指示する

Sci Rep. 15(6): 23060. Doi, 2016.
7) Miron RJ, Shuang Y, Sculean A, Buser D, Chandad F, Zhang Y : Gene array of PDL cells exposed to Osteogain in combination with a bone grafting material. Clin Oral Investig. 20(8): 2037-2043, 2016.
8) Gestrelius S, Andersson C, Johansson AC, Persson E, Brodin A, Rydhag L, Hammarström L : Formulation of enamel matrix derivative for surface coating. Kinetics and cell colonization. J Clin Periodontol. 24(9 Pt 2): 678-684,1997.
9) Sculean A, Windisch P, Keglevich T, Fabi B, Lundgren E, Lyngstadaas PS : Presence of an enamel matrix protein derivative on human teeth following periodontal surgery. Clin Oral Investig. 6(3): 183-187, 2002.
10) Blomlöf JP, Blomlöf LB, Lindskog SF : Smear layer formed by different root planing modalities and its removal by an ethylenediaminetetraacetic acid gel preparation. Int J Periodontics Restorative Dent. 17(3) : 242-249, 1997.
11) Miron RJ, Bosshardt DD, Laugisch O, Katsaros C, Buser D, Sculean A : Enamel matrix protein adsorption to root surfaces in the presence or absence of human blood. J Periodontol. 83(7): 885-892, 2012.
12) Jue SS, Lee WY, Kwon YD, Kim YR, Pae A, Lee B : The effects of enamel matrix derivative on the proliferation and differentiation of human mesenchymal stem cells. Clin Oral Implants Res. 21(7): 741-746, 2010.
13) Miron RJ, Bosshardt DD, Hedbom E, Zhang Y, Haenni B, Buser D, Sculean A : Adsorption of enamel matrix proteins to a bovine-derived bone grafting material and its regulation of cell adhesion, proliferation, and differentiation. J Periodontol. 83(7): 936-947, 2012.
14) 船越栄次，山下素史：特別対談　エムドゲイン20年の実績と新たな展開．ザ・クインテッセンス，36(3)：60-78，2017．

LEVEL UP & H!NT

04 マイクロサージェリーによる ポンティックサイトの リッジオーギュメンテーション

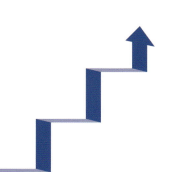

大阪府・菅田歯科医院　**菅田真吾**　京都府・中田歯科クリニック　**中田光太郎**

審美領域における リッジオーギュメンテーションの重要性

歯を失うと歯槽骨は平均で水平的に3.79±0.23mm、垂直的に1.24±0.11mm失うことが知られているが[1]、実際の臨床においては組織が再建されることなく、そのままの状態でブリッジ修復が行われるケースが少なくない。歯槽堤のボリュームが失われると、補綴装置の歯冠形態が不自然になり、審美性が損なわれるだけでなく、清掃性が困難となるため、患者の口腔衛生が悪化しやすい。これにより、長期的な補綴装置の予後にも悪影響を及ぼす可能性がある。

こうした問題を解決するためには、歯槽堤のリッジオーギュメンテーションが極めて重要である。吸収された歯槽堤を再建し、失われたボリュームを回復させることで、補綴装置を理想的な形態で製作することが可能となり、天然歯と調和した審美的なジンジバルラインを構築できる。審美領域では、患者が見た目に大きな期待を寄せることが多く、この手技が治療の成功と患者満足度を大きく左右する。

マイクロプラスティックサージェリーの活用

マイクロプラスティックサージェリーは、肉眼やルーペと比べて拡大視野下での手術が可能なため、切開や剥離、縫合といった各手技において、より精密な処置ができる。さらに、マイクロインスツルメントを使用することで、組織へのダメージを最小限に抑えた低侵襲な施術が可能となる。とくに軟組織の取り扱いや結合組織の採取では、マイクロスコープによる拡大視野が極めて重要である。これによって治癒が促進され、瘢痕の形成が抑えられることで、より審美的な結果が期待できる。

また、リッジオーギュメンテーションでは、失われた歯槽堤を再建するために十分な量の結合組織が必要である。マイクロスコープを用いることで、効率的かつ低侵襲に結合組織を採取することが可能となる。

オープンテクニックと クローズドテクニックの比較

リッジオーギュメンテーションの方法としては、大きくオープンテクニックとクローズドテクニックに分けられる。それぞれに利点・欠点があり、症例に応じた適切な選択が求められる。

オープンテクニックは、受容床を直接目視で確認できるため、移植片を確実に設置することが可能である。またフラップの可動性も大きく、欠損部の垂直的な増生が必要な場合に適している。しかし、表層に切開が必要であり、術後の不快症状や瘢痕形成が起きやすい。

一方、クローズドテクニックはブラインドで行う難しさはあるものの、血流の維持が容易であり、術後の治癒が早い。また、瘢痕形成が少ないため、審美性の高い結果を得やすい。とくに小規模な移植や垂直増生量が限定的な場合に有効である。

症例供覧

前述の違いを踏まえ、本項ではクローズドテクニックの症例を紹介する。患者は64歳の女性である。臨床現場での実践に役立つポイントをわかりやすく解説するので、ぜひ参考にしていただきたい（図1〜10）。

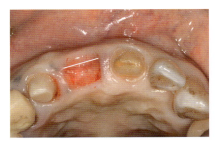

図❶ 切開とエンベロープの範囲。切開は歯槽頂からやや唇側寄りに入れる。乳頭部分は切らないように気をつける

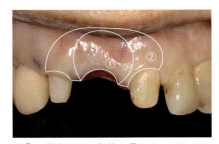

図❷ 増生したい部位と量によってエンベロープの範囲を決定する。①根相当部のみボリュームを増やしたい場合、乳頭直下は切開しない。②乳頭部の組織のボリュームも増やしたい場合、エンベロープと隣在歯の歯肉溝内切開を繋げたトンネルフラップを形成し、エンベロープを隣在歯の遠心隅角まで広げる

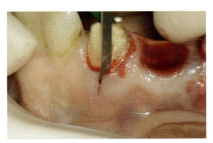

図❸ 歯肉溝内からエンベロープを形成していく際は注意が必要である。本症例では隅角部を切開するため、唇側から近心にメスを回転させた瞬間に歯肉を傷つけてしまった。歯肉溝内切開はマイクロ剥離子やアレンナイフなどを用いたほうが安全である

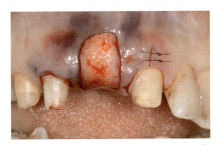

図❹ 移植片に過度な圧がかからないようにMGJを超えて大きくエンベロープを形成する。術中写真では内出血の状態から形成範囲がわかる。隣在歯との間の乳頭直下にも切開を入れることで、同部位のボリュームも増大される

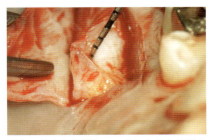

図❺ 結合組織採取。口蓋から結合組織を採取する際は、なるべく組織を挫滅させないように左手にはプローブを持っている。上皮の厚みは0.4〜0.6mmなので、厚く切り取りすぎないように気をつける[2]。また、脂肪層はなるべく口蓋側に残すようにし、固有粘膜層と脂肪層の間を拡大下で確実に切り分ける

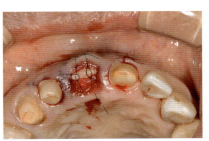

図❻ 移植片の設置と縫合。移植片を縦に入れることで粘膜が凸状になり、根形態が再現できる。縫合糸は組織への侵襲を考慮してなるべく細いものを使用する。筆者はおもに7-0を使用している。歯槽頂切開部から見えている結合組織の分だけ水平的に歯槽堤が増生されている

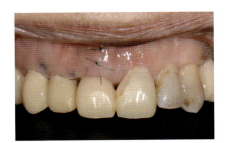

図❼ プロビジョナルレストレーションの装着。ポンティック基底面は最初から凸状とするが、ジンジバルマージンは反対側同名歯よりアンダーにしておく。軟組織の治癒を待ち、ここから少しずつ基底面にレジンを添加してオベイド形態を付与していく

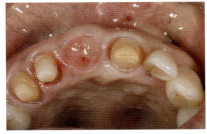

図❽ 移植片の収縮を考慮し、最終補綴は術後6ヵ月以降に行う[3]。欠損部歯槽堤に十分な軟組織のボリュームを獲得・維持することができている

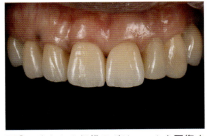

図❾ 失われた組織のボリュームを回復することで理想的な歯冠形態を補綴装置に与え、調和のとれたジンジバルマージンを獲得することができている

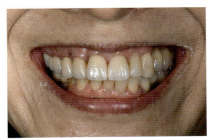

図❿ ポンティックサイトに対するリッジオーギュメンテーションをマイクロスコープ下で精密に行うことで審美的な結果を得ることができ、自然なスマイルに患者はたいへん満足されている

【参考文献】

1) Tan WL, et al : A systematic review of post-extractional alveolar hard and soft tissue dimensional changes in humans. Clin Oral Implants Res. 5: 1-21. 2012.
2) Yong-Jae Lee, et al : Epithelial thickness of the palatal mucosa: a histomorphometric study in Koreans. Anat Rec. 293(11):1966-1970, 2010.
3) A Akcalı, C H F Hämmerle, et al : Soft tissue augmentation of ridge defects in the maxillary anterior area using two different methods: a randomized controlled clinical trial. Clin Oral Implants Res. 26(6): 688-695, 2015.

LEVEL UP & HINT

05 FGF-2製剤（リグロス®）を用いた再生療法

東京歯科大学　歯周病学講座　**齋藤 淳**

　塩基性線維芽細胞増殖因子（FGF-2）製剤は、世界に先駆けて2016年にわが国で歯周組織再生剤（リグロス®歯科用液キット）として臨床導入された。リグロス®を使用した再生療法は保険治療で行えることもあり、9年目を迎えた現在では広く普及し、多くの患者に恩恵をもたらしてきた。しかし、リグロス®は魔法の薬ではなく、作用機序をよく理解して症例を選択し、適切な手技で使用することが大切である。

　本項では、リグロス®を使用する歯周組織再生療法について、概要や適応症、臨床におけるポイントについて紹介する。

リグロス®の作用機序

　リグロス®の有効成分であるFGF-2は、歯根膜由来細胞などさまざまな細胞から分泌される。おもに細胞増殖・遊走や血管新生を促進する。歯周炎で破壊された局所に応用することにより、未分化間葉系細胞を増殖させ、組織再生のための環境を作る（図1）[1]。臨床応用に際しては、このような細胞への作用があることを認識しておく必要がある。

適応症と禁忌症

　リグロス®の適応症と禁忌症を表1に示す。診察から検査・診断を適切に行い、治療計画の立案でリグロス®を使用する再生療法を予定する場合、歯周基本治療の段階で歯肉・歯槽粘膜の状況や治療に対する反応についてよく観察しておく必要がある。

　歯周組織再生療法を選ぶべきかについては、日本歯周病学会のガイドラインを参考にされたい（図2）[2]。図2の選択基準では、骨欠損の幅2mm未満、骨壁数は2〜3壁が再生療法の対象となっているが、これらを参考として実際の歯周組織の破壊状況に応じて選択する。根分岐部病変については1度および2度が対象となると考えられる。

使用するうえでの注意

　リグロス®は細胞、とくに線維芽細胞に対して強

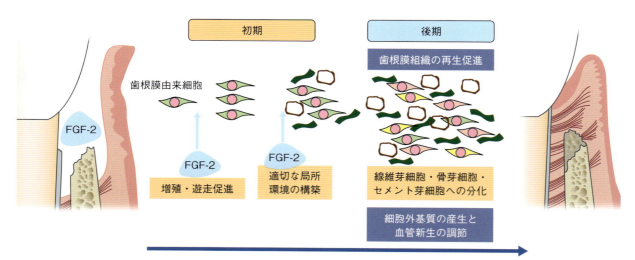

図❶　FGF-2製剤（リグロス®）の作用機序（参考文献1)より引用改変）

表❶　リグロス®の適応症と禁忌症

適応症	・歯周炎による歯槽骨の欠損（効果・効能） ・歯周ポケットの深さが4mm以上、欠損の深さが3mm以上の垂直性骨欠損
禁忌症	・本剤の成分に対して過敏症の既往歴がある ・口腔内に悪性腫瘍がある、またはその既往歴がある

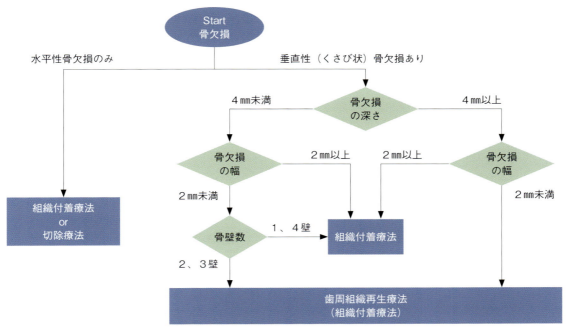

図❷　骨欠損形態による歯周外科手術の選択基準（参考文献[2]より引用改変）

力な作用があるため、適正使用が求められる。われわれは経験していないが、リグロス®を使用した歯周外科手術後に硬結や肥厚、腫瘤などが生じ、投与部の近傍組織（歯槽粘膜および頬粘膜など）が過剰増生した可能性を否定できない事例の報告もある[3]。使用時には、本剤が歯槽粘膜下および頬粘膜下などに過剰に流れ込まないよう配慮する。

臨床例

通法に従い、リグロス®を単独で使用した症例を図3に示す。

期待される成果

歯周炎患者を対象としたわれわれの臨床研究では、リグロス®単独使用後2年の時点で、歯槽骨レベルの有意な改善とともに、臨床的アタッチメントレベルの獲得は3.1±1.5mm[4]、術後4年では2.7±1.4mm[5]という結果が得られている（図4）。もちろん、術前の歯周組織の破壊程度によってこのような数値は左右されるが、1つの目安としていただきたい。

その他のポイント

これまでの研究報告では、リグロス®を使用した歯周組織再生療法の臨床成績は良好であり、単独使用でも十分な成果が得られている。しかし、症例によっては骨補塡材との併用でよりよい結果が得られる可能性がある[4,5]。いわゆるnon-contained骨欠損などにおいて、各種骨補塡材との併用療法でどのような効果が得られるかについては、今後の研究が待たれる。現時点では、リグロス®はあくまでも単独使用が原則であることを再確認しておきたい。

また、近年の臨床技術の進歩に伴い、パピラプリザベーションフラップ手術などさまざまな手法が臨床導入されている。リグロス®を使用した歯周組織再生療法においても、術者の技量の向上とともに、新たな軟組織マネージメント法を併用することにより、良好な成果が期待される[6]。

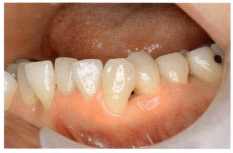 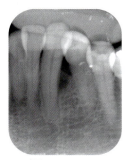

a：50歳代の女性（松上大亮先生提供）。歯周基本治療後、3̄の遠心にPD 7mmの歯周ポケットが認められた

b：3̄遠心に垂直性骨欠損が確認された

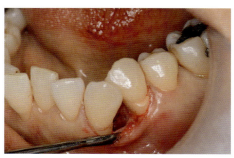 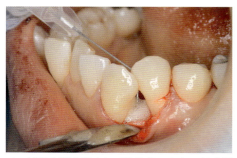

c：浸潤麻酔後、歯肉を可及的に保存する切開を加え、粘膜骨膜弁の剝離・翻転を行った。肉芽組織を搔爬、スケーリング・ルートプレーニングを行った。深さ5mm、幅3mmの垂直性骨欠損が確認された

d：滅菌生理食塩水にて洗浄後、あらかじめ混和しておいたリグロス®を骨欠損底部から根面に沿わせるように注入した。応用時にはリグロス®が過剰に溢れ出ないように留意する

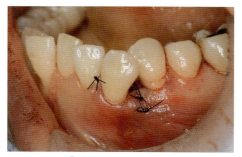 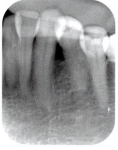 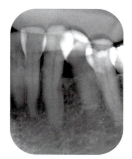

e：リグロス®応用後、すみやかに縫合を行う。垂直マットレス変法と単純縫合を組み合わせて使用した。リグロス®使用前にあらかじめ縫合糸を通しておき、使用後にただちに結紮のみ行えるようにしておくのもよい

f：術後6ヵ月。手術部位のX線不透過性の亢進が認められる

g：術後6年。3̄遠心の骨に改善が認められ、維持されている

図❸ a〜g　リグロス®を単独で使用した症例

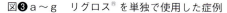

図❹　リグロス®を垂直性欠損に応用後の臨床的アタッチメントレベルの獲得量（参考文献5）より引用改変）

【参考文献】

1）Murakami S: Periodontal tissue regeneration by signaling molecule (s): What role does basic fibroblast growth factor (FGF-2) have in periodontal therapy? Periodontol 2000, 56: 188-208, 2011.
2）日本歯周病学会編：歯周治療のガイドライン2022.
3）科研製薬株式会社：歯周組織再生剤リグロス® 適正使用のお願い. https://regroth.jp/safety/pdf/regroth_ProperUse.pdf
4）Aoki H, et al：Periodontal surgery using rhFGF-2 with deproteinized bovine bone mineral or rhFGF‐2 alone: 2‐year follow‐up of a randomized controlled trial. J Clin Periodontol 48 (1)：92-100, 2021.
5）Seshima F, et al：Periodontal regenerative therapy using rhFGF-2 and deproteinized bovine bone mineral versus rhFGF-2 alone: 4-year extended follow-up of a randomized controlled trial. Biomolecules 12（11）：1682, 2022.
6）Imamura K, et al：Clinical outcomes of periodontal regenerative therapy using rhFGF-2 with a Modified Minimally Invasive Surgical Technique for intrabony defects: case series with a 12-month follow-up. Int J Periodontics Restorative Dent 42：503-513, 2022.

LEVEL UP & H!NT

第4章
クラウン・ブリッジ

01　オクルーザルベニアを用いた臼歯部歯冠修復の特長と
　　臨床的ポイント

02　口腔内スキャナーの最新技術と活用の勘所

03　CAD/CAMの最新技術と活用の勘所

04　ジルコニアの進化と臨床応用の勘所

05　ファイバーポストプライマーを活用した接着支台築造

06　セメント接着のマイルストーンと最新技法

07　バイオミメティックレストレーションの基本的な考え方

LEVEL UP & H!NT

01 オクルーザルベニアを用いた臼歯部歯冠修復の特長と臨床的ポイント

東京都・オプティマス デンタルクリニック 麹町　**海渡智義**

■ オクルーザルベニアの概説

1. オクルーザルベニアとは

セラミックス技術と接着技法の進歩・普及により、歯冠修復、とくに部分被覆冠の再検討と再定義が行われ、歯質削除量が少なく、咬合関係の回復と維持が容易な臼歯部ベニア修復の有用性が示唆されている[1〜3]。

図1に、オクルーザルベニアを用いた歯冠修復の概要を示した。本修復方法の臨床的意義は、「咬合面を一層削除した支台歯に、強度の高いセラミックスを接着して置換することで、実質欠損とともに咬合接触や咬合高径を回復し、これを維持すること」といえる。

本修復方法は接着を前提とし、限られた被覆範囲で修復物の維持安定を図るため、接着操作や支台歯形成が重要な要件となる。また、適応に際して留意すべき事項も多いため、臨床例を交えて解説する。

2. 利点・欠点（他形態との比較）

オクルーザルベニアの利点・欠点は、他形態と比較した際の優位点と注意点であることが多いため、図2に、選択することの多い他形態との比較を示した。

インレー・アンレーとの相違点は、咬合面全体を削除するか否かであり、咬合面に修復物と歯質が混在しないことが多くの優位点を生むが、歯質による咬合支持を失うため、咬合関係の再建に注意が必要である。

クラウンとの相違点は、軸面部を形成するか否かであり、削除量の少なさは生体への侵襲を減らし、歯髄炎・歯周炎などの副次的疾病を回避する可能性を高める。また、軸面上部に置かれる辺縁部は清掃性がよいとともに、エナメル質マージンとなるため、接着力が格段に向上するが、軸面部の削除を行わないため、大幅な形態修正や歯軸変更には不向きである。

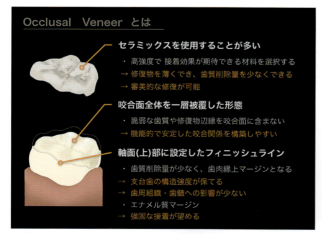

図❶　オクルーザルベニアを用いた歯冠修復の概要
選択材料の特性、支台歯形態の特徴が、本修復の特徴に関連している

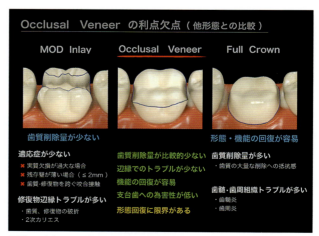

図❷　オクルーザルベニアの利点・欠点（他形態との比較）
本修復の優位性と注意点は、一部被覆と全部被覆の修復物との比較を行うと理解しやすい

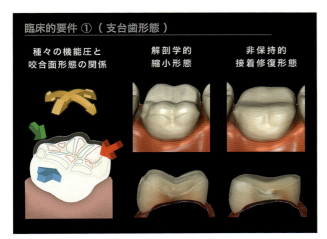

図❸ 臨床的要件①（支台歯形態）
軸面部と補助的保持形態をもたない本修復形態において、咬合面形態は非常に重要となる（左）。文献にて散見される支台歯形態（中央、右）を示す

図❹ 臨床的要件②（接着・装着）
本修復は接着による維持安定がポイントとなる。接着阻害因子の確実な除去を行い、引き続き、修復物の内面処理、確実な防湿下での歯面処理を行う

オクルーザルベニアの臨床的要件

1．支台歯形態と支台歯ビルドアップ

　支台歯形態は、接着と相関して補綴物の長期安定を図る重要な要件である。本修復物の支台歯形成では、軸面部の形成と保持形態付与をほとんど行わないため、修復物の維持と抵抗は咬合面で担うこととなる。

　材料強度を考慮した厚径を確保するとともに、修復物自体の挙動を制御し、力学的安定を図ることが最善策だと考えるが（図3左）、その方法として、解剖学的縮小形態の付与を推奨したい（図3中央）。咬合面の凹凸が抵抗形態となり、力学的安定性に寄与すると同時に、装着時のシーティングも安定する。

　図3右の形態もオクルーザルベニアの文献[2]で紹介される形態である。平坦で緩やかな咬合面形態は、咬合力を支える強固な構造となり、辺縁部の傾斜により、それを内側方向の力に変換する設計である。形成も比較的容易で臨床経過も良好とされるが、解剖学的縮小形態と比べて装着時のシーティングで、ずれが生じやすいため注意が必要である。

　また、本修復での支台歯においては、①均一な削除量をもつこと、②緩やかな曲面で形成されていること、③補助的保持形態は不要とされることから、う蝕部を削除した後は、必ずレジン系材料にてビルドアップすることが求められる。

2．接着阻害因子の除去と確実な接着操作

　本修復方法は、接着による修復物の維持安定がポイントとなる。そして、その接着の大前提が接着阻害因子の徹底した除去である（図4左）。

　とくに、部分被覆の支台歯にはプラークなどの複合的で固着した汚れが随所に残留するため、研磨性のある材料を用いた丁寧な機械的除去が望ましい。

　図4に、修復物内面処理と歯面処理の概要を示した。修復物も製作時・試適時にさまざまな汚れが付着しているために確実な清掃が必要だが、修復材料が二ケイ酸リチウムのようなガラスセラミックスの場合、フッ化水素酸を用いた内面の粗造化と、その後の超音波洗浄によって清掃も完了できる[4,5]。

　引き続き歯面処理を行うが、レジンセメントの種類を問わず、エナメル質のエッチングと象牙質へのプライミングは必ず行うようにしたい[4]。とくに、本修復形態はエナメル質を意図的に保存し、その高い接着性を利用するため、リン酸によるセレクティブエッチングは必ず行うようにする。

　その他の接着操作は、メーカー指示を遵守するが、乾燥や重合には、とくに留意が必要である。また、すべての接着操作をラバーダム防湿下で行うことが望ましい。

3. 支台歯形成のポイント（図5〜9）

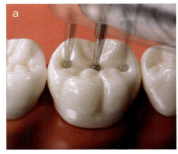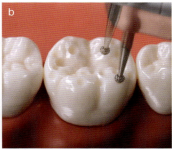

図❺ a、b　Step1：咬合面削除①（デプスガイドを形成）
咬合面削除量は、ラウンドバーでディンプル状のデプスガイドを複数設置して決定する。通常のグルーブ形成より、その後の形成が容易で過不足が生じにくい。このとき、中央の裂溝部を三次元的に連続させておくと、咬合面削除時に頬舌側内斜面の繋がりや、隆線・裂溝相当部を移行的にすることが容易となる

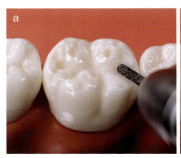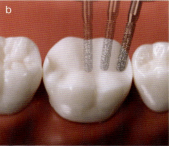

図❻ a、b　Step2：咬合面削除②（内・外斜面）
隆線の走行方向を意識し、三次元的にポイントを移動し、解剖学的縮小形態を得る。中央の裂溝部は、すでにラウンドバーで形成されているため、端点を繋げる作業が省略できると同時に、きれいに連続した形成面となる

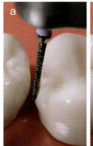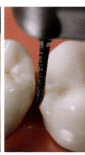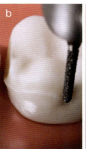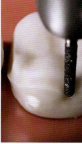

図❼ a　Step3：隣接面削除
すでに大きな実質欠損となっている場合も多いが、修復部の強度を確保できる最小限の削除を段階的に行う

図❼ b　Step4：軸面削除
咬合接触点や修復物の形態を考慮して外形線を設定する。短い軸面で、維持と強度確保ができるよう留意し、明瞭かつ連続的なフィニッシュラインとする

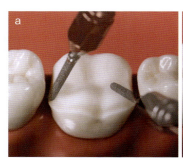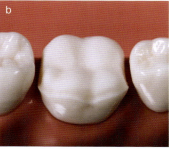

図❽ a　Step5：各部の仕上げ
切削器具を当てる角度を適宜変えながら、過不足なく均一な削除量を保った緩やかな曲面に形成（Rounding）。隣接面と頬舌側の移行部の仕上げは超音波切削器具を用いるときれいに仕上げることができる

図❽ b　形成が完了した支台歯

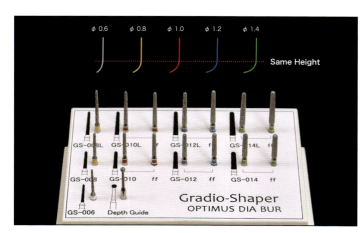

図❾　推奨するダイヤモンドポイント
軸面部や隣接面部の形成においては、段階的にポイント径を太くすると、整ったマージン形態を得やすい。通常のポイントは先端の曲率がさまざまで、段階的な形成では連続したマージンを得にくいが、本製品は先端の曲率を移行的にしたため、マージンがスムーズに移行し、セラミックスやCAD/CAMに適した形状となる（オプティマス ダイヤバー「グラディオ シェイパー」：モリムラ）

臨床ステップと注意点

1. 対象歯の観察と修復目標の決定（図10）

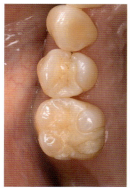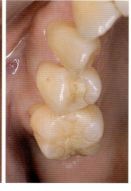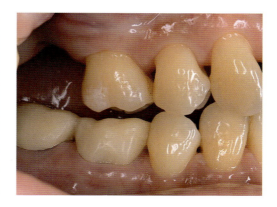

図⑩　術前の口腔内
患者は40代の女性。右側上下臼歯部の歯冠修復を計画した。7 6|は既存クラウンの再修復。|6は修復物破折、|5は経過不良のインレーと隣接面カリエスの治療を行うが、咬合平面を整え、咬合関係の改善も治療目標とした

2. 支台歯ビルドアップとモックアップ（図11）

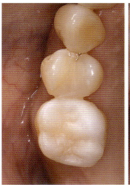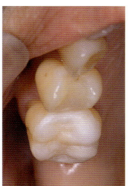

図⑪　ビルドアップ・モックアップ後
修復物撤去とう蝕除去を行い、コンポジットレジン系材料にて裏装と歯冠形態の回復（ビルドアップ・モックアップ）を行った

3. 支台歯形成（図12a、b）

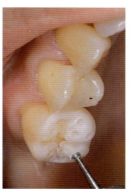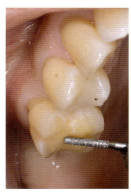

a：デプスガイド形成　　b：咬合面形成

図⑫a、b　モックアップを用いて、上下顎の咬合関係と咬合面形態の調整を行った後、支台歯形成を行う。ラウンドバーにてガイドを形成するとよい

4. 支台歯形成終了（図13）

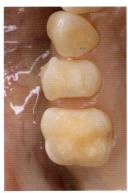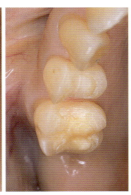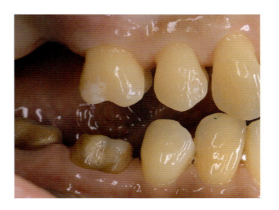

図⑬　形成終了後の口腔内
脆弱な歯質の除去とともに、上下顎の咬合関係再建を積極的に行うため、6 5|はオクルーザルベニアの支台歯形成を行った。必要最小限で均一なクリアランスを確保するため咬合面形態は解剖学的縮小形態とした

5．修復物の内面処理（図14a〜d）

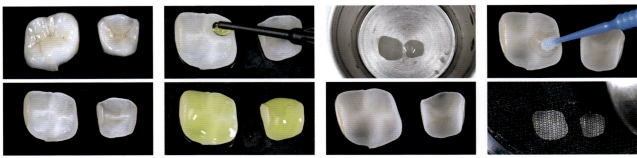

a：修復物（外・外面）　　b：フッ化水素酸処理　　c：超音波洗浄　　d：シランカップリング

図⓮ a〜d　本症例ではニケイ酸リチウムガラスを選択し、プレス加工により製作を行った。フッ化水素酸（ビスコポーセレンエッチャント：モリムラ）処理を行った後、アルコールでの超音波洗浄、乾燥後、シランカップリング処理とともに加熱による活性化も行った

6．防湿・再歯面清掃・歯面処理（図15a〜e）

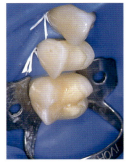 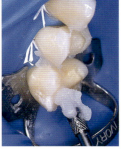 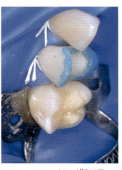 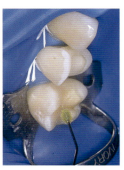 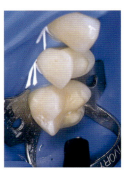

a：装着前　　b：支台歯の清掃　　c：エッチング処理　　d：ボンディング　　e：エアブロー

図⓯ a〜e　ラバーダム防湿後、機械化学的清掃材（シュアクレンズ：モリムラ）を用いて、プラークや唾液、血液などの除去を確実に行い、リン酸によるエナメル質部へのセレクティブエッチングと被着面全体へのボンディング材塗布を行った。エッチング後の十分な水洗・乾燥、ボンディング材塗布後の入念なエアブローは、とくに留意すべき事項である

7．装着（図16）

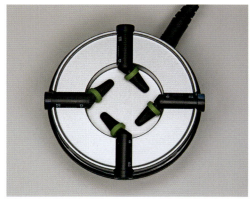 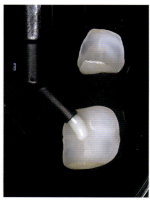 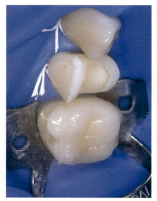

a：ヒーターによるコンポジットレジンの加熱　　b：修復物へのペースト塡入　　c：6|シーティング

図⓰ a〜c　本修復物の厚みは1.0mmほどと薄いため、光照射による重合が可能と判断し、光重合コンポジットレジンペーストをヒーターにて加熱して装着に用いた。十分にペーストを加熱し、支台歯にシーティングする。装着剤が光重合のため、操作余裕時間はデュアルキュア型に比べて長いが、浮き上がりが生じないよう、圧接とペースト除去を繰り返し十分に行う

8．装着終了・咬合接触の確認と調整（図17）

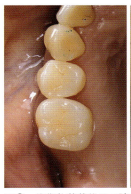
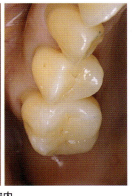
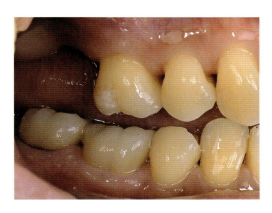

図⓱　修復物装着後の口腔内
上下臼歯部の咬合関係再建を含めた再歯冠修復が完了した。6 5 に装着したオクルーザルベニアにより、上下の咬合関係や咬合平面の修正も、最小限の削除で行うことができた。また、透過性の高いガラスセラミックスを用いたことで、残存歯質との色調移行も良好で、審美的な修復となった

まとめ

オクルーザルベニアを用いた臼歯部歯冠修復の特徴と臨床術式について解説を行った。

本修復は、ベニアという名称が示すとおり、最小限の削除と接着を前提とし、咬合面を強固で審美的なセラミックスに置換し、強固で安定した構造を与え、予後を良好に図ることができる修復物である。従来から選択されていたMODアンレーやクラウンとは異なる臨床的意義をもち、適応範囲は非常に広く、Tooth Wearへの対応にも有効な修復方法である。

今後、インレー・アンレーなどの内側性修復形態や、歯冠全体を被覆するクラウンの適応を再考する機会が増え、本修復形態を選択する機会が多くなると思われるが、適応に際しては、適応症選択や支台歯形成、装着操作に、とくに留意して実施していただきたい。本項が、その際の参考となれば幸いである。

【参考文献】

1）Edelhoff D, Oliver A：Occlusal onlays as a modern treatment concept for the reconstruction of severely worn occlusal surfaces. Quintessence Int. 49(7)：521-533, 2018.
2）Politano B, Van Meerbeek B, Peumans M：Nonretentive Bonded Ceramic Partial Crowns：Concept and Simplified Protocol for Long-lasting Dental Restorations. J Adhesive D. 20(6)：495-510, 2018.
3）Edelhoff D, Güth J.F, Liebermann A., et al：Clinical performance of occlusal onlays made of lithium disilicate ceramic in patients with several tooth wear up to 11 years. J Dent. 35：1319-1337, 2019.
4）新谷明一，三浦賞子，小泉寛恭，二瓶智太郎，峯 篤史，宮崎真至，海渡智義：オクルーザルベニアレストレーション　進化したメタルフリー材料・接着・IOSの融合で実現する次世代臨床コンセプト．医歯薬出版，東京，2022．
5）小峰 太，松村秀雄：歯冠修復物と固定性補綴装置の接着と合着．日補綴会誌，4：343-352，2012．

LEVEL UP & H!NT

02 口腔内スキャナーの最新技術と活用の勘所

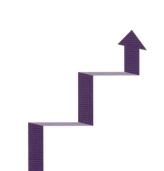

神奈川歯科大学　口腔デジタルサイエンス学分野　**星 憲幸**

　口腔内スキャナー（Intra Oral Scanner：以下、IOS）は、口腔内の情報をデジタルデータとして直接採得できる（光学印象）小型カメラであり、現在では保険診療においても一部の歯冠補綴治療時に使用できるようになってきた。IOSで得られたデジタルデータは、後述のCAD/CAMシステムに用いることで、補綴治療やインプラント治療、矯正治療、口腔外科治療などさまざまな場面で活用されている。本項では、クラウンブリッジ補綴を中心としてIOSで知っておくべき情報とともに、活用時のポイントや注意点をまとめたい。

■ IOSの基本的特徴と注意

1．デジタルデータ採得の特徴

　IOSのデータ化はカメラによる撮影のため、直接的に撮影できない部分や表面構造以外はデータ化されないことを理解する必要がある（図1）。

したがって、歯冠補綴のための形成、光学印象採得時のカメラワークに十分に注意すべきである。

2．撮影時のIOSの基本的な動かし方

　撮影時のIOSの動かし方（スキャンパス）は各IOSで決められており、それに則ることで正確に素早くデータ採得をすることが可能となる（図2）。
　なお、撮影時にはデジタルデータの画面のみならず、実際の撮影画面にも注目する。とくに、画像構築ができない場合は撮影画面でカメラの位置を確認するとよい。さらに、口腔内の動きと術者がIOSを持つ腕の動きが、得られるデータの精度に影響することがあるため、固定などに十分に注意するとよい（図3）。

■ 支台歯形成時の注意

　全部被覆冠でも一部被覆冠でも同様であるが、CAD/CAMシステムに向いた支台歯の形態がある。

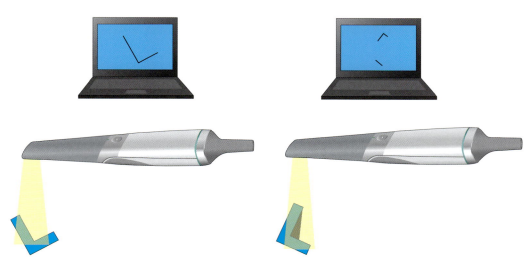

a：適切な光学印象像　　　　　　　　　　　　　b：不適切な光学印象像（必要な形がPCに再現できない）
図❶ a、b　直接撮影できない影の部分はデータ化されない

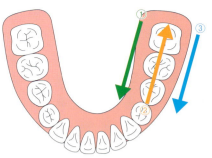
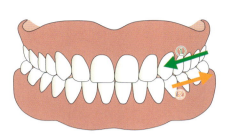

・上下顎スキャンの場合
最後臼歯の舌側①からスキャンを開始し、咬合面②、頰側③の順に歯列データを計測する
a：Aadva200（ジーシー）

・咬合スキャンの場合
上顎①を咬合データと上顎データが自動で重なるまで計測する。次に下顎②を咬合データと下顎データが自動で重なるまで計測する

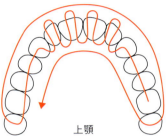
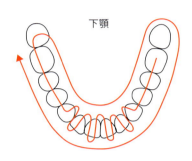

b：TRIOS（松風）

図❷ a、b　各IOSで決められているスキャンパス

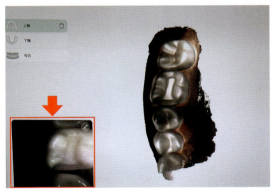

図❸　実際の撮影状況（矢印部分）を見ながら撮影する

ここでは詳細を記載しないが、適切な形成を心がける必要がある。さらに、注意したいのはIOSによる光学印象時の特徴で（図1）、カメラで撮影できない形態や撮影しにくい状況（隣接歯の影響、頰粘膜や開口状態など）を把握しておく必要がある（図4）。

フィニッシュラインの設定と歯肉圧排

フィニッシュラインの設定は、歯冠補綴治療の生物学的要件でも大切な1つである。とくに、前歯部唇側のように歯肉縁下に設定を求める際にはブラッシングの成否だけでなく、IOSで撮影可能か、撮影範囲かどうかも検討する必要がある。基本的には適切な歯肉圧排を施行できれば、ある程度の歯肉縁下設定でも撮影可能である。深い場合は、既存の印象材を用いた精密印象採得が必要となることを理解したうえで、できる範囲を正確に把握してIOS使用の可否を決定する。

その他

1．コンサルティングへの利用

IOSのデジタルデータは、補綴装置の設計に使用

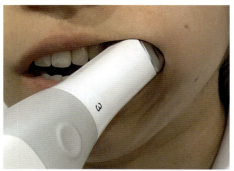
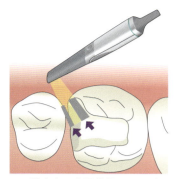

a：スキャナチップの動きに対する頬粘膜や開口状態の影響（口が小さく頬粘膜に押されて採りにくい）

b：隣在歯や窩洞状態によるデータ採得への影響（影ができてデータロスト部が生じている）

図❹ a、b　撮影は支台歯形態や隣接歯、頬粘膜・口唇や開口状態によって影響を受けることもある

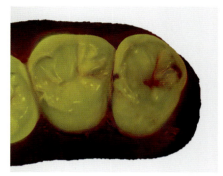

Fluorescence, Trios 4, 3shape.

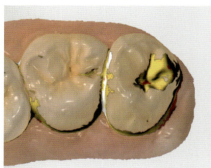

Indication of Caries Stage
■ Moderate-Extensive
■ Initial
□ Insufficient Scan

Caries score overlay based on the Fluorescence data displayed on the normal color 3D scan.

a：TRIOSによるう蝕検知機能

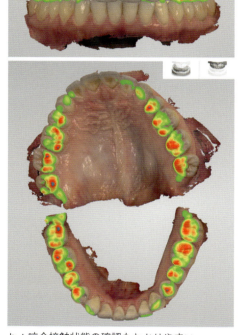

b：咬合接触状態の確認もわかりやすい

図❺ a、b　コンサルティングへの利用

するだけでなく、コンサルティングにもぜひ利用したい。初診時の口腔内データをさまざまな角度からカラー画像で立体的に確認でき、拡大も自由にできるため、患者自身が口腔内の状態を把握するのに役立つ。さらに、う蝕や補綴装置の不適合部位、咬合接触状態などのさまざまな問題点を簡便に説明ができるため、コンサルティングに有効である（**図5**）。

その際には機種によるが、付加機能（う蝕検知や下顎運動採得機能など）を用いることで、説明（技工操作でも有効）がよりわかりやすくなる。

2．光学印象状態の確認

光学印象によるデジタルデータの精度はCADを行ううえでの生命線であり、適切なデータ採得が求められる。撮影後にはさまざまな角度や拡大像などから確認を行うが、フルカラーモードのみでは確認しにくい場合もあるため、模型モードのような単純

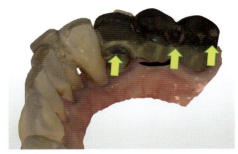
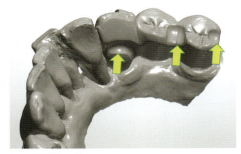

a：カラーモード　　　　　　　　　　　　b：模型モード
図❻ a、b　見やすいモードを選んで確認することが大切

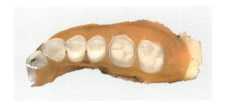
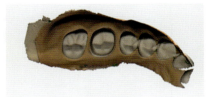
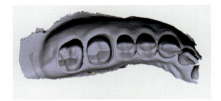

a：カラー・咬合面より　　　b：カラー・裏面より　　　c：模型モード・裏面より
図❼ a～c　裏から見るとフィニッシュラインが見やすい。模型モードはさらに見やすいことがある

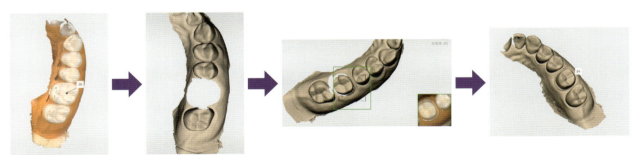

図❽　左からプロビジョナルレストレーションなどが入ったまま歯列の光学印象➡支台歯のみデータ削除➡支台歯の光学印象➡完成：歯列中に支台歯が適切に印象されている

白黒画像での確認や反対面からのデータ確認（フィニッシュラインなどに有効）を併用することをお勧めする（図6、7）。

3．撮影時のポイント

支台歯形態を詳細に撮影したいが、歯肉や唾液による影響を最小限に抑えたいときに有効なのが、デジタルデータのカットと再撮影による合成である。

手順としては、歯肉圧排などを行ってプロビジョナルレストレーション装着状態で歯列撮影を行う。その後、支台歯および周囲のデータを削除し、削除部分の支台歯周囲を撮影するだけである。これにより、シビアな撮影環境を支台歯のみに限定して撮影できるため、歯列データに正確な支台歯データを容易に得ることが可能となる（**図8**）。

LEVEL UP & H!NT

03　CAD/CAMの最新技術と活用の勘所

日本大学歯学部　歯科補綴学第Ⅲ講座　**岩崎太郎　小峰 太**

はじめに

　近年のデジタルデンティストリーの発展は歯科治療に大きな変化をもたらしている。たとえば、補綴装置の製作手順において、印象材や模型材、埋没材などの歯科材料を用いる従来の方法だけではなく、デジタルを活用した方法、つまり口腔内スキャナーや加工機を含む歯科用CAD/CAMシステムの利用も可能にしている。

　歯科補綴学分野における歯科用CAD/CAMシステムによる加工法は大きく2つに分けられる。切削加工機（ミリングマシン）による削り出しで目的の装置を製作する除去製造（subtractive manufacturing、以下、切削加工）と3Dプリンターを用いて層の上に層を積み重ねて三次元的に造形する付加製造（additive manufacturing）である[1]。

　本項では、現時点で切削加工によって製作可能なクラウンの種類や使用可能なメタルフリー材料の特徴、支台歯形成・形態の要点について解説する。

切削加工で製作されるクラウンの種類や材料

1．クラウンの種類

　全部被覆冠ではオールセラミッククラウンやコンポジットレジンクラウンが、部分被覆冠ではアンレーや接着ブリッジ（支台装置およびポンティック）、ラミネートベニアなどが挙げられる。これらは審美性が高いことはもちろん、メタルフリーの観点から金属アレルギーへの対応にも適している。一方、金属材料と比較して光透過性が高いため、支台築造用材料や装着材料の選択には注意が必要である。

　2014年にCAD/CAM冠用レジンブロックを切削加工して製作するコンポジットレジンクラウン（CAD/CAM冠）が保険収載され、現在では前歯部から臼歯部までの適用が可能となっている。2023年にはスーパーエンジニアリングプラスチックに分類されるポリエーテルエーテルケトンと無機質フィラーを含むブロックが、CAD/CAM冠用材料として保険収載された（PEEK冠：図1）。さらに、2024年にはCAD/CAM冠用レジンブロックを切削加工して製作されたエンドクラウンが保険収載された。

2．使用材料

　有機材料（複合材料）では、前述のように保険収載されている「コンポジットレジン」と「PEEK」が挙げられる。このコンポジットレジンの組成は成形修復材料用とほぼ変わらないが、機械的性質が優れている。一方、残留モノマーが少なく接着には不利な材料とされている。PEEKは優れた生体親和性や機械的性質を有している。一方、光透過性の付与が難しいために単体では審美性に劣る材料である。この低い光透過性は装着材料の選択にも影響し、装着時には化学重合型あるいはデュアルキュア型のレジンセメントの使用が推奨されている[2]。

　無機材料では、ガラスを含む「ガラスセラミックス」とガラスを含まない「高密度焼結体」の2つが挙げられる。歯科用の高密度焼結体はアルミナおよびジルコニアであるが、現在はジルコニアが主流であり、「高密度焼結体＝ジルコニア」と考えて問題ない。これら2つの材料の特徴を比較すると、機械的性質に優れるのはジルコニアであり、ガラスセラミックスは審美性と関連する透明性が高い材料である。近年の材料開発によって審美性の高いモノリシックジルコニアクラウンの臨床応用が可能になり、ジルコニアの適応症の幅が広がっている（図2）。

106　第4章　クラウン・ブリッジ

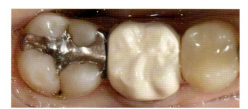

図❶ 6に装着されたPEEK冠

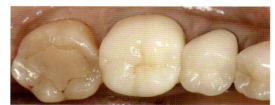

図❷ 6に装着されたモノリシックジルコニアクラウン

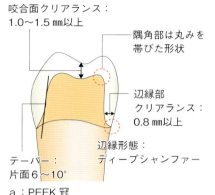

a：PEEK冠

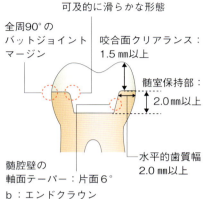

b：エンドクラウン

c：片側性ジルコニア接着ブリッジの支台歯形態

図❸ 各種補綴装置の支台歯形態の模式図

各種補綴装置の支台歯形成

支台歯形成量やフィニッシュラインの位置、辺縁形態は使用する補綴装置の機械的・審美的性質によって異なる。ここでは、保険導入されたPEEK冠およびエンドクラウン、さらにジルコニア接着ブリッジの支台歯形成について解説する。

PEEK冠の支台歯形成では適切なクリアランス、滑沢かつ単純な形態、丸みをもたせた凸隅角部、円滑で明確なフィニッシュラインと辺縁形態が求められる。エンドクラウンでは適切なクリアランス、咬合平面に平行、歯肉縁上、髄床底に触れない、アンダーカットがないことが求められる（図3a、b）[2]。前述のとおり、ジルコニアは補綴装置の素材として広く応用されており、ジルコニア接着ブリッジもその1つである。近年では、破壊抵抗性や支台歯の動揺による応力を許容できるなどの観点から、片側に支台歯を設定する片側性ジルコニア接着ブリッジが推奨されている。図3cに、1を支台歯と想定した片側性ジルコニア接着ブリッジの支台歯形態を示す。歯頸部のフィニッシュラインはシャンファー形成、切端側はわずかなショルダー形成、口蓋中央部に浅いディンプル形成、欠損側隣接面に小さなボックス形成を行う。これら補綴装置の破折防止などの観点から、適切な支台歯形成量の確保が重要である。そのため、形成量の確認を行う必要があり、シリコー

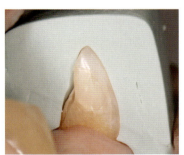

図❹ シリコーンインデックスによる支台歯形成量の確認

ンインデックスなどが有効となる（図4）。

おわりに

令和5年版の歯科医師国家試験出題基準には「切削加工」と「付加製造」が記載されており、これらについては歯科医師として習得しておくべき最低限の知識であるといえる。歯科用CAD/CAMシステムにおける歯科材料や技術は日進月歩である。その一方、切削加工時のエンドミル形態やセメントスペースが補綴装置と支台歯との適合精度に与える影響など、まだ未解明な点も多く存在する。今後もさまざまな新材料・新技術の登場が予想されるが、広くアンテナを張って知識・技術の習得に努めることが大切である。

【参考文献】
1）JIS B 9441：2020付加製造（AM）－用語及び基本的概念．日本規格協会，2020．
2）日本補綴歯科学会編：保険診療におけるCAD/CAM冠の診療指針 2024．

LEVEL UP & H!NT

04 ジルコニアの進化と臨床応用の勘所

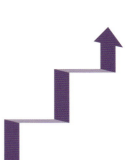

明海大学歯学部　機能保存回復学講座クラウンブリッジ補綴学分野　**三浦賞子**

ジルコニアの登場

　Computer-aided design-computer aided manufacturing（CAD-CAM）の進歩に伴い、歯科用ジルコニアは約20年前から歯冠修復材料として使用されはじめた[1]。歯科用ジルコニアは、イットリア含有量3 mol％（3Y）の正方晶多結晶体（TZP：tetragonal zirconia polycrystalline）であり、その高い曲げ強さや靭性、生体親和性から、現在では歯科臨床に欠かせない材料の1つとなっている。当初のジルコニアは白色であることからフレームワークとして用い、陶材前装によって色調を再現したポーセレンレイヤリングジルコニア（PLZ）クラウンとして臨床応用され、現在も前歯から臼歯まで広く使用されている（図1）。PLZクラウンの臨床研究では、陶材内部の凝集破壊による陶材の破折リスクがあるものの[2,3]、10年生存率は前歯部と臼歯部のいずれの修復物においても陶材焼付冠と同等であると報告されている[4]。

ジルコニアの進化1：透光性の向上

　3Y-TZPは透光性が低く、ジルコニア単一構造での口腔内使用ができなかった。そのため、アルミナ含有量を減らすことで透光性を改善した高透光性ジルコニアが2011年ごろに導入された[5]。これにより、臼歯部ではジルコニア単一材料によるクラウン、ブリッジの臨床応用が可能になった（図2）が、それでも前歯部での使用には満足のいく審美性が得られなかった。その後、ジルコニアの透光性はさらに改善され、超高透光性ジルコニアの登場により、現在では前歯部のモノリシックジルコニア（MZ）クラウン、ブリッジに応用されている（図3）。この超高透光性ジルコニアは、イットリアの含有量を3 mol％から5 mol％（5Y）や6 mol％（6Y）に高めた部分安定化ジルコニア（PSZ：partially stabilized zirconia）である。イットリア含有量が3 mol％から5 mol％に増加すると、立方晶と正方晶の割合が50：50から70：30になると推定され[6]、そのことでジルコニアの耐クラック性や曲げ強さは減少する。

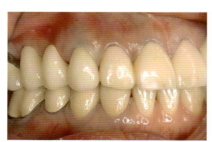

図❶　4|欠損に対するポーセレンレイヤリングジルコニアブリッジ症例の側方面観（3Y-TZP, Cercon base：Dentsply Sirona／Vintage ZR：松風）

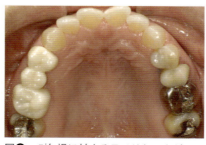

図❷　5|欠損に対するモノリシックジルコニアブリッジ症例の咬合面観（3Y-TZP, Cercon ht：Dentsply Sirona）

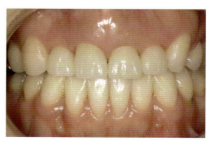

図❸　2|2の単冠のモノリシックジルコニアクラウン症例の正面観（4Y-PSZ/5Y-PSZ, IPS e.max ZirCAD Prime Esthetic A2：Ivoclar）

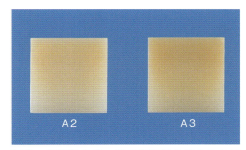

図❹ 焼結後の単一組成積層型のジルコニア（10×10×10mm）、（5Y-PSZ, Zr ルーセントスープラ：松風）

これを改善すべく登場したのが、イットリア含有量4 mol%（4Y）の4Y-PSZであり、透光性と強さが両立されたジルコニアとして推奨されている[6]。

ジルコニアの進化2：マルチレイヤーとスピードシンタリング

　MZクラウンでは陶材築盛の必要はなく、CADソフトウェアで設計したクラウン形態を最終補綴装置へ移行することが可能であるため、製作時間とコストの削減ができる。しかし、表面仕上げは研磨仕上げが可能であるが、色調調整を行う場合はステイン材やグレージング材が必要となる。近年、ディスク上部と下部が異なる色調を有するマルチレイヤーのジルコニアが導入されている（図4）。当初は、色調はグラデーションを有するが、イットリア含有量は一定の単一組成積層型であった。現在では、歯頸部層に曲げ強さの高い3Y-TZPを含み、切縁層に透光性に優れた4Y-PSZまたは5Y-PSZを含む混合組成積層型ディスクも登場している。これにより、天然歯に近い色調を有し、ある程度の審美性が確保された補綴装置の製作が可能となっている。

　切削加工したジルコニアには約1,500℃で約8時間の焼結が必要であった。そのため、ガラスセラミックスのようなワンデートリートメントは不可能と考えられていた。しかし近年、ジルコニアの焼結時間が短縮（約10～150分）された焼結炉が開発されている。したがって、口腔内スキャナーとCAD-CAMを併用してスピードシンタリングファーネスを使用することで、高透光性ジルコニアを使用したMZクラウンのワンデートリートメントが可能となっている[3]。

ジルコニアの臨床応用の勘所

1．PLZとMZに共通の勘所
①支台歯形態は緩やかなテーパーと丸みを帯びた形態とする。
②ジルコニアは非シリカ系の高強度セラミックスであるため、接着にはアルミナブラスト処理＋リン酸エステル系モノマー（MDP）含有プライマー＋デュアルキュア型接着性レジンセメントを使用する。

2．PLZの勘所
①支台歯形成量は、軸面1.0mm以上、咬合面1.5mm以上のクリアランスを基本とし、フィニッシュライン形態はディープシャンファーとする。

3．MZの勘所
①支台歯形成量は、軸面0.5mm以上、咬合面0.8mm以上のクリアランスを基本とし、フィニッシュライン形態はシャンファーとして歯質の削除量を低減させる。支台歯の色調や患者の咬合状態に応じて形成量を増やす。
②臼歯部では高透光性ジルコニアを、前歯部では超高透光性ジルコニアを使用し、高い審美性が必要な場合にはマルチレイヤーディスクを使用する。
③表面仕上げにおいては、対合歯と咬合する部分を研磨仕上げとし、対合歯の摩耗を可及的に低減する。

【参考文献】
1) Bayne SC, Ferracane JL, Marshall GW, Marshall SJ, van Noort R : The evolution of dental materials over the past century: silver and gold to tooth color and beyond. J Dent Res. 98(3): 257-265, 2019.
2) Miura S, Kasahara S, Yamauchi S, Okuyama Y, Izumida A, Aida J, Egusa H : Clinical evaluation of zirconia-based all-ceramic single crowns: an up to 12-year retrospective cohort study. Clin Oral Invest. 22(2): 697-706, 2018.
3) Miura S, Fujita T, Fujisawa M : Zirconia in fixed prosthodontics: a review of the literature. Odontology. 2024. doi: 10.1007/s10266-024-01019-8.
4) Sailer I, Makarov NA, Thoma DS, Zwahken M, Pjetursson BE : All-ceramic or metal-ceramic tooth-supported fixed dental prostheses (FDPs)? A systematic review of the survival and complication rates. Part I: single crowns (SCs). Dent Mater. 31(6): 603-623, 2015.
5) Sulaiman TA, Suliman AA, Abdulmajeed AA, Zhang Y : Zirconia restoration types, properties, tooth preparation design, and bonding. A narrative review. J Esthet Restor Dent. 36(1): 78-84, 2024.
6) Lim CH, Vardhaman S, Reddy N, Zhang Y : Composition, processing, and properties of biphasic zirconia bioceramics: relationship to competing strength and optical properties. Ceram Int. 48(12): 17095-17103, 2022.

LEVEL UP & H!NT

05 ファイバーポストプライマーを活用した接着支台築造

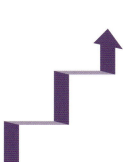

埼玉県・デンタルクリニックK　**渥美克幸**

はじめに

ファイバー併用レジン支台築造において、コンポジットレジンとグラスファイバーを併用する目的の1つは、前者の低い曲げ強さを後者で補強することにある。グラスファイバーの補強効果を最大限に発揮させるためには配置が非常に重要であり、既製金属ポストのように根中央に位置づけるのではなく、なるべく引張り応力がかかる外周に配置するべきである（**図1**）。また、垂直的には歯肉縁ラインをまたぐように配置するのが最も効果的だと考えている。このようなファイバー配置に関する設計と実技をファイバーアレンジメントと呼んでいる[1]。また、筆者は以前からこのようなファイバーの外周配置を容易に達成できるi-TFCシステム（サンメディカル）を愛用している。

ピクルステクニックとは

ファイバーポストと支台築造用レジンを接着させる際、通常は接着前処理としてシランカップリング処理が行われるが、i-TFCシステムのファイバーは前処理をしなくても高い接着強さが出るように設計されている。これはガラス繊維を編み込むことででる表面の凹凸が機械的嵌合効果を発揮するためである（**図2**）。

しかし、筆者は少しでもよい結果を得たいと考え、化学的接着の獲得やぬれ性の向上のためにあえてシランカップリング処理を行っていた。ただ、その効果を最大限に発揮させるためには加熱処理などを追加する必要がある。また、ファイバーアレンジメントによって外周配置を狙おうとすると、複数本のファイバーが必要になることがほとんどであり、すべてのファイバーに対してきちんと前処理をするために求められる労力は膨大なものとなる。

このような経験から、可能なかぎり簡便かつ作り置きができる前処理方法を模索し、現在はピクルステクニックという手法を採用している。これは、時間をかけてファイバーにレジンモノマーを拡散浸透させることで支台築造用レジンとのぬれ性を向上させ、またモノマー重合時の機械的嵌合によって接着耐久性を向上させる方法である（**図3**）。

ファイバーポストプライマー

具体的には、本法のために開発された光重合レジンモノマーであるファイバーポストプライマー（サンメディカル）を満たした遮光瓶にファイバーを浸

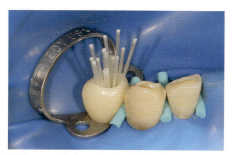

図❶　ファイバーは引張り応力がかかる外周に、また垂直的には歯肉縁ラインをまたぐように配置すると高い補強効果が得られると考えている

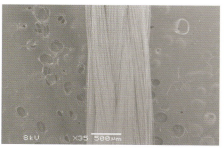

図❷　i-TFC光ファイバーポスト表面のSEM像。ガラス繊維を編み込むことでできる表面の凹凸が、高い機械的嵌合効果を発揮する

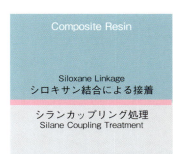
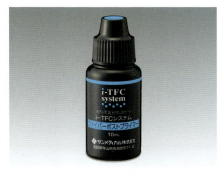

a：シランカップリング処理　　b：ピクルステクニック

図❸　シランカップリング処理（a）とピクルステクニック（b）の模式図。前者はシロキサン結合による面での接着だが、後者はモノマーの拡散浸透によるぬれ性の向上、ならびにモノマー重合時の機械的嵌合という面＋層での接着により、高い接着強さが得られると考えている

図❹　ファイバーポストプライマー。メーカーの指示どおりファイバーに塗布するだけでレジンとの接着強さを向上させることができるが、筆者はピクルステクニックによる使用を推奨している

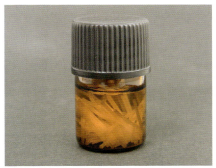
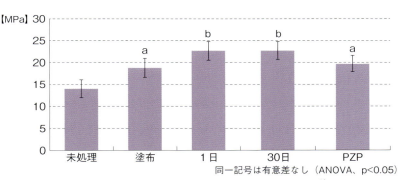

図❺　ピクルステクニック。ファイバーポストプライマーを満たした遮光瓶にポストやスリーブを浸漬保存し、モノマーを拡散浸透させる

図❻　ピクルステクニックの効果を検証すべく打ち抜き試験を行った[2]。ファイバーポストプライマーを塗布するとシランカップリング処理（PZP）と同等の接着強さが得られるが、1日浸漬するとそれを上回る結果が得られた。なお30日浸漬しても効果は変わらないため、前処理済のファイバーを長期間保管することも可能だと考えている

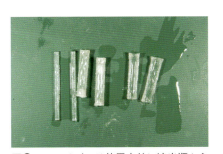
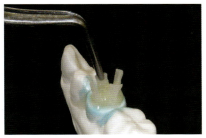
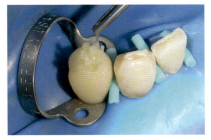

図❼　ファイバーは使用直前に遮光瓶から取りだした後、カッティングマットや紙練板の上で転がしてモノマーを除去するとよい

図❽　間接法での使用例。ポストエリアに満たしたレジンの中に、ピクルステクニックで処理をしたファイバーを挿入する。その後、十分に光照射を行うことでレジンとファイバーポストプライマーを同時に一括で重合硬化させる

図❾　直接法での使用例。基本的に間接法と同じく、窩洞に満たしたレジンの中に処理済みのファイバーを挿入していく

漬保存し、モノマーを拡散浸透させる（図4、5）。なお、モノマーに浸漬する前にファイバーに対するリン酸処理やシランカップリング処理は不要であるが、ファイバー表面に接着阻害因子がつかないように清潔な状態で取り扱うことが大切である。

　本法であれば一度に大量のファイバーの前処理を行うことができる。また、長時間浸漬してもその効果は変わらないことがわかっているため、前処理済みのファイバーを大量にストックしておくことができる（図6）[2]。複数本のファイバーを使用する際でも安定した結果を得ることができ、かつ使いたいときにすぐ使うことができることも利点だと考えている。

　なお、ファイバー表面のモノマー成分は使用直前に可能なかぎり除去したほうがよいと考えている。これは、ファイバーポストプライマーにはフィラーが含まれておらず、重合後もあまり高い強度が得られないためである（図7〜9）。

【参考文献】
1）渥美克幸：接着支台築造の勘所．日本歯科医師会雑誌，74(3)：4-12，2021．
2）渥美克幸，田上直美：支台築造用レジンとの接着におけるファイバーポスト前処理方法の検討．接着歯学，38(1)：1-8，2020．

LEVEL UP & H!NT

06 セメント接着の マイルストーンと最新技法

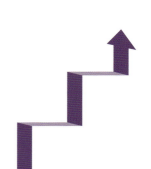

大阪大学大学院歯学研究科 クラウンブリッジ補綴学・顎口腔機能学講座　峯 篤史

接着性レジンセメントの最新技法：
"＋（プラス）ユニバーサル"セメント

現在、CAD/CAM コンポジットレジンクラウン（以下、CAD/CAM 冠）の装着方法として「支台歯を処理すること」が、日本補綴歯科学会からもメーカーからも推奨されている。このように、支台歯処理にユニバーサルアドヒーシブを用い、セルフアドヒーシブセメントを使用するシステム（つまり、"セルフ"アドヒーシブではない：後述）は、"＋ユニバーサル"セメントと称されており、接着性レジンセメントにおける最新バージョンと考えることができる（図1）。本項では、＋ユニバーサルセメント誕生の経緯と間接修復・補綴の勘所を解説する。

最高の修復・補綴材料と
最良の接着システムとは？

失われた歯質を修復・補綴治療で再建する場合、何かしらの歯科材料が必要となる。その材料の選択において「最高のものは？」と話題になることは少なくない（図2）。仮に2つの材料として「A. 審美性は高いが、強固な接着は困難」と「B. 審美性は劣るが、強固な接着を実現」があったとすると、材料 A を選ぶことは躊躇されることは明白である。このことから、間接補綴・修復においてマテリアルセレクションの根本として接着技法が確立していることが必須であることを再認識することができる。

一方で、実臨床においては簡便な接着性材料が求められ、接着性レジンセメントにおいてもシンプルユーズの材料が開発されてきた。その進化のなか、支台歯処理が不要のセルフアドヒーシブセメントは、レジン充填に先立ち【接着技法における 0 ステップ】を実現している。その功績は多大であり、マイルストーン（みちしるべ）と捉えることができる。このセルフアドヒーシブセメントは高い接着強さでなくても、メタルのインレーやクラウン装着後の脱離は発生せず、日本国内で多用されるようになった。

マイルストーンとしてのセルフアドヒーシブ
セメント、そしてCAD/CAM冠の登場

2014年に保険導入された CAD/CAM 冠の装着にも、"当初"はセルフアドヒーシブセメント使用が容認されていた（図3、4）。実際に「保険だから高価で手間のかかるセメントを使わなくてもよい」との意見も耳にした。現在では支台歯処理は不可欠

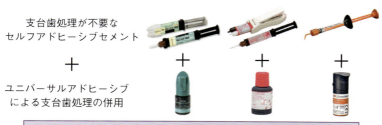

図❶　＋（プラス）ユニバーサルセメントの効果と意義。本項のエッセンスであるセメント接着のマイルストーン（セルフアドヒーシブセメント）と最新技法（＋ユニバーサルセメント）

最高の修復・補綴材料と最良の接着システム
間接修復・補綴治療において最高の材料は？
A. 審美性は高いが、強固な接着は困難
B. 審美性は劣るが、強固な接着を実現

最良の接着システムは何？
A. 高い接着強さであるが、ステップ数が多い
B. 高い接着強さではないが、シンプルユーズ

図❷　本項のトピックス：二つの究極！の選択!!　セルフアドヒーシブセメントの使用でメタルクラウンの早期脱離は認められなかった。一方、CAD/CAM 冠やジルコニアでは冠が早期に脱離することが散見した。そのことから、「新規材料であるレジンブロックやジルコニアに対する接着が不十分」と疑うことは、筋が通っているように思える。ただ、はたしてそうだろうか？

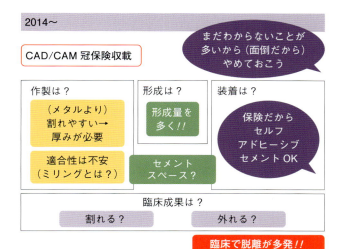

図❸ CAD/CAM冠の保険収載直後、早期脱離に驚かされることとなった！　小臼歯CAD/CAMレジン冠が保険導入された直後は、冠製作作法や支台歯形成について不明な点が多かった。装着においては、保険治療ということでセルフアドヒーシブセメントの使用も容認されていた（中段右）。また、まだわからないことが多いということで、臨床に取り入れることを躊躇う歯科医も少なくなかった（上段右）。補綴物装着後のトラブルとしては、冠の「破折（割れる）」と「脱離（外れる）」が存在する（下段）。これまで蓄積されているレジンジャケット冠の経験から、CAD/CAMレジン冠は「破折」が多くなると想像されていたが、それに反して「脱離」が散見された（下段右）

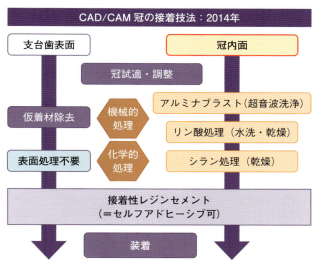

図❹ 「冠内面」の処理に慎重を期していた当初のCAD/CAM冠装着。支台歯表面と冠内面とに分けて考える必要がある。新しい補綴装置となるCAD/CAM冠の装着において、支台歯に対する処理についての細かい記載はなく、セルフアドヒーシブセメントのみの使用も容認されていた（図内左側）。一方、冠内面処理は（図内右側）、処理項目は数多く、レジンに対する接着技法として考えられるすべて（いわゆる「フルコース!!」）が求められていた。図6と比べると冠内面処理は装着ステップが多く、処理時間が長い

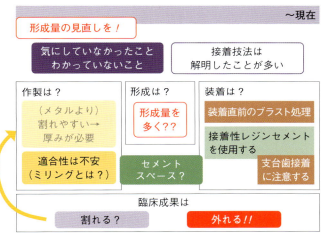

図❺ はたして「形成量を多く」は正しかったのか？　現在はCAD/CAMレジン冠の装着プロトコールは確立されており、「装着直前の」冠内面ブラスト処理（中段右）が推奨されている。このように改めて考えると、接着技法については解明したことが多く（上段右）、臨床における冠脱離の原因を「接着」だけとすることに無理が生じる。一方、2014年には不明なことが多く、冠製作については「冠破折」を防ぐために冠の厚みを確保するべきと考えられていた（図3）。しかし、「冠破折」の発生率は極めて低いことがすべての臨床研究であきらかとなっている。したがって、冷静に考え直し、冠の厚みを確保するために形成量を多くすることに疑問をもつべきである（図中央）

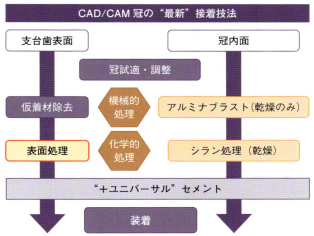

図❻ 「冠内面」処理は簡略化され、支台歯処理が不可欠となった現在の推奨。冠内面処理は「冠試適・調整」の後にブラスト処理を行い、エアーにて余剰のアルミナを除去する（水に触れないようにするため、超音波洗浄もリン酸エッチングも行わない）。このように冠内面処理は、装着ステップや処理時間が2014年の指針よりも簡略化・短縮化されている。一方、支台歯表面処理もきわめて重要であり、各セメントが推奨している各支台歯表面の処理を行う。このことはセルフアドヒーシブセメントの単独使用を否定するものである。なお先日、本技法で装着した後、根管治療が必要となった際、冠除去が困難であったことを耳にした

となり、セルフアドヒーシブセメントを使用する場合でも、支台歯をユニバーサルアドヒーシブで処理することとになった（図5、6）。われわれは基礎研究においても臨床研究においても、「支台歯処理あり・なし」がCAD/CAM冠の接着性や脱離に有意な影響を与えることを導き出している[1,2]。

冠を製作するレジンブロックに対する接着としては、アルミナ（サンド）ブラストとシラン処理で十分であることがあきらかとなっている[3]。しかしながら、臨床においては冠の脱離が問題となった。これらの事実からCAD/CAM冠脱離の原因は接着のみではなく、「形成量の過多」「補綴装置の適合度」

図❼ 冠が破折した場合、脱離した場合に考えるべきこと。冠の破折（図内左）と脱離（図内右）ではその原因が異なる。さらに脱離の場合、セメントが冠内面にあるとき（図右上）と支台歯にあるとき（図右中央）で問題となっている要因が異なってくる。臨床において冠が脱離した際には、セメントがどちらに残存しているかを確認することが重要である。なお、臨床においてセメント層がどこにも確認されないときもあり、レジンセメントの重合が不十分であったことも考える必要がある

図❽ 形成量を多くすることの影響は冠破折を阻止することだけではない。推奨されている支台歯形態を示す（左図）。咬合面の形成量としては2.0mm「以上」と表現される場合もある。ここで、形成量を多くすることによるデメリットを考えたい。図右上にあるとおり、咬合面クリアランスを大きくすることにより、「脱離」の危険性が上がる。また、図右下のとおり、接着面積の減少も「脱離」のリスクとなる

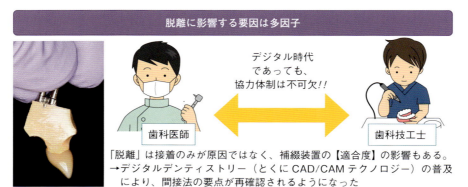

図❾ 脱離の原因は「接着」だけではない！ 冠の脱離が多いと判明しているのであれば、その適合にも目を向けることは至極当然である（小臼歯CAD/CAM冠が模型上で少し回転することを経験したことはないだろうか）。実臨床においては模型上で適合度を確認し（図中左側）、歯科技工士とコミュニケーションをもつことを強くお勧めする。常に完璧な状態を求めることを強要するわけではないが、少なくとも適合状態を認識して装着すべきと考える

の影響もあると考えられるようになっている（図7〜9）。そもそも間接法で製作する補綴装置には、長期安定のために多くの要素が具備される必要がある。デジタルデンティストリー（とくにCAD/CAMテクノロジー）の促進により、なおざりになりつつあった間接法の要点が再確認されるようになった。

■ ジルコニア接着：同じ材料でも
■ 修復・補綴装置によって接着技法が変わる！？

ジルコニアは対合歯に摩耗を生じると考えられ、国家試験でもそのような解答が求められている。ただし近年は、「鏡面研磨仕上げした」ジルコニアは他の修復材料と比較して対合歯の摩耗が少ないことが確認されている[4]。また、高透光化による審美性の向上も達成していることから、歯科臨床におけるジルコニア普及が広がっている。

ジルコニア接着は基礎研究で、①アルミナブラスト処理、②MDP処理、③接着性レジンセメント使用で問題ないとされおり（図10）、臨床研究においてもジルコニア接着ブリッジの良好な予後が多数報告されている。にもかかわらず、実臨床において「ジルコニアには接着しない」と囁かれる原因の1つに保持力、つまり【適合度】が大きくかかわっている可能性が極めて高い。CAD/CAMテクノロジーの登場により、メタルフリー治療が歯科治療の主流となった。ジルコニアを用いた治療もこのテクノ

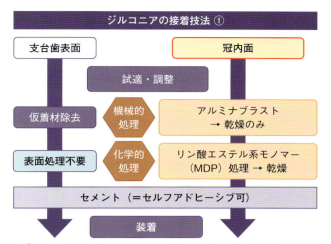
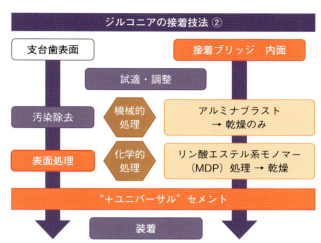

図⑩ クラウンなど十分な維持力のある場合のジルコニア接着術式．適合のよい冠であれば，グラスアイオノマーセメントで装着しても臨床上問題とならないと認識されている．また，その除去の困難さから，ジルコニアの冠を強固に接着することの是非が問われることもある．なお，ジルコニアクラウンを仮着した後日，撤去が困難であった経験を有している歯科医師は少なくないと考える

図⑪ 接着ブリッジなど強い接着強さが必要な場合のジルコニア接着術式．ジルコニアがエナメル質との接着面になる接着ブリッジは，臨床予後が極めてよい．その報告の多くが前歯部1歯欠損のカンチレバー装置である．冠内面よりも高い適合性を実現しやすい形態であることが1つの要因と考えられる

ロジーなしには実現しなかったことを留意すべきである．

ジルコニアにおいても高い接着性が必要とされる場合はセルフアドヒーシブセメントのみではなく，＋ユニバーサルセメントが勧められている（図11）．つまり，近代の接着技法においては，「装置の材料のみではなく，その保持力（適合度）も考慮して接着技法を選択する」と配慮するべきであるとの結論になる．

PEEKへの接着にも"＋ユニバーサル"でも，冠内面に！

2023年12月1日より大臼歯CAD/CAM冠材料として，「松風ブロックPEEK」が保険適用可能となった．PEEK冠はその材質の特性により，形成量を少なくすることが実現できることから，よりMIに則した補綴処置である．また，優れた安定性から化学的接着に不利と考えられていたが，最新の研究結果では，冠内面にレジンコーティング（ユニバーサルボンドを塗布して光照射する）を施すことで十分な接着が獲得できることがあきらかとなっている[5]．

これまで，象牙質をレジンでコーティングする効果については研究が進み，臨床応用もされていた．それとは異なり，PEEKについては"冠の内面"にレジンコーティングすることになる．冠内面へのレジンコーティングは海外では多用されており，セメントスペース（≒適合度）をコントロールできるCAD/CAMで製作される修復・補綴装置の接着技法として理にかなっている．また，「＋ユニバーサル」の有用性は支台歯側のみではなく，冠内面にも活用されることをここでは強調したい．

最高の材料と最良の接着は改新され続ける

本項ではCAD/CAM冠，ジルコニアおよびPEEKへの接着をもとに，接着性レジンセメントの現状をまとめた．今後，歯科医療はフルデジタル治療の実現に邁進していくことを誰も疑っていない．しかしながら，その実現まで形成と接着（装着）はアナログ的な処置として最後まで残るであろう．われわれはそのステップにおける【時代に則した正しい方法】をつねに学習するべきであると言いきれる．

【参考文献】
1）伴 晋太朗，峯 篤史，萩野僚介，弓立真広，山中あずさ，石田昌也，高石宗佳，江﨑良真，石垣尚一：大臼歯CAD/CAMレジン冠失敗要因の三次元デジタルデータを活用した統計学的解析1．日補綴会誌，14 特別号：148，2022．
2）石田昌也，峯 篤史，弓立真広，萩野僚介，江﨑良真，伴 晋太朗，高石宗佳，中谷早希，石垣尚一：ヒト唾液・血液汚染したレジンコアへのユニバーサルアドヒーシブ処理によりセルフアドヒーシブセメントの接着性は向上する．接着歯学，41：65，2023．
3）峯 篤史，上村（川口）明日香，東 真未，山田（田尻）裕子，萩野僚介，松本真理子，矢谷博文：CAD/CAMレジン冠への接着技法：2014年からの変貌．接着歯学，40：18-23，2022．
4）伴 清治：対合歯の摩耗を考える（シンポジウム2「クラウンブリッジにおける補綴材料を再考する～金属・陶材・ジルコニアは臨床でどのような影響を与えるか？～」）．日補綴会誌，16 特別号：109，2024．
5）眞室慧子，峯 篤史，石田昌也，高石宗佳，弓立真広，伴 晋太朗，江﨑良真，西村正宏：PEEKへの接着性はレジンコーティングにより獲得される．接着歯学，42：87，2024．

LEVEL UP & H!NT

07 バイオミメティックレストレーションの基本的な考え方

日本歯科大学生命歯学部　歯科理工学講座　**新谷明一**

■ はじめに

　高度に発達した接着技術により、直接法による歯冠修復の適応範囲が広がってきた現代の歯科臨床では、インレー修復の需要は減少し、多くの症例がコンポジットレジンによって修復されてきている。しかし、直接法コンポジットレジンを用いた歯冠修復では、隣接面の形態付与や研磨が難しく、また過度な咬合力やブラキシズムに対する機械的性質の不足により、破折や高度な摩耗のリスクが指摘されている。レジン系材料を咬合面に使用した症例の長期経過を観察すると、咬合高径の低下や対合歯の挺出が認められることもあり、実質欠損が大きい症例に対しては、材料選択に注意が必要である。

　セラミックスは、その組成からエナメル質の最適な代替材料として古くから使用されている。しかしながら、破折やチッピングなどのトラブルも多く報告されている。金属はその優れた機械的性質と歯科精密鋳造技術に支えられ、多くの歯冠修復に使用されてきたが、近年のアレルギー対策や審美的欲求から、使用しにくい材料となっている。言い換えると、歯冠修復材料にのみ依存した歯科治療では、失った歯を再生することは困難であり、材料選択から術式に及ぶ総合的な戦略をもたなければならないといえる[1]。

■ バイオミメティクスの概念

　自然界に存在する特徴的な機能を獲得する手法として生体模倣工学「バイオミメティクス」という概念がある。この概念は、ある特殊な機能を得るために、おもにその形態や物性を真似するという単純な作業にて、最適化された機能を獲得しようという考え方である。蜂の巣にみられる強固なハニカム構造や蚊の針を模倣したマイクロニードルによる無痛注射針、またサメの肌を摸倣することで水の摩擦抵抗を低減した水着など、さまざまな方面で活用されている（図1）。

　歯科への応用は、その目標となる天然歯の形態や構造および物性の観察から始まる。歯冠修復の対象となる"歯"は、硬い無機材料で構成されたエナメル質を、コラーゲン繊維を含む柔軟な象牙質が支える構造となっており（図2）、この構造は静的・動

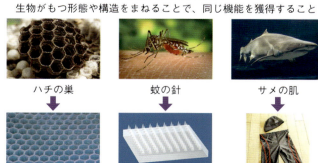

図❶　バイオミメティクスの応用例

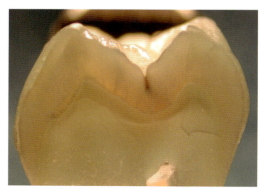

図❷　天然歯の構造

表❶　歯と歯冠修復材料の基礎物性

	エナメル質	象牙質	セラミックス	コンポジットレジン	ショートファイバー補強コンポジットレジン
密度（g/cm³）	2.96	2.2	2.5～6.0	1.5～2.5	1.5～2.0
弾性率（GPa）	40～80	15～18	45～200	12～50	8.7～15.4
破壊靱性 K_{ic}（MPa m$^{1/2}$）	1～1.5	4	0.99～6.3	0.55～1.36	1.3～5.1
ビッカース固さ（HV）	321	69	461～1,250	104～180	56.4～74.6

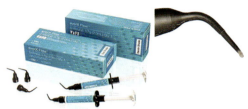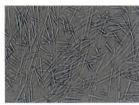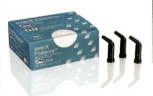

図❸　ショートファイバー補強コンポジットレジン

的な強さを兼ね備え、長期にわたって顎口腔系の機能を維持できるよう、進化の過程で最適化されてきた設計といえる。エナメル質は小柱構造で構成されていることから、厳密にはそれぞれに部位と方向によって物性が異なる"異方性"材料であり、負荷された力を構造体全体が効率よく分散することで、高い剛性と強さを発揮することができる。また、内部構造である柔軟な象牙質を覆い、一体化させることで応力集中を回避することが可能となる。さらに、この連続した構造が衝撃に対する合理的な抵抗を示し、咬合をつかさどる人体で最も固い構造体となっている。

バイオミメティクスに求められる材料学的知識

保険診療における歯冠修復では、直接法コンポジットレジンや間接法による歯冠補綴用レジン、CAD/CAM用レジンブロックなどの有機無機複合材料が使用できる。これらの材料はさまざまなフィラーを高密度に混ぜ合わせることで機械的性質を向上させ、エナメル質と同等の機械的性質が付与されるよう設計されている。一方で、陶材や二ケイ酸リチウム、ジルコニアセラミックスなどの無機材料は、エナメル質と近い性質を具備している。これら2つの代表的な歯冠修復材料はエナメル質を目標に作ら

れてきた経緯があり、より安定して長期間変化しないことが求められてきた。

バイオミメティクスの概念に基づいた修復治療を行うためには、失われた歯の構造と近い物性を有する人工材料（表1）で補い、さらに優れた接着システムを用いて境界を完全に一体化することで、天然歯と同等の機能を再現することが可能となる。従来の硬く強い物性を追求してきた歯冠修復用材料のみでは、このコンセプトを完全に模倣することは困難であった。そのため、象牙質を置き換えることが可能な新たな材料の開発が求められていた。象牙質は無機質だけでなく、約20％のコラーゲン繊維などの有機質を含み、エナメル質よりも柔軟で弾力性のある物性をもつ。このため、従来のフィラーにて強化されたコンポジットレジンや硬くて脆いセメントで象牙質を模倣することは難しかった。

この課題に対して、フィンランド・トゥルク大学Pekka Vallittu教授の研究グループ[2～5]は、レジンマトリックスに細かく裁断したグラスファイバーを配合することで、高い柔軟性をもった象牙質代替材料となるショートファイバー補強コンポジットレジン（以下、SFRCs：図3）を開発した。これにより、初めて歯科におけるバイオミメティック構造の実現が可能となった。SFRCsは細かく裁断されたグラ

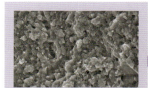
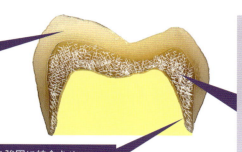

エナメル質部：50〜90GPa の固く耐摩耗性と艶特性に富んだ材料が望ましい

象牙質部：10〜20GPaで、しなやかさと靱性の高い材料が求められる

それぞれの界面を強固に結合させ、一体化した構造体とするための接着技術

図❹　バイオミメティックレストレーションの構造

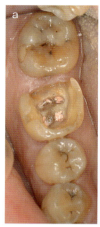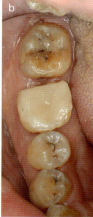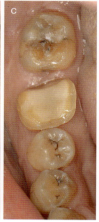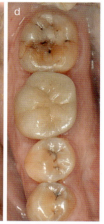

図❺ a〜d　直接法支台築造とオクルーザルベニアの一症例

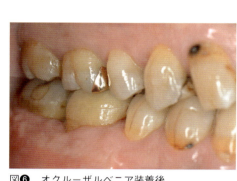

図❻　オクルーザルベニア装着後

スファイバーをあらゆる方向に配合することで、高い破壊靱性と柔軟な弾性率を獲得し、硬く脆い上部構造を強固に支え、さらにクラックの進展を抑制する効果も有する[3,4]。

バイオミメティックレストレーション

バイオミメティックレストレーションを実現するためには、歯の形態と物性をできるだけ天然歯に近づけ、それらの界面を一体化させることが求められている（図4）。う蝕を徹底的に除去したのち、深くて大きな窩洞が存在するような症例では、歯の内部構造を再現するために、象牙質代替材料を用いて歯を補強する。このとき、一部にでもう蝕が残っていると残存歯質との一体化が達成できなくなり、歯を補強することができず、失敗の原因となる。象牙質の再建が完了したら、次は硬いエナメル質の再建となる。エナメル質代替材料としては、無機材料であるセラミックスが最もエナメル質を模倣できる材料といえる。

隣接面のエナメル質がすべて残存し、咬合面にも多くのエナメル質が存在する場合には、直接法コンポジットレジン修復が第一選択となる。適切な接着システムを使用することで、高い接着強さを得ることが可能となった現在のシステムを使用すれば、コンポジットレジンを咬合面に用いたとしても、良好な経過を得ることが可能となる。窩洞が小さい症例では、SFRCsで象牙質相当部を充塡したのち、硬い従来型コンポジットレジンにて歯冠形態を再現することで、バイオミメティックレストレーションを行うことが可能となる[6]。

欠損が辺縁隆線を超えるものの、軸面に健全なエナメル質が残っている場合には、間接法の部分被覆冠などを選択するべきである（図5、6）。これは、天然歯の連続した構造体を生かし、必要最小限の削除を行ったのち、代替材料で歯を再構築すれば、残存歯質を補強することができるからである。また、

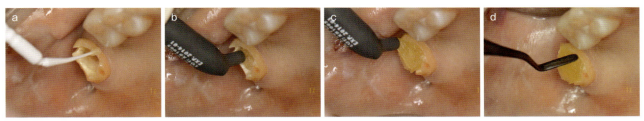

図❼ a〜d　直接法支台築造。接着操作から充填まで

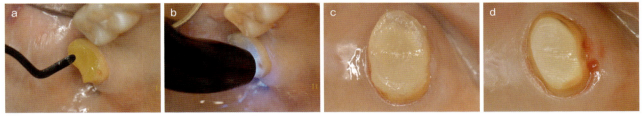

図❽ a〜d　直接法支台築造。形態修正から支台歯形成まで

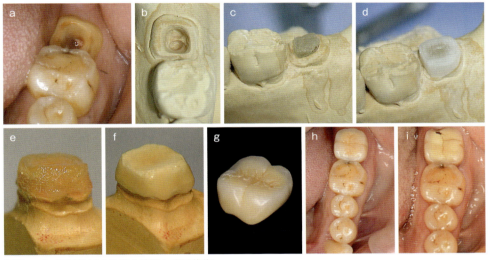

図❾ a〜i　間接法による支台築造と歯冠修復

再治療となった場合でも、次の治療介入の機会を担保することもできる。フィニッシュラインがエナメル質であれば、安定した接着強さを得ることも容易であり、人工材料と歯質の長期にわたる一体化を得ることが可能となる。部分被覆冠の支台歯形成においては、エナメル質と同等の厚みを確保し、オクルーザルベニアのような必要最小限の歯冠修復を選択することで、天然歯の構造を摸倣したバイオミメティックレストレーションが可能となる。

　完全にエナメル質を失っている場合には、クラウンによる歯冠修復が適応となる。この場合には、支台築造が必要となることが多い。その場合でも、必要以上に健全歯質を削除せず、多少残存歯質が薄くなったとしても、その失った象牙質は象牙質代替材料を接着することで、内部構造を再構築することが可能となる。SFRCsを大臼歯の直接法支台築造に用いる場合には、ポスト形成はいったん忘れて、窩洞の深さと窩壁の有無、そしてう蝕象牙質の除去に集中し、そのあとにポスト形成の必要性を検討することで、最大限の歯質を保存することができ、歯の破折抵抗性を維持することができる（図7、8）。ラバーダムが使用できないような、残根状の歯でなければ、積極的に直接法を選択することができる。間接法の場合は、アンダーカットを除去しなければならないため、どうしても削除量が多くなってしまう。

　しかしながら、歯冠部歯質のほとんどが残存していないような症例の場合には（図9）、接着阻害因子のコントロールが難しいため、間接法を選択し、歯質との一体化が得られるように注意深く接着させ

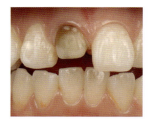

a＞b　　　　　　　　　　　　　a＜b
前歯では曲げモーメントが大きい　　大臼歯では曲げモーメントが小さい

アスペクトレシオ、材料のボリューム、材料の強さに注意する

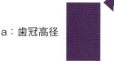 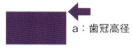

a：歯冠高径　　　アスペクトレシオ　　a：歯冠高径
b：歯冠幅径　　　　a：b　　　　　　b：歯冠幅径

図❿　歯の形態による曲げ挙動の違い

ることが重要となる。象牙質代替材料で製作されたレジンコアは接着性レジンセメントで装着することで、バイオミメティックに即した機能的な支台歯を作ることができる。単根歯の場合には従来と同様に芯棒となるポストの使用が求められる。なぜならば大臼歯では歯軸方向の力が支配的な状態となるため、歯冠幅径に対する支台歯の高さの比率が小さく、さらに広い髄腔が存在することと相俟ってポスト設置による脱離抵抗性が小さくなるが、切歯のような単根歯では、その形状が大臼歯と大きく異なることから、片持ち梁の曲げモーメントが大きく作用するからである（図10）。

SFRCsの可能性

SFRCsのおもな使用目的は、失われた象牙質の再建である。とくに大きな窩洞や実質欠損がある症例において、ベース材やコア材として有効となり、生活歯・失活歯のいずれにも使用可能で、根管治療後の大臼歯では支台築造にも適用できる[7]。SFRCsはガラスの短繊維にて補強されており、あらゆる方向に補強効果を発揮する[8,9]。そのため、設計の複雑化を避けることが可能であり、直接法で使用する際は、従来の接着システムを用いることで高い接着強度が得られる。また、生活歯象牙質へのレジンコーティング（IDS）法に用いることで、歯質の補強、外的刺激の遮断、歯髄保護が期待でき、接着耐久性も向上が望める。

おわりに

これまでの歯冠修復では、歯よりも硬く強い材料を用いることで長期的に良好な経過を得る手法を選んできた。しかしながら、長期的な経過観察からは歯根破折や咬耗・摩耗症などのトラブルも散見されている。バイオミメティックレストレーションは、天然歯の構造を模倣することで、元来もっていた機能と審美性を回復し、生体と調和のとれた歯冠修復を可能とする。

【参考文献】
1) Shinya A : Dental material research in prosthodontics-Towards developing better and efficient biomimetic materials. J Prosthodont Res. 67(2):vi-vii, 2023.
2) Vallittu PK, Shinya A, Baraba A, Kerr I, Keulemans F, Kreulen C, Lassila L, Malmstrom H, Novotny R, Peumans M, Van Rensburg J, Wolff D, Özcan M : Fiber-reinforced composites in fixed prosthodontics-Quo vadis?. Dent Mater. 33(8):877-879, 2017.
3) Garoushi S, Lassila LV, Vallittu PK : Fracture toughness, compressive strength and load bearing capacity of short glass fiber-reinforced composite resin. Chi J Dent Res. 14(1):15-19, 2011.
4) Bijelic et al : Fracture load of tooth restored with fiber post and experimental short fiber composite. Open Dent J. 5:58-65, 2011.
5) Lassila LVJ, Keulemans F, Vallittu PK, Garoushi S : Characterization of restorative short-fiber reinforced dental composites. Dent Mater J. 39:992-999, 2020.
6) Omran TA, Garoushi S, Lassila L, Shinya A, Vallittu PK : Bonding interface affects the load-bearing capacity of bilayered composites. Dent Mater J. 38(6):1002-1011, 2019.
7) Garoushi S, Vallittu P, Shinya A, Lassila L : Influence of increment thickness on light transmission, degree of conversion and micro hardness of bulk fill composites. Odontology. 104(3):291-297, 2016.
8) Lippo Lassila, Eija Säilynoja, Roosa Prinssi, Pekka K Vallittu, Sufyan Garoushi : Fracture behavior of Bi-structure fiber-reinforced composite restorations. J Mech Behav Biomed Mater. 101:103444, 2020.
9) Magne P, Carvalho AM, Milani T : Shrinkage-induced cuspal deformation and strength of three different short fiber-reinforced composite resins. J Esthet Restor Dent. 35:56-63, 2023.

LEVEL UP & H!NT

01 ガイデッドサージェリーによるインプラント埋入の勘所

02 ダイナミック3Dナビゲーションシステム

03 MIを考慮したインプラント治療

04 ワイド＆ショートインプラントの応用

05 デジタル技術を活用したインプラント治療

06 インプラントトラブルのリカバリー

07 AIによるインプラントポジションの診断

第5章 インプラント

LEVEL UP & H!NT

01 ガイデッドサージェリーによる インプラント埋入の勘所

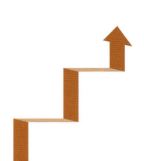

札幌医科大学医学部　口腔外科学講座　**出張裕也**

はじめに

近年のインプラント治療では、補綴主導型の治療計画を中心とした新しいアプローチへと大きく転換している。口腔内スキャナー（Intraoral scanner：IOS）やコーンビームCT（Cone beam computed tomography：CBCT）などによるSTLやDICOM形式の3次元（3D）データ取得が容易となり、理想的なインプラント埋入位置を事前にシミュレーションできるようになった。さらに、その計画を忠実に反映するサージカルガイドを用いる"ガイデッドサージェリー"が幅広く利用され、フリーハンドによる従来法と比較して高い正確性や手術侵襲の低減、手術時間の短縮、術後合併症リスクの低減などが期待されている。一方で、ガイデッドサージェリーでは3Dデータの取得と統合（重ね合わせ）、ガイド設計、ガイドの支持・固定方法、ガイド製作工程、さらには術中操作といった多岐にわたる要因が最終的な治療結果に影響する。

本項では、ガイデッドサージェリーを安全かつ的確に活用するために、3Dデータの取得、治療計画とガイド製作、術中に起こりやすいトラブルとその回避法について解説する。

3Dデータの取得と統合

ガイデッドサージェリーの精度を高めるには、まずCT撮影と口腔内スキャンによる3Dデータ取得の質が極めて重要である。CBCT撮影では、ボクセルサイズ0.3〜0.4mm程度の解像度があれば顎骨の高さや幅、下顎管や血管、上顎洞などの重要な解剖学的構造との位置関係を正確に把握できる。ただし、撮影時に患者が動いてモーションアーチファクトが生じると画像全体が歪み、プランニングが困難になるため、患者の頭部を固定して安定した姿勢で撮影しなければならない。

撮影範囲（FOV）はインプラント埋入予定部位のみならず、下顎管や上顎洞といったリスク部位を包括する十分な広さを設定することが望ましい。フルマウスなど多数歯欠損や補綴物のアーチファクトが多いケースでは、スキャンテンプレートを使用し、CT上にマッチングポイントを加えたり、アーチファクトの影響がない部位にマッチングポイントを明示する（図1）。咬合させた状態で撮影するとソフトウエア上でのセグメンテーションが困難になるため、バイトプレートなどを使用して開口させた状態で撮影するなど、ケースに応じて工夫することでプランニングにより適した画像を得ることが可能となる。

口腔内スキャナーは、とくに少数歯欠損の症例で患者負担を軽減しつつ、高精度な口腔内3Dデータを迅速に取得できる利点がある。一方、フルマウスなど多数歯欠損や補綴物のアーチファクトが多いケースでは、まずシリコーン印象材で印象を採得して石膏模型を製作し、ラボスキャナーでスキャンした模型上でスキャンテンプレートやバーチャルワックスアップを作成してデータ化する。

こうして得られたCTのDICOMデータと口腔内スキャナー（またはラボスキャナー）によるSTLデータをプランニングソフトウエア上で正確に統合することで、サージカルガイド設計の精度と信頼性が格段に向上する。

バーチャルプランニング

近年の研究によれば、ガイデッドサージェリーは

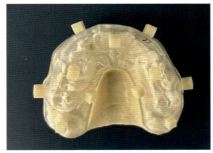
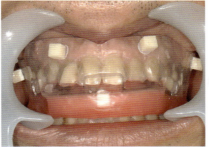
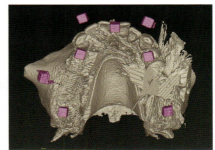

a：CTスキャンテンプレート　　　　　　　　　　　　　　　　　　　　　　　　　　b：3DCT

図❶a、b　金属アーチファクトの多いケースでは、造影レジンでマッチングポイントを付与したCTスキャンテンプレートを口腔内に装着してCT撮影することで、3DCTデータ上にマッチングポイント（ピンク）を明示できる

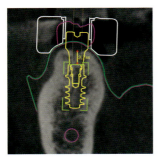
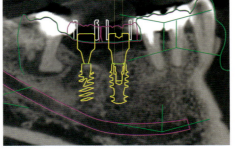
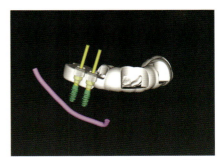

a：クロスセクショナルの画像で顎骨に対する頬舌的位置関係やインプラントと皮質骨の干渉などが確認できる

b：タンデンシャルビューでは隣接歯やインプラント、下顎管との位置関係、6|の根尖病巣などが確認できる

c：3Dビューではインプラントと下顎管などの位置関係が多方向から確認できる

図❷a〜c　バーチャルプランニング。プランニングソフトウエア上で統合したCTデータ、口腔内スキャンデータ、バーチャルワックスアップを参考にインプラントの埋入計画を立てる。下顎管や隣接歯との位置関係を2D、3Dで確認する

　フリーハンドによる埋入と比較して正確性や予知性に優れ、神経や血管、上顎洞などを損傷するリスクを低減すると同時に、一次固定性の向上にも寄与すると報告されている。さらに、骨量が限られた症例でも短いインプラントや傾斜埋入を選択できる可能性があり、広範囲な骨造成を回避あるいは縮小できる点は臨床上大きなメリットといえる。

　これらの恩恵を十分に得るためには、バーチャルプランニングの段階で正確かつ包括的な治療計画を立てることが重要となる。まずは補綴主導のコンセプトを徹底し、バーチャルワックスアップに基づいて将来的な上部構造の形態を念頭に置きながら埋入位置・方向・深さを検討する。近年のプランニングソフトではアバットメントを仮想装着し、歯肉縁下の立ち上げやエマージェンスプロファイルを考慮した微細な調整も可能である。また、下顎管や上顎洞、隣接歯根などの解剖学的リスク部位をソフトウェア上で明確にマークし、これらを回避しつつ十分な骨支持を確保できるプランニングを行うことも不可欠である（図2）。

　これらのステップを忠実に踏むことで、術中のトラブルリスクを低減させるだけでなく、治療の長期的な安定性を高めることにも繋がる。バーチャルプランニングは、デジタル技術を最大限に活用して患者にとって安全で予後のよいインプラント治療を実現する基盤といえるだろう。

サージカルガイドの設計

　サージカルガイドの設計は、バーチャルプランニングで決定したインプラントの位置を口腔内で忠実に再現するために重要なプロセスである。プランニングソフト上で計画したインプラント上にスリーブを設定し、サージカルガイドの設計を行う。スリーブが粘膜と干渉していると、サージカルガイドが不適合になったり、スリーブの維持が悪くなって術中に脱落することがあるので、欠損部の粘膜と骨のデータを確認して高さを設定する。

　サージカルガイドは、十分な強度をもたせるために4〜5㎜程度の厚さを確保し、歯とのオフセットを0.1〜0.15㎜程度に設定する。とくに、歯列とスリ

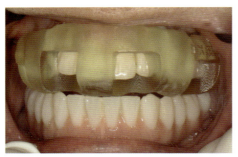
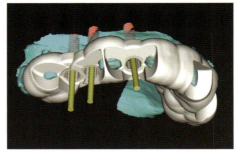

a：インスペクションウィンドウによって視覚的にガイドの適合を確認する

b：インスペクションウィンドウは埋入予定部の前後に設定することが推奨される。ドリルガイドの挿入やドリリング操作の際にコントラのヘッドが干渉しないようにウィンドウを設定する

図❸a、b　インスペクションウィンドウによる適合の確認

ーブ周囲の接合部は薄くなりやすいため、ガイド破損を防止するためにも十分な厚みをもたせることが求められる。

部分欠損症例では、ガイドの安定性・支持を確保するうえで歯支持型ガイドを用いることが一般的だが、症例によっては固定ピンによる固定も有効である。固定ピンを配置する際はCTやスキャンデータを確認し、骨量や神経、血管などの位置を十分に考慮して安全な部位を選択することが不可欠である。さらに、検査用ウィンドウ（Inspection window）を設けてガイド装着の適合を視覚的に確認すると同時に、ドリル操作時の視野や操作性を確保する工夫も有効である（**図3**）。ただし、ウィンドウを増やしすぎるとガイド強度が低下し、破損リスクが高まるため注意が必要である。

また、スリーブの高さやガイドホールの形状を調整して自由ドリリング距離（Free drilling distance：FDD）を最小化することも精度向上に繋がる。ガイドは、製作時の誤差や使用までの保管条件によって変形が生じるおそれがあるため、術前には試適と適合確認を行い、問題があれば調整や再製作を行うことが望ましい。これらの設計上の配慮と丁寧な術前確認作業こそが、ガイデッドサージェリーを成功に導く鍵となる。

■ ガイデッドサージェリーの手術操作の基本と術中トラブル

ガイデッドサージェリーを安全かつ正確に行うためには、まずガイドスリーブ・ドリルガイド・ドリルの挿入方向をインプラント軸としっかり一致させる感覚を身につける必要がある（**図4**）。ドリルガ

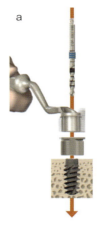
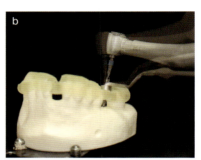

a：ドリル操作やインプラント埋入時はつねにインプラン軸を意識して操作を行うことが重要である

b：スリーブとドリルガイド、ドリルガイドとドリルには水平的な遊びがあるために角度のずれが生じる

図❹a、b　インプラント軸とガイドの遊び

イドでサージカルガイドを強く押さえすぎると、角度のずれやガイドの破損が生じるため、必要最小限の力で慎重に操作することを徹底したい。フルガイドでインプラントを埋入する際には高い精度が得られる反面、インプラントドライバー（マウント）とスリーブの干渉によってトルクが上昇する可能性があるため、つねにインプラント軸を確認しながら埋入を進めることが求められる。

骨幅が狭い"ナイフエッジ"の症例では、ドリルが骨に弾かれて大きなずれを生じることがあるため、先端が鋭いバーで刺入点を決めるか、骨頂のリダクションを行って平坦化してからドリリングを進める方法が一般的である。しかし、広範囲のリダクションは侵襲が大きくなったり、リダクションが適正に行われず予定の埋入ができないなどのリスクがある。刺入部周囲のみ専用のバーで骨を平坦化するシステムを用いることで、侵襲が少なく、安定したドリリングすることが可能となる（**図5**）。

ガイデッドサージェリーではスリーブとドリルの

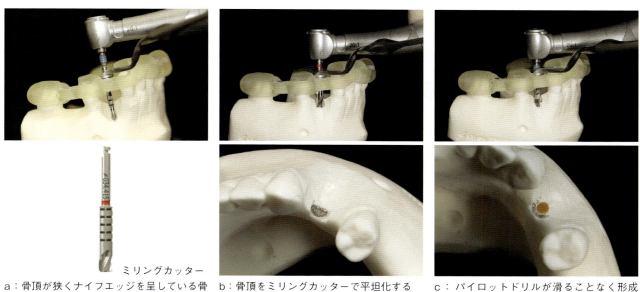

ミリングカッター
a：骨頂が狭くナイフエッジを呈している骨では、パイロットドリルが骨に弾かれ刺入点や角度が大きくずれてしまう
b：骨頂をミリングカッターで平坦化する
c：パイロットドリルが滑ることなく形成できる

図❺ a〜c　ミリングカッターによる刺入部の平坦化。ガイデッドサージェリーのように刺入点が確認できないときに有用である（ストローマンガイドシステム）

間隔が狭いため、冷却が不十分になりやすい。とくに、Type1の硬い骨や下顎で厚い皮質骨が存在する部位の埋入では、熱傷の防止に注意が必要である。ドリルの回転速度が速すぎたり、インプラント形成窩内で長時間ドリリングをしたり、冷却が不十分になると骨が熱傷を起こし、壊死を引き起こすリスクがある。骨の熱傷はインプラントのインテグレーションを阻害することがあるので、とくに注意が必要である。予防法としては、よく切れるドリルを使用し、可及的に低速の回転数でしっかり冷却しながら形成を行う。予定深度まで一気に形成するのではなく、ドリルを出し入れしながら冷却水で骨片や血液を洗浄しつつ予定深度まで段階的に形成する。とくに骨が硬い場合はピエゾサージェリーを併用するのも効果的である。最近では発熱の少ないドリルシステムも開発されている。

また、バーチャルプランニングでは可視化されない解剖学的制限も存在する。開口量不足、咬筋や頬粘膜などの干渉、既存歯の位置の問題などが挙げられる。これらはガイドの装着自体やドリリング操作を困難にし、場合によってはガイデッドサージェリーを不可能にする。開口量は事前にしっかり確認すべき事項であるが、実際にガイドを装着すると、臼歯部ではドリルの長さによって開口量が不足するケースがある。このような場合は、短いドリルから順番に形成することで予定深度まで到達できるが、フルガイドによる手術が難しい場合はパイロットドリルのみをガイドで行い、以降はガイドを外してフリーハンドで拡大形成する。ガイドが使えないと判断した場合は、従来のフリーハンド法に切り替える準備をつねにしておく必要がある。

おわりに

ガイデッドサージェリーは、補綴主導型の治療コンセプトに基づき3Dデータによるバーチャルプランニングを行い、サージカルガイドを用いて手術に反映させる手法で、従来のフリーハンドでは得られなかった高い正確性と治療効率を実現する。3Dデータを用いたバーチャルプランニングは理解が容易で、患者へのインフォームド・コンセントや手術チーム内での情報共有に活用することができる。一方で、いまだ数多くの因子が最終的な埋入精度やインプラント周囲組織の健康に影響を及ぼすため、術者は絶えず知識と技術をアップデートし、術中トラブルを事前に想定して回避策を講じる姿勢が求められる。ガイデッドサージェリーは初心者から経験豊富な歯科医師まで幅広く応用できる優れた手段であり、適切なワークフローと注意点を守れば、より安全で予知性の高いインプラント治療を患者に提供することが可能となる。

LEVEL UP & H!NT

02 ダイナミック3Dナビゲーションシステム

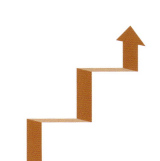

京都府・五十嵐歯科医院　**藤田 裕　五十嵐 一**

はじめに

ブローネマルク博士がチタンと骨のオッセオインテグレーション（骨結合）を発見したことがインプラント治療の夜明けとするなら、ダイナミック3Dナビゲーションシステムの登場はインプラント治療の大きな革命であり、将来的なフルロボットでの手術に至る過程と考えられている（図1）。ダイナミック3Dナビゲーションシステムの最大の利点は、専用の機械を使用して決められた手順に沿って治療を行えば、計画に基づいた正確性の高いインプラント治療が提供できることである。

ダイナミック3Dナビゲーションシステム

ダイナミック3Dナビゲーションシステムの代表的な製品の1つであるX-Guideナビゲーションシステム（NobelBiocare社／以下、X-ガイド）は、インプラントシミュレーションソフトウェアDTX Studio™ Implant（NobelBiocare社／以下、DTX）を使用して患者のデータと連動させてインプラントの治療計画を作成するシステムである。X-ガイドには、ワークフローの種類として物理マーカー法と仮想マーカー法がある（図2）[1]。物理マーカー法（X-クリップ方式または基準点スクリュー

フリーハンド　サージカルテンプレート　ダイナミックナビゲーション　ロボットアシスト（Neocis社 YOMI）　フルロボット（No Product on Market yet Global KE）

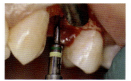 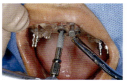 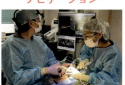 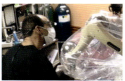

図❶　X-ガイドのポジショニング。ダイナミック3Dナビゲーションシステムはロボットアシストやフルロボットでの手術に至る過程である（ノーベルバイオケア社より資料提供）

物理マーカー法（物理的実体がある）
- X-クリップ方式
  X-クリップを残存歯に設定
- 基準点スクリュー方式
  規定のスクリュー（maxDrive® screw/ KLS Martin GROUP® 日本マーチン社）を顎骨に設定

仮想マーカー法（物理的実体がない）
- X-マーク方式
  仮想の基準点を残存歯または顎骨に設定
- モディファイドX-マーク方式
  ボーンタックやスクリューを顎骨に設定

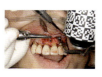 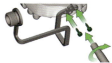

図❷　X-ガイドで使用できるワークフローの種類（参考文献[1]より引用転載）

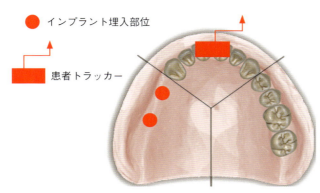

図❸ 物理マーカー法。X-クリップ方式は残存歯が安定している1〜2歯欠損のインプラント埋入手術や手術侵襲を最小限にしたい手術に用いられる

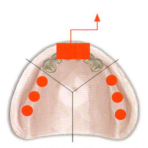
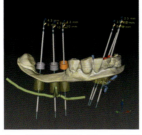
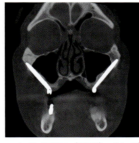
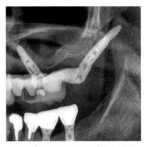

a：3歯以上のインプラント埋入手術　　b：神経に近接している症例　　c：ザイゴマ（頬骨）インプラント　　d：プテリゴイド（蝶形骨）インプラント

図❹ 仮想マーカー法。モディファイドX-マーク方式は3歯以上のインプラント埋入手術、神経および上顎洞に近接している症例、ザイゴマ（頬骨）インプラントやプテリゴイド（蝶形骨）インプラントなど術野が明示しにくい部位の埋入手術に用いられる

方式）は、X-クリップを残存歯に設定、または規定のスクリューを顎骨に設定し、CBCTデータ上に実体としての基準点を認識させる方法であり、残存歯が安定している少数本のインプラント埋入手術や侵襲を最小限にしたい手術に用いられる（図3）。

一方、仮想マーカー法（X-マーク方式またはモディファイドX-マーク方式）は、仮想の基準点を解剖学的構造（残存歯または顎骨）に設定する方法であり、多数本のインプラント埋入手術、神経や上顎洞に近接している症例、ザイゴマ（頬骨）インプラントやプテリゴイド（蝶形骨）インプラントなどの術野が明示しにくい部位の埋入手術に用いられる（図4）。

本項では、物理マーカー法（X-クリップ方式）での部分欠損症例および仮想マーカー法（モディファイドX-マーカー方式）での全顎的なインプラント症例について解説する。

症例1：物理マーカー法（X-クリップ方式）

患者：20歳、女性
主訴：$\overline{2|2\ 5}$の先天的欠如（図5、6）

治療計画：物理マーカー法（X-クリップ方式）

X-クリップを口腔内に装着してCBCT撮影を行い、得られたDICOMデータと事前に採得した配列模型からSmartFusionによる理想的な歯冠形態と顎骨形態を重ね合わせ、審美的な位置や隣在歯との関係を考慮してインプラントの埋入位置を決定した（図7）。物理マーカー法（X-クリップ方式）を使用する際の留意点として、①X-クリップの位置は術野の妨げにならない位置に設定する（前歯部はX-クリップの安定が悪いため、可能であれば臼歯部を含めてX-クリップを装着することを推奨する：図8）。②X-クリップ内部の樹脂がアンダーカットに入らないようにブロックアウトを行う。③X-クリップの固定が甘いと位置の誤差が発生する。④視線はモニターを向いているためにドリルによる隣在歯や粘膜の損傷の可能性がある。

これらの点に留意して手術を行うことによって手術侵襲を小さく、短時間で理想的な位置にインプラントを埋入できた（図9、10）。

症例1

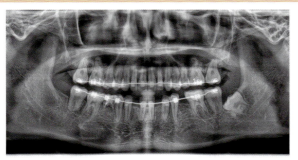

図❺　術前のパノラマX線画像

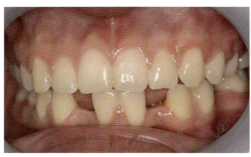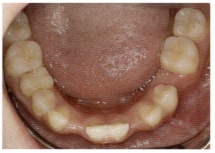

図❻　術前の口腔内写真

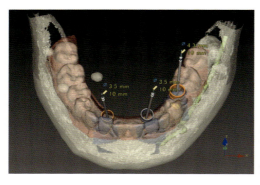

図❼　SmartFusionで歯冠形態と顎骨形態の重ね合わせを行い、理想的な位置にインプラントの埋入部位を設定する

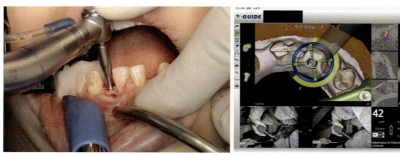

図❽　X-クリップを安定する場所で操作に配慮した位置に設定する。術中の埋入ポジションの変更も画面を見ながら行える

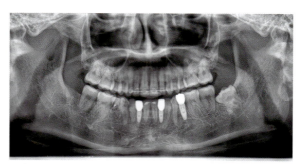

図❾　術後のパノラマX線画像。隣在歯を損傷させずに理想的な位置にインプラントが埋入されている

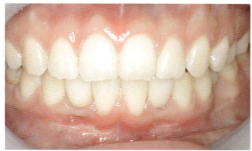
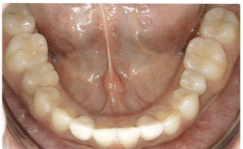

図⑩　最終補綴物を装着

症例2

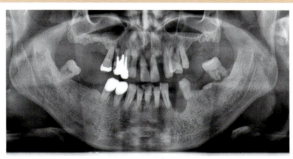

図⑪　術前のパノラマX線画像

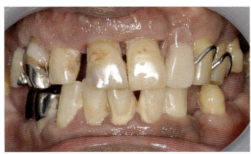
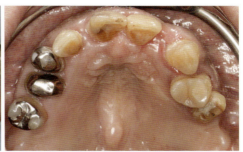

図⑫　術前の口腔内写真

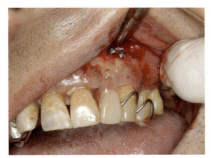

図⑬　顎骨にスクリューを装着する

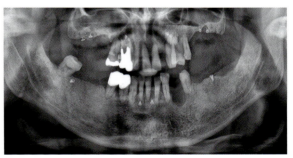

図⑭　スクリュー装着後のパノラマX線画像

症例2：仮想マーカー法
（モディファイドX-マーク方式）

患者：52歳、男性
主訴：上下顎残存歯は重度の歯周病で著しく動揺して保存困難なため、全顎的なインプラント治療を希望して受診（図11、12）。
治療計画：仮想マーカー法（モディファイドX-マーク方式）

手術前に顎骨にスクリューを設置後（図13、14）、口腔内のスクリューの位置とラジオグラフィックガイドの位置をCBCTに記録する（図15、16）。その後、DTX上でSmartFusionを行い、鼻腔底や上顎洞底、頬骨などの解剖学的構造を考慮して、インプラント体の三次元的な埋入位置の設計を行った（図

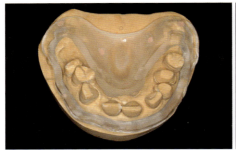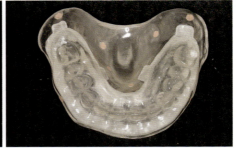

図⑮ ラジオグラフィックガイドの作製（上顎）

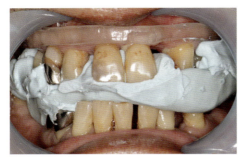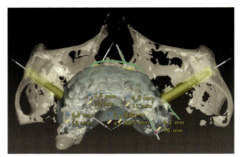

図⑯ 口腔内にガイドを装着してCT撮影を行う

図⑰ DTX Studio™ Implantのインプラントシミュレーションソフトウェアでザイゴマインプラントの設計も可能となった

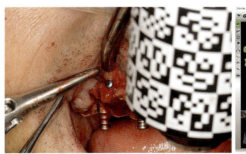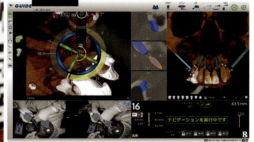

図⑱ 仮想マーカー法（モディファイドX-マーク方式）ではプローブにてレジストレーションを行う

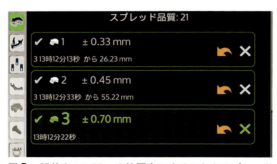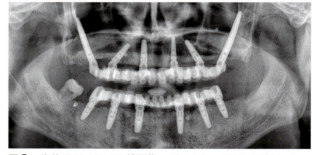

図⑲ 誤差を±1.00㎜の範囲内にすることやスプレッド品質が14以上であることが重要である

図⑳ 術後のパノラマX線画像。ダイナミック3Dナビゲーションシステムでは全顎症例を行うことも可能になった

17）。仮想マーカー法（モディファイドX-マーク方式）を使用する際の留意点として、①仮想マーカー法ではプローブにてレジストレーションを行い、誤差を±1.00㎜の範囲内にする（図18）。②スプレッド品質を向上させるために埋入予定位置より遠心にタッチポイントを設定する（スプレッド品質は14以上であること：図19）。③スクリューは固定が確実な位置に設定する（骨が脆弱な部位はスクリューが外れる可能性があるため避ける）。

ザイゴマインプラントや蝶形骨インプラントの埋入手術をX-マーク方式で行う際は、ドリルの方向や深さが明確に確認できるため、非常に有効である。

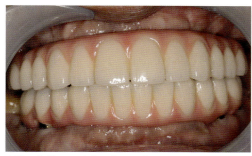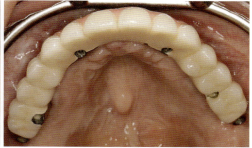

図㉑　術後の口腔内写真。予定どおりに理想的な位置にインプラント体を埋入することができた

本症例は、上顎では明示しにくい頬骨の位置に事前にザイゴマインプラントの設計を行い、理想的な位置に埋入することができた（図20、21）。

X-ガイドの利点・欠点と適応症

インプラントを安全かつ適切な位置に埋入する方法として、これまではサージカルガイド法が用いられてきた。従来のサージカルガイド法の利点として、①最終補綴物の形態を事前に想定できるため、上部構造の軟組織からの立ち上がりが理想的な形態になる、②軟組織の剝離を最小限にすることで骨移植の外科的侵襲を抑えることができるなどが挙げられる。一方、欠点として、①開口障害の患者や嘔吐反射の強い患者には使用できない、②サージカルガイドに装着されているスリーブによって疑似トルクが発生する、③ドリル切削時の注水が十分ではない、④サージカルガイド法は一度構築されると途中で治療の変更ができないなどが挙げられる[2]。

X-ガイドはサージカルガイド法の利点に加えて、①装着器具が小さくなったことで術野が明示しやすくなった、②術中に治療計画が変更可能になったことで、手術中の位置精度の検証と誤差の確認をその場で行うことが可能になった。

X-ガイドにおける物理マーカー法（X-クリップ方式）は、残存歯などを固定源とするために器具の設置が容易で手術前に侵襲処置はない。しかし、X-クリップが変形した場合の誤差の検証ができないことに注意する必要がある。また、仮想マーカー法（モディファイドX-マーク方式）は、残存歯や顎骨に特徴的な部位がなくX-クリップが固定できない場合に使用される方式であり、手術中に基準点にトラブルが起こった場合、誤差の検証やさまざまなスクリューによるレジストレーションが可能である。しかし、手術前にスクリューを固定するための外科処置が必要である点について事前に患者に説明する必要がある。

X-ガイドは手術中に画面上で誤差を確認し、ドリルの先端部が骨のどこに位置しているかを確認できる非常に優れた方法である。しかし、画面を注視することから術者はある程度のトレーニングが必要であり、ラーニングカーブの上昇とともにより正確な位置にインプラントの埋入が可能となる。X-ガイドは、部分欠損症例だけではなく、全顎症例や術野が明示しにくい症例（ザイゴマインプラントや蝶形骨インプラント）、臼歯部遊離端欠損症例、下歯槽神経が近接する骨吸収を伴う症例、解剖学的形態に考慮しなければならないあらゆる症例に応用可能であり、安全かつ理想的な位置にインプラントの埋入が可能になった。

おわりに

ダイナミック3Dナビゲーションシステムの出現により、最終補綴装置を視野に入れた補綴主導型インプラント治療が可能となった。インプラント治療では、診査・診断、印象採得、上部構造の設計・製作といったあらゆる工程でデジタル化に移行している。今後、症例に応じて適切なワークフローを選択して臨床応用されることを期待する。

【参考文献】
1）鈴木仙一，五十嵐一，松成淳一，脇田雅文，他：エックスガイドを用いたダイナミック3Dナビゲーションサージェリー．クインテッセンス出版，東京，2022．
2）木津康博：ガイデットサージェリーの現状と有用性：静的ガイドと動的ガイドの応用．日本口腔インプラント学会誌，37（1）：15-25，2024．

LEVEL UP & H!NT

03　MIを考慮したインプラント治療

香川県・豊嶋歯科医院　**豊嶋健史**

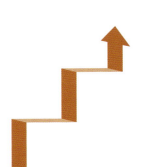

　MI（低侵襲）を考慮したインプラント治療では、外科処置の過程で患者への負担を減らすことがMI治療への近道である。とくに、抜歯の際に歯槽堤温存術（Alveolar Ridge Preservation：ARP）を行うことで、治療全体を通じて低侵襲となる。本項では、上顎の臼歯部に着目し、後々の骨造成術（Guided Bone Regeneration：GBR）や上顎洞底挙上術を回避、もしくは規模を縮小するための、ARPによる低侵襲インプラント治療を紹介する。

抜歯後の歯槽骨吸収

　抜歯後、歯槽骨のリモデリングは6ヵ月以内に起こり、高さは平均1.24mm、骨幅は平均3.8mm減少する[1]。したがって、抜歯時にARPを行うことによって歯槽骨の吸収を抑制し、インプラント埋入に必要な歯槽骨形態を維持することで、より低侵襲な治療となる。

　また、抜歯窩に充填する骨補填材は新生骨による骨再生を導いた後、3〜6ヵ月程度で完全に自家骨に吸収・置換されていることが望ましい[2]。

ARPの適応

　抜歯する部位の歯槽骨および軟組織の状態により、ARPの適応が異なる（**図1**）[3]。
a：歯槽骨の損傷がなく根尖病変も存在せず、軟組織も十分に保存されている場合には、抜歯即時インプラント埋入が可能であり、歯槽堤温存術は不要である。
b：歯槽骨の損傷は20%未満で、軟組織が保存されている場合には、ARPの適応となる。
c、d：20%以上の歯槽骨の損傷があり、軟組織も退縮している場合には、ARPに加えて何らかの軟組織再建が必要となる。また、dのように根尖病変がある場合には病変の摘出搔爬が必須となる。そして、抜歯およびARPを行って4〜6ヵ月後にインプラントを埋入するのが、現時点での標準的な方法である。

ARPによって埋入時のGBRを回避できた症例

　患者は60代の男性で、4|が歯根破折によって抜歯適応となった。愛護的な抜歯によって頬側骨を保存

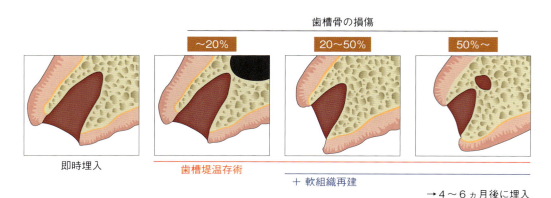

図❶　抜歯する部位の歯槽骨および軟組織の状態による歯槽堤温存術の適応（参考文献[3]より引用改変）

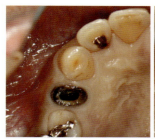
a、b：愛護的に抜歯、頰側骨を保存

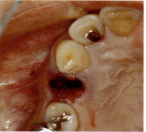
c：リフィットデンタルを充塡

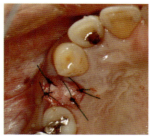
d：シリコーン膜付きのテルダーミス®真皮欠損用グラフトで被覆、縫合

図❷ a〜d　ARPにより埋入時のGBRを回避できた症例

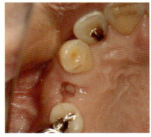
a：抜歯前。根尖病変によって根尖部の歯槽骨は開窓していた

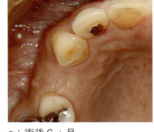
b：抜歯とARP直後、愛護的に抜歯することで頰側の歯槽骨を温存できた

図❸　術前と術直後のCT画像

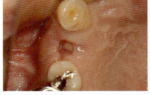
a：術後2週間　　b：術後2ヵ月　　c：術後6ヵ月
図❹ a〜c　テルダーミス®真皮欠損用グラフトにより周囲から角化粘膜が伸長

した（黄色矢印）。リフィットデンタル（ストローマン・ジャパン）を充塡し、シリコーン膜付きのコラーゲン使用人工皮膚（テルダーミス®真皮欠損用グラフト：ジーシー）で被覆・縫合した（図2、3）。リフィットデンタルは従来の顆粒状の骨補塡材より格段に操作性がよいため、抜歯窩への充塡が容易である。また、リフィットデンタルは水分を含んだ後の容積変化が大きいため、筆者は使用する30分前に生理食塩水に浸し、その変化を見越しておくことが多い。基本的には充塡後にテルダーミス®真皮欠損用グラフトで被覆・縫合するが、術後に漏出する可能性は低いため、中間欠損など隣在歯が存在する場合には歯周保護材料で被覆するだけでもよい。

インプラント治療において、機能的および審美的に理想的な上部構造を装着するには、十分な歯槽骨幅とともに角化粘膜が必要である[4]。テルダーミス®真皮欠損用グラフトは1993年に整形外科領域で開発され、歯科領域では欠損軟組織部の修復、遊離歯肉移植時の欠損創、角化組織増大法に応用されている[5]。本症例で特筆すべきは、術後2週間の口腔内写真でわかるように、テルダーミス®真皮欠損用グラフトの効果により、周囲から角化粘膜が伸長してきたことである（図4）。

また、リフィットデンタルは充塡直後には不透過性はほぼなく（図3）、術後2〜4ヵ月でようやく不透過性が亢進して認識できることが多い（図5）。

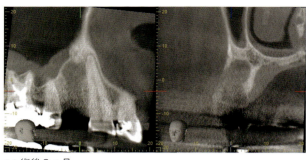 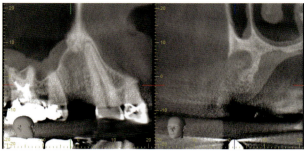

a：術後2ヵ月　　　　　　　　　　　　　　　　　　b：術後4ヵ月

図❺ a、b　術後のCT画像。リフィットデンタルは充填直後には不透過性がなく、術後2～4ヵ月でようやく不透過性が亢進して認識できることが多い

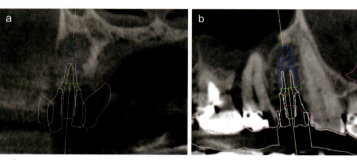

図❻　術後6ヵ月での埋入シミュレーション。既存骨中ではなく、ほぼリフィットデンタルによって再生された骨にインプラント（青線）を埋入する予定となった

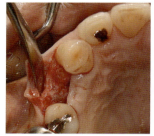 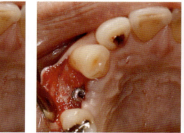 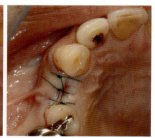

a：抜歯とARP後6ヵ月で埋入。粘膜骨膜弁を剝離翻転すると十分な歯槽骨幅が確認できた　　b：埋入窩縁に注目すると骨化は完全ではなかった　　c、d：初期固定は良好だったため、そのまま一次閉鎖した

図❼ a～d　術後6ヵ月におけるインプラント埋入時の口腔内写真

術後6ヵ月でのシミュレーションでは、既存骨中ではなく、リフィットデンタルによって再生された骨に埋入する予定となった（図6）。術後6ヵ月での埋入時（図7）、粘膜骨膜弁を剝離翻転すると十分な歯槽骨幅が確認できた。一方、埋入窩縁に注目すると、骨化は完全ではなかった。しかし、初期固定は良好だったため、埋入後2ヵ月で暫間上部構造を装着。臨床上の問題はなく、その2ヵ月後に最終上部構造を装着した（図8）。

ARPにより埋入時のGBRや上顎洞底挙上術の回避、規模を縮小する

上顎大臼歯部のインプラント治療の場合、上顎洞底挙上術が必要になることがあり、既存骨高径によってアプローチ法が異なる（図9）。既存骨が6mm以上ある場合にはクレスタルアプローチによる上顎洞底挙上術とインプラント同時埋入が可能である。既存骨が6～4mmの場合にはラテラルアプローチとインプラント同時埋入が可能である。既存骨が4mm未満の場合には、まずラテラルアプローチによる上顎洞底挙上術を行い、待機期間を経て埋入することになる。また、ショートインプラントを選択する場合には連結を基本としており、単独植立になるならラテラルアプローチによる上顎洞底挙上術を行い、通常の長さのインプラント体を埋入する（図10）。

しかし、ラテラルアプローチは患者への侵襲が大きいため、治療結果を担保したうえで可能な限り侵

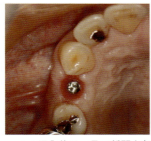
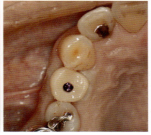

a、b：埋入後2ヵ月で暫間上部構造を装着　　c：2ヵ月後に最終上部構造を装着

図❽　上部構造の装着

既存骨高径		
6mm以上	クレスタルアプローチ ＋	同時埋入
6〜4mm	ラテラルアプローチ　＋	同時埋入
4mm未満	ラテラルアプローチ　→	待時埋入

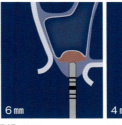
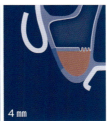

図❾　既存骨高径によるアプローチ法と埋入時期の選択（ITI treatment guide volume 5、Forum Implantologicum Volume 13/ Issue 1/2017から引用改変）

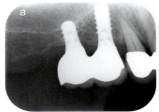
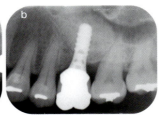

図❿a、b　ショートインプラントを選択する場合には連結を基本としており、単独植立になるならラテラルアプローチによる上顎洞底挙上術を行い、通常の長さのインプラント体を埋入する

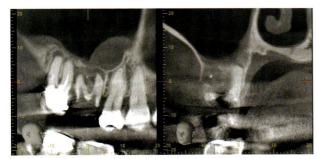
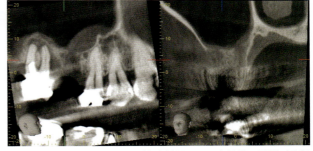

a：抜歯前。根管治療や貼薬剤の根尖外漏出によりダメージを受けていた歯槽骨　　b：抜歯とARP後5ヵ月では治療効果により歯槽骨の外形が確認できた

図⓫a、b　術前と術後5ヵ月のCT画像

襲を減じたいのが臨床現場の本音である。そこで、以下にARPにより上顎洞底挙上術が不要になった症例とクレスタルアプローチで対応できた症例を供覧する。

1．上顎洞底挙上術が不要になった症例

患者は40代の女性で、他院で6⏌の根管治療を長期にわたって行ったが、症状の改善がないためにインプラント治療を希望して来院した（図11a）。前述の方法によって抜歯およびARPを行って5ヵ月経過すると、歯槽骨の外形が確認できたため（図11b）、シミュレーションを行った（図12a）。直径4.1mm、長さ6mmのインプラント体を埋入することとし、上顎洞底挙上術を行うことなく埋入できた（図12b）。埋入後4ヵ月で暫間上部構造を装着（図13）、その3ヵ月後に最終上部構造（ジルコニア冠）を装着した（図14）。

本症例では、根管治療や貼薬剤の根尖外漏出によって相当ダメージを受けていた歯槽骨がARPに

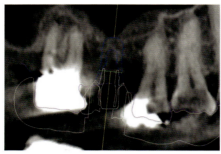
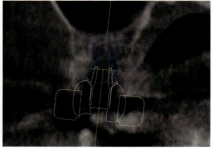

a：シミュレーションにより、直径4.1mm、長さ6mmのインプラント体を埋入予定

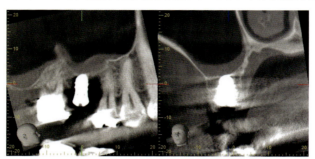

b：抜歯とARP後6ヵ月、上顎洞底挙上術を行うことなく埋入できた

図⓬a、b　シミュレーションと埋入直後のCT画像

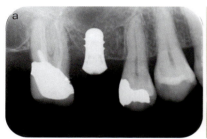

図⓭a、b　埋入後4ヵ月で暫間上部構造を装着

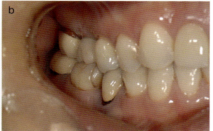

図⓮　3ヵ月後に最終上部構造（ジルコニア冠）を装着

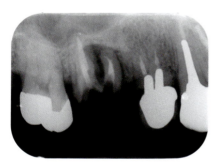

図⓯　患者は60代の男性で、6|が歯根破折により抜歯適応

よって再生され、さらに長さ6mmのショートインプラントを選択することで、上顎洞底挙上術が不要となった。

2．大規模な上顎洞底挙上術を回避できた症例

患者は60代の男性で、6|が歯根破折により抜歯適応となった（図15）。前症例と同様の手技で抜歯とARPを行ったが、3ヵ月後では歯槽骨の再生は不十分であった（図16a）。6ヵ月経過するとCT上で歯槽骨外形が認められ、その高さは約5mmとなり、埋入シミュレーションができるまで再生した（図16b）。シミュレーションでは、クレスタルアプローチによる上顎洞底挙上術を併用して直径4.8mm、長さ8mmのインプラント体を埋入する計画とした（図17a）。埋入時には十分に再生された歯槽骨を確認し埋入できた（図18）。本症例での挙上量は約2～3mmと小さかったため、骨補填材を使用しなかった。術直後のCTにより、シミュレーションどおりに上顎洞底挙上術および埋入ができたことを確認した（図17b）。埋入後2ヵ月で暫間上部構造、その2ヵ月後に最終上部構造（ジルコニア冠）を装着した（図19）。

本症例では歯槽骨がARPによって再生され、ラ

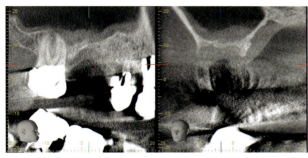

a：抜歯とARPを行った後3ヵ月では歯槽骨の再生は不十分であった

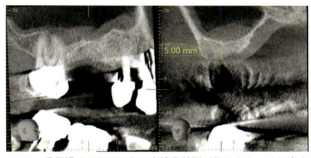

b：6ヵ月経過するとCT上で歯槽骨外形が認められ、その高さは約5mmとなり、埋入シミュレーションができるまで再生した

図⑯a、b　術後3ヵ月と6ヵ月のCT画像

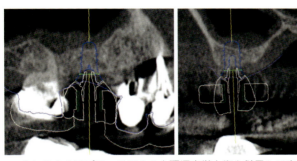

a：クレスタルアプローチによる上顎洞底挙上術を併用して直径4.8mm、長さ8mmのインプラント体を埋入する計画とした

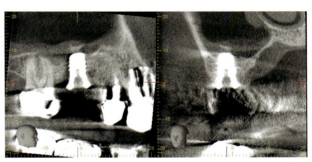

b：挙上量は約2～3mmと小さかったため骨補填材を使用せず、クレスタルアプローチによる上顎洞底挙上術および埋入ができた

図⑰a、b　シミュレーションと埋入直後のCT画像

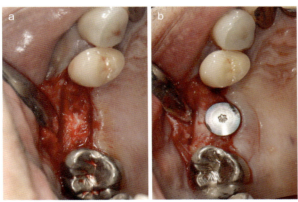

図⑱a、b　埋入時には十分に再生された歯槽骨を確認し埋入できた

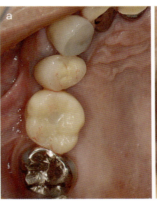

図⑲a、b　埋入後2ヵ月で暫間上部構造、その2ヵ月後に最終上部構造（ジルコニア冠）を装着した

テラルアプローチによる大規模な上顎洞底挙上術を行うことなく、簡単なクレスタルアプローチのみで埋入が可能だった。

今回は上顎の臼歯部において、GBRや上顎洞底挙上術を回避もしくは規模を縮小するためのARPによる低侵襲インプラント治療を紹介した。ARPを行うことで患者の負担と術者のストレスを減らすことができ、口腔内はもとより全身状態も考慮してさまざまな状態の患者のインプラント治療に対応可能となる。

【参考文献】
1）Hämmerle CH, Araújo MG, Simion M：Evidence-based knowledge on the biology and treatment of extraction sockets. Clin Oral Implants Res. Suppl 5:80-82, 2012.
2）松野智宣：ハイドロキシアパタイトによる骨造成：その特徴と適応. 日本口腔インプラント学会誌，35(4)：255-261，2022.
3）Cardaropoli D, Nevins M, Casentini P: A Clinical Classification System for the Treatment of Postextraction Sites. Int J Periodontics Restorative Dent. 41(2): 227-232, 2021.
4）Al-Hamoudi N, Bissada NF, Al-Askar MH, et al: Ridge preservation surgery after single and multiple adjacent tooth extractions: a microcomputed tomography study in dogs. Int J Oral Maxillofac Implants. 30(2): 315-320, 2015.
5）児玉利朗：インプラント・歯周再建治療のティッシュマネージメント．医学情報社，東京，2021.

LEVEL UP & H!NT

04 ワイド＆ショートインプラントの応用

東京都・優ビル歯科　林 揚春

求められるシンプルで安全なインプラント治療

　超高齢化社会である日本において、上顎洞までの垂直骨量が少ない上顎臼歯部に対する上顎洞底挙上術は、上顎骨側壁を開窓して洞底粘膜を挙上して骨移植を行うラテラルウインドウによるサイナスリフトが主流である。問題点としては、後上歯槽動脈損傷による出血、上顎洞粘膜損傷による骨補塡材の漏出や感染により、副鼻腔炎や上顎洞炎などの合併症を引き起こすリスクがあった。また、手術範囲が大きいため、疼痛、血腫や浮腫が起こる可能性が高い。とくに垂直骨量の少ない症例では、骨の補塡量が多いので、すぐにインプラント埋入ができないために6ヵ月から12ヵ月程度の長い治療期間が必要となる。このように、サイナスリフトは高度な技術を要する治療法であり、多くの骨補塡材が必要となるため、治療費は高額になりやすい。

　一方、下顎においても下歯槽管に近接した症例や舌側皮質骨が陥凹した症例では、垂直的骨増生が行われるが、創部哆開などの合併症の発症率が高く、難易度が高いので高度な外科的技術が要求される。また、骨が十分に増生できるまで治療期間が長く、機能圧の影響を受けやすい。

　このような難症例に対して、長い治療期間、より多くの費用、より多くの合併症およびより高度な外科技術を必要とすることを考慮すると、ワイド＆ショートインプラントを使用することにより、垂直骨量の少ない部位の上下顎大臼歯部の抜歯即時埋入や成熟側埋入においてシンプルで安全なインプラント処置を行うことによって、効率性やコスト削減だけでなく、術中においても患者の心理的安心感を与えている。

ワイド＆ショートインプラントの有効性

　本項では、ワイド＆ショートインプラントを用いた症例を供覧し、その有効性について説明する。

症例1：下顎大臼歯部の抜歯即時埋入（舌側皮質骨の陥凹：図1）

症例2：上顎洞底に近接した抜歯即時埋入（グラフトレスサイナスリフト：図2）

症例1

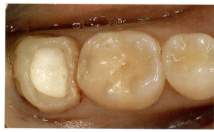 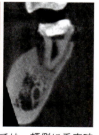 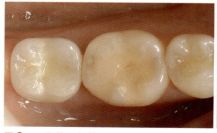 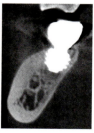

図❶a　頬側におけるボーンサウンディングでは、頬側に垂直破折線があり、根尖まで大きな骨欠損が認められた。通常の長さのインプラントでは舌側皮質骨穿孔により、舌下動脈やオトガイ下動脈を損傷して大量出血を引き起こし、口腔底の腫脹によって窒息死に至る可能性がある

図❶b　術後1年後のフォローアップでは、径7.0×7mmのワイド＆ショートインプラントを埋入することによって頬側の骨欠損は改善され、舌側皮質骨を貫通するリスクも回避され、安全で有効な選択肢となった

症例2

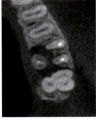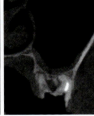

図❷a　このように根分岐部で破折して大きな骨欠損が存在し、上顎洞底までの垂直骨量が少ない症例の場合、従来の方法では抜歯後に歯肉弁が治癒してから、上顎洞底挙上を含めた複雑なインプラント処置となる。しかし、ワイド＆ショートインプラントを選択することにより、十分な初期固定が得られるので抜歯と同時のインプラント埋入が可能となる

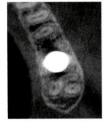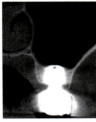

図❷b　抜歯後、径7.0×7mmのワイド＆ショートインプラントを同時に埋入し、術後8週でIOSによる印象採得、術後10週で上部構造を装着した。術後6ヵ月のフォローアップ時のCT画像では上顎洞粘膜の肥厚は改善され、マージナルボーンロスは認められなかった。垂直骨量の少ない部位における上顎大臼歯の抜歯即時埋入は、抜歯後、不良肉芽の徹底除去、洞底皮質骨を穿孔させ、ワイド＆ショートインプラントを抜歯窩の近遠心側壁と洞底骨で初期固定を得ることが重要となる。垂直骨量の少ない部位であっても、骨移植材料なしで行うと穿孔しても移植粒子に起因するすべての合併症が回避され、粘膜の肥厚も認められない

症例3

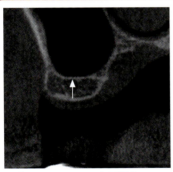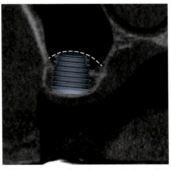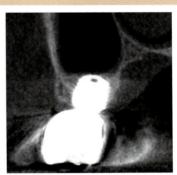

図❸a　このように上顎洞底までの垂直骨量が3mm以上あれば、歯槽頂からオステオトームなどを用いて骨補填材を塡入して上顎洞底粘膜を挙上し、インプラントを埋入するクレスタルアプローチが一般的な方法であった。問題点としては、骨補填材を塡入することによる上顎洞粘膜の穿孔により、手術自体が中止になる。また、穿孔を起こしてもブラインドで行うために気づかないで塡入した場合、骨補填材が洞内に散らばって上顎洞炎を併発する可能性が高い

図❸b　ワイド＆ショートインプラントの使用では、インプラントの先端部での上顎洞粘膜のTentingによる効率的な空間維持管理と、上顎洞粘膜の骨形成能と成長因子活性を有する血餅によって早期の骨形成が可能となる[1]。骨補填材を使用しないので上顎洞粘膜の穿孔による上顎洞炎を併発するリスクは少ない

図❸c　術後8週で強固なインテグレーションが得られ、術後12週で最終上部構造を装着した。術後1年後のフォローアップCTでは、インプラント先端部のTentingによってインプラント周囲に骨形成が認められた。このように。グラフトレスサイナスリフトは上顎洞内部の内径が狭いほど挙上量が多く、オッセオインテグレーションまでの期間も早い

症例3：上顎洞底に近接した成熟側埋入（グラフトレスサイナスリフト：図3）

まとめ

　現在では、ショートインプラントは長いインプラントと同様の生存率と生物学的結果を示している[2]。また、より広い直径のインプラントは、一次安定性、応力分散能の点で歯槽骨頂周囲のストレスと潜在的な骨量減少を軽減するので、ショートインプラントではなるべく広い直径のインプラントの使用が望ましい[3]。また、大臼歯部領域にワイドインプラントを使用することで十分な初期固定が得られ、従来の細いインプラントの問題点であったバイオメカニクスと縁下形態デザインの改善と早期のインテグレーションが図れるようになった。

【参考文献】
1) Ginnady Pinchasov, Gintaras Juodzbalys : Graft-free sinus augmentation procedure: a literature review. J Oral Maxillofac Res. 5 (1): e1, 2014.
2) Jing-Jing Yang, Wei-Hua Mao, Zheng-Rong Yu, Hong-Wu Wei, Shui-Gen Guo : Analysis of clinical effects and risk factors of short implant followed up for 7-9 years. Shanghai Kou Qiang Yi Xue. 32 (2): 214-219, 2023.
3) 林 揚春（編著）：ワイド・ショートインプラントの基礎と臨床 完全版 第5世代のインプラント治療. ゼニス出版, 東京, 2023.

LEVEL UP & H!NT

05 デジタル技術を活用した
インプラント治療

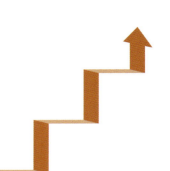

愛知学院大学歯学部　冠橋義歯・口腔インプラント学講座　**近藤尚知　大黒英莉**

はじめに

　インプラント治療は、診察・検査・診断に始まり、埋入手術、補綴処置、メインテナンスまで4つのステップに大別できる。そして、デジタル技術が導入されて以来、以下に挙げるあらゆるステップにおいて治療術式に変化が生じてきた（図1）。

　そのなかでも、口腔内スキャナーの歯科治療への臨床応用は革新的であり、これまで避けることのできなかった"石膏の硬化"という工程の時間軸からの削除を可能にした。光学印象の導入は、診療形態を変えてしまうほどのインパクトがあり、インプラント治療におけるデジタルトランスフォーメーションが始動したといえる。

デジタル技術を活用した
インプラント治療の実際

1．診察・検査・診断

　画像検査・診断におけるCTの活用は必須である

が、シミュレーション診断というデジタル技術を活用した新たな手法の開発により、インプラント治療の流れは大きく変化してきた。振り返ってみれば、シミュレーション診断自体がインプラント治療におけるCAD/CAMの導入であった。当初は、CTの画像データから顎骨の三次元画像を構築し、その画像上にインプラント体の画像を重ね合わせるという単純なシステムであったが、補綴主導型インプラント治療の潮流（トレンド）とともに、シミュレーション診断によって決定したインプラントの埋入位置と方向を口腔内で再現するためのサージカルガイドプレートも同時に製作されるようになった。さらに、印象採得によって得られた石膏模型の形態をスキャンしてCTの画像データに重ね合わせることにより、顎骨のみならず、欠損部の粘膜の形態もPCのモニター上に構築しながら埋入手術のシミュレーションが可能となった。そして、近年の口腔内スキャナーの普及（臨床応用）により、現在は初診時にCT撮影、口腔内スキャナーによる光学印象採得を終え、シミュレーション・ソフト上に展開することにより、即日シミュレーション診断を行うことまでが可能となっている（図2、3）。

2．インプラント埋入手術

　前述のシミュレーション診断とサージカルガイドを活用したガイデッド・サージェリーは、CT撮影が必須であることが1つのハードルとなってシミュレー

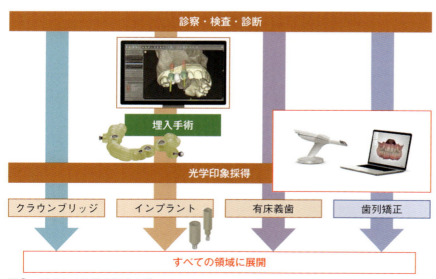

図❶　デジタル技術の臨床応用

補綴主導型インプラント治療（従来法）

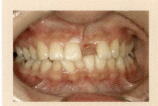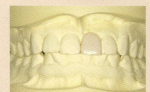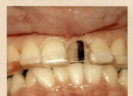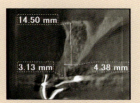

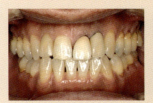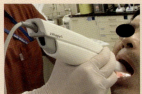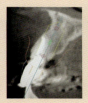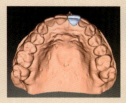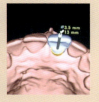

Digital workflow
口腔内スキャン ＋ CT スキャン ➡ シミュレーション診断

図❷ 補綴主導型インプラント治療（従来法）とデジタルワークフローの比較。従来法は、上下顎印象採得➡研究用模型の製作と咬合器装着（石膏の硬化を待つこと約5時間）➡診断用ワックスアップ➡診断用ステントの製作（レジンの重合を待つこと1時間、もし埋没するなどの手法を用いるならば数時間を）➡ステントを装着してX線CTの撮影➡CTの結果をフィルム上で読影・診断➡インプラントのサイズ・埋入位置と角度を決定➡診断用ステントを外科用ステントに調整➡外科用ステントを用いてインプラントを埋入

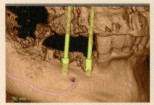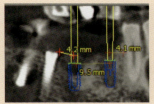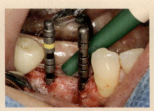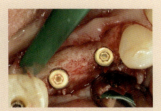

a：X線CTと口腔内スキャナーによる歯列のスキャンをした画像データを合成し、その立体画像上でインプラントの埋入位置を決定する

b：PCのモニター上で、インプラント体の三次元的な位置とサイズの決定（シミュレーション診断）を行う

c：シミュレーションに沿った埋入手術の術中

d：シミュレーションした位置にインプラントを埋入

図❸ a～d　シミュレーション診断と埋入手術

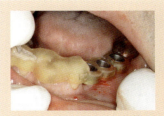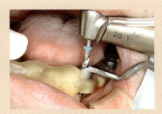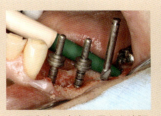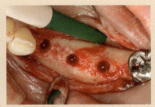

a：サージカルガイドを装着

b：サージカルガイドのスリーブに沿って専用ドリルで埋入窩を形成

c：埋入窩の方向と深さを確認

d：形成の終わった顎堤

図❹ a～d　臼歯部のガイデッド・サージェリー

ション・ソフトが開発された当初は敬遠されたこともあった。しかし、CBCTの普及に伴い、現在は大規模なシステムの導入は必ずしも必要ではなく、多くの一般歯科診療所でも実施可能なレベルになってきている。余談だが、ここ数年の間に歯科大学を卒業された歯科医師には、想像もつかないことかもしれないが、"インプラントの埋入手術においてCTが必要不可欠"といわれるようになったのは、むしろ最近になってのことである[1〜4]。

シミュレーション診断とサージカルガイドプレートによるガイデッド・サージェリーは、安全にインプラント埋入手術を実施するうえで、非常に有用なシステムである（図4）。しかし本システムは、レジン製のガイドプレートに金属のチューブを埋め込

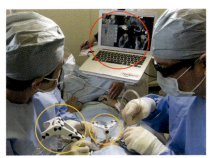
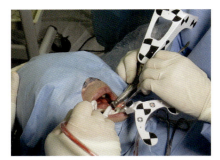

a：ドリル先端の顎骨内における三次元的位置（黄丸）をリアルタイムで検出し、モニター上に描出（赤丸）

b：埋入位置と深度を確認しながら埋入窩形成。大臼歯部であっても口腔内に入る器具は通法と同様で、埋入窩の形成も通法どおり可能

図❺ a、b　ダイナミックナビゲーション・システム

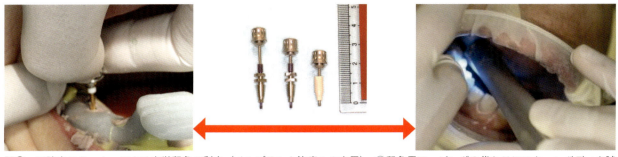

図❻　口腔内スキャナーによる光学印象の利点（インプラント治療への応用）。①印象用コーピングの代わりにスキャンボディを試用 ➡ 開口量の問題を解消、②印象材が不要。患者のストレスの軽減、③印象採得の時間短縮

み、それに適合する専用ドリルで埋入窩を形成するシステムであるため、ガイドプレートが歯冠・歯列を覆うことと、専用ドリルとして通常より長いものを使用する必要がある。それゆえ、患者の開口量によっては、大臼歯部（とりわけ第２大臼歯）には適用が困難となるという欠点もあり、臨床の現場では万能とは言い難い一面もある[4]。

一方、近年になり、ガイドプレートを使用せず、カメラによってドリルの位置をリアルタイムでモニタリングする新たなガイデッド・サージェリーとして、ダイナミックナビゲーション・システムが臨床応用されるようになり、その有用性についてもあきらかになりつつある（図５）。今後は、それぞれの長所・短所が明確になり、より安全に埋入手術を行うことが可能になっていくものと期待される。

3．補綴処置

インプラント治療における補綴処置は、天然歯の場合と異なり、数多くのパーツと器材が必要であり、準備はかなり煩雑である。しかし、口腔内スキャナーを使用する光学印象採得に術式を切り替えることによって術式が簡略化され、作業時間は大きく短縮される。前述の検査・診断の際に、診断用ガイドプレート製作の過程で石膏の硬化に要する時間（数時間）をスキップできることは、作業効率の点からも非常に大きなメリットである。

また、インプラント治療における印象採得は、印象用コーピングをインプラント体またはアバットメントに装着して行うが、狭い口腔内に装着する場合、印象用コーピング、ドライバー、そしてそれを固定回転させるために数本の指が同時に入ってくることになり、患者側にとってはこの上ない大きなストレスとなる。それに対して、口腔内スキャナーを用いた光学印象採得の場合、印象用コーピングの代わりにやや丈の低いスキャンボディを使用するため、ドライバーの作用点も低いことに加えて、それほど大きな開口を強いる必要がないという特徴がある（図６）。

しかし、口腔内スキャナーは必ずしも万能ではなく、いくつかの注意点もある。その代表的なものとして、長距離にわたるスキャンでは誤差が大きくなる。すなわち、多数歯欠損に相当する光学印象採得は誤差が大きいという点である。筆者らの研究グループでは、過去10年以上にわたって口腔内スキャナーを臨床応用し、その精度と適応症について検証し

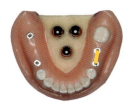
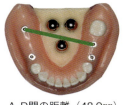

A-B間の距離（9.15mm）　　　　　　　　　　　　　A-D間の距離（48.9mm）

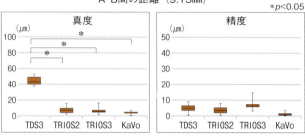
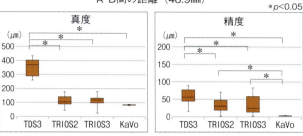

図❼　少数歯欠損における口腔内スキャナーの再現精度。グラフは口腔内スキャナーと歯科技工用スキャナーの距離の真度、精度の誤差を示している。A-B間（9.148607mm）のような短い距離においては、誤差は小さい

図❽　多数歯欠損における口腔内スキャナーの再現精度。グラフは口腔内スキャナーと歯科技工用スキャナーの距離の真度、精度の誤差を示している。A-D間（48.9033mm）のような長い距離（多数歯欠損相当）において、歯科技工用スキャナーの誤差は小さいが、口腔内スキャナーは歯科技工用スキャナーと比較して有意に大きな誤差を認めた

てきた[5]。

　その結果、短い距離（少数歯）の印象採得においては誤差が小さく、歯科技工用スキャナーと同等であった。一方、長距離（多数歯）の光学印象採得においては、技工用スキャナーと比較して誤差が有意に大きいことがあきらかとなった。現状では、多数歯欠損の補綴治療を行う際には、ベリフィケーション・インデックス等の従来法と併用すべきであることが示唆されている（図7、8）。

　上記より、口腔内スキャナーによる光学印象法は、インプラントの印象採得における開口量に起因する問題は解決可能であり、ストレスの大幅な軽減に繋がるといえる。しかし、多数歯欠損の印象採得の際には、一定の配慮が必要であることも忘れてはならない。

4．メインテナンス

　インプラント治療は、補綴装置の装着で治療が完結するわけではなく、その後も適切なメインテナンスによって長期予後の獲得に努めなければならない。また、口腔内スキャナーによって、上部構造の咬耗を定期的に観察していくのも可能であることを報告しているので参考にしていただきたい[6]。

おわりに

　口腔内スキャナーによる光学印象法は、CAD/CAMとともに活用することにより、インプラントの印象採得に要する時間を短縮するだけでなく、作業工程自体をデジタルワークフローという形態に変えること（デジタルトランスフォーメーション）を実現し、トータルの作業時間を大きく短縮することを可能にした。また時間の短縮だけでなく、精度の点でも少数歯の補綴処置であれば、従来法と同等またはそれ以上の精度を示している。

　患者側のメリットとしては、開口量に起因する問題が解決可能であり、ストレスの大幅な軽減に繋がる。また患者の嘔吐反射が厳しい場合、口腔内スキャナーはまさに救いの手となり得るものである。

　一方、多数歯欠損の印象採得の際には、口腔内スキャナーの"距離が長くなるにつれて誤差が大きくなる"という特徴に対して、従来法との併用など、何らかの策を講じる必要がある。この点は、今後の技術革新によって改善されることを期待したい。

【参考文献】

1）赤川安正，松浦正朗，他：よくわかる口腔インプラント学．第3版，医歯薬出版，東京，2017．
2）赤川安正，細川隆司，他：よくわかる口腔インプラント学．第4版，医歯薬出版，東京，2023．
3）日本口腔インプラント学会編：口腔インプラント治療指針2020．2020．
4）日本口腔インプラント学会編：口腔インプラント治療指針2024．2024．
5）深澤翔太，田邊憲昌，高藤恭子，米澤悠，原総一朗，夏堀礼二，千葉豊和，近藤尚知：複数歯欠損における口腔内スキャナーの再現精度．日本口腔インプラント学会誌，33（2）:176-183，2020．
6）Akihiro Fukutoku, Norimasa Tanabe, Hidemichi Kihara, Yutaro Oyamada, Shota Fukazawa, Hisatomo Kondo : Surface attrition of zirconia and hybrid composite resin superstructure during implant therapy. Journal of Oral Science. 63(3):267-269, 2021.

LEVEL UP & H!NT

06 インプラントトラブルのリカバリー

福岡県・柴原歯科医院 柴原清隆

　インプラントの臨床応用から半世紀以上が経ち、初診時の患者の口腔内にインプラント補綴があっても珍しくない時代になった。筆者はインプラントのトラブルシューティングの診断と治療について、デンタルダイヤモンド社から発刊された4冊の書籍[1~4]で詳細に解説済みであるが、本項では患者の主訴別に3つのパターンに分けて原因と対処法を解説する。

■ インプラントの部分が痛い

　通常の治癒機転であれば、インプラント治療後は外科的侵襲が収まった時点で疼痛はないのが正常な状態である。疼痛を惹起する要因として、①骨造成部の感染、②インプラント体周囲の骨吸収、③上部構造が緩んで歯肉を噛んでいる、ことが考えられる。

1．骨造成部の感染

　図1は、GBR後1ヵ月経過した症例であるが、患者は同部位の鈍痛を訴えていた。メンブレンと骨補填材が感染を惹起し、歯肉の発赤と排膿を認める。このような場合に「様子を見ましょう」としても一向に状況は改善しないため、すみやかにメンブレンと骨補填材を除去して硬組織と軟組織の治癒を待っ てから再度のGBRを試みる。

2．インプラント体周囲の骨吸収

　図2は、最終補綴後10年以上経過して来院が中断していた症例である。「インプラント治療をした右下が痛い」との主訴である。インプラント体周囲を確認するために上部構造を外した後にデンタルX線撮影を行うと、近心のインプラント体周囲に骨吸収を認めた。このレベルの骨吸収では当然撤去の対象となる。

3．上部構造が緩んで歯肉を噛んでいる

　患者が「左上のインプラントが痛い」との主訴で来院された。触診にて5の上部構造がカタカタと音を立てて動揺し、上部構造を外すと、図3のようにほとんど歯肉が被っていた。浸麻後にレーザーで歯肉をトリミングして（図4）から上部構造を復位した。規定のトルク値で締め上げたうえで上部構造の緩みの原因である咬合のチェックおよび調整も、この後の必要項目である。

■ インプラントが揺れる

　当院に紹介されるトラブルシューティングのなかで近年最も多い。一概に揺れるといっても、①上部

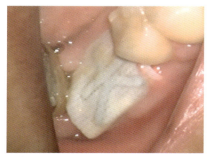

図❶　GBRを行った部分のメンブレンが大きく露出して周囲の歯肉が発赤しており、押すと排膿を認める

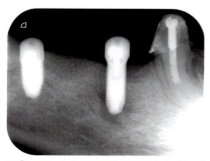

図❷　デンタルX線画像にて近心のインプラント体の周囲には骨吸収像を認める

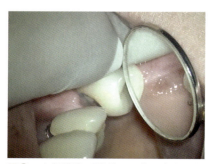

図❸　上部構造が脱離した後に歯肉が被さっている

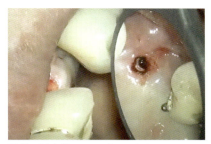
図❹ 浸麻後にレーザーで歯肉のトリミングを行った

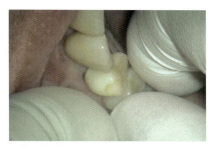
図❺ 右手の人差し指と親指で揺らすと、歯肉に動揺は感じずに上部構造だけカタカタと音がしながら動揺する

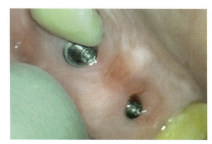
図❻ 中間アバットメントのスクリューが破折している

構造を固定しているスクリューが緩んでいる場合、②インプラント体自体が骨内で揺れている場合の2パターンがある。診断のため、当該上部構造の歯肉を左手の親指と人差し指で挟みつつ、上部構造を右手の親指と人差し指で挟みながら揺らす。

1．上部構造を固定するスクリューが緩んでいる

前述のテストでカタカタ音がする、歯肉には何の反応も伝わらずに上部構造だけが動いている感触がある、などの反応が得られる。と同時に前項の3．のように歯肉を噛み込んでいなければ何の痛みも感じないのが、このパターンである。

2．インプラント体自体が骨内で揺れている

骨吸収が著しいときは、歯肉を通じてインプラント体が触れることがある。また、前述のようなカタカタ音がせずに骨内を長いものが揺れている感触があることが多い。そして、同時に疼痛を訴えることがある。ただちにデンタルＸ線撮影行ってインプラント体周囲の骨吸収の状態を確認して前項の2．の対応に移る。

■ インプラントが折れた

これも前項の「インプラントが揺れる」と同様によく紹介される事例である。折れる箇所は、①上部構造、②シリンダー、③インプラント体上部、④インプラント体中間部、⑤インプラント体根尖部、と多種多様である。これらを診断するためにはただ一つ、「デンタルＸ線撮影を行う」である。その後の対応は細かく分かれるため、本項では詳述は避け、『精密歯科治療』（デンタルダイヤモンド社）[3]に稿を譲る。

■ 症例供覧

本項では、前述の3つのパターンすべてを併発し

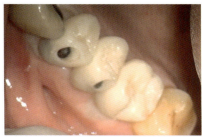
図❼ ⑤にインプラント体を追加してそれぞれ単冠の3本で上部構造の再製作を行った

た症例を供覧する。

患者は70代の男性で⑥⑤④の上部構造が揺れていて痛いとのことで来院した。図5のように、指診にてカタカタと音を伴う上部構造だけの揺れを触診できた。このときは上部構造をいったん外して歯肉とインプラント体と中間アバットメントに異常がないことを確認のうえで復位させ増し締めした。

その1週間後に、今度は上部構造の脱離にて来院された。図6のように、アバットメントの上のオクルーザルスクリューが破折していることが判明した。原因としては、アクセスホールが頬側に寄っており、小さいスクリューでは咬合に耐えきれなかった可能性が高い。したがって、⑤にインプラントを1本追加して3本ともインプラントレベルの単冠に置き換えてリカバリーを行った（図7）。本症例は『インプラント裏技帖50』[4]に詳述しているため参考にしていただければ幸いである。

【参考文献】
1）柴原清隆：インプラント小技帖50．デンタルダイヤモンド社，東京，2022．
2）柴原清隆：インプラント大技帖50．デンタルダイヤモンド社，東京，2023．
3）柴原清隆：マイクロスコープを用いたインプラントトラブルシューティング．精密歯科治療 ここまできたか！マイクロスコープいろいろ活用術（北村和夫編著），174-179，デンタルダイヤモンド社，東京，2023．
4）柴原清隆：インプラント裏技帖50．デンタルダイヤモンド社，東京，2024．

LEVEL UP & H!NT

07　AIによるインプラントポジションの診断

日本歯科大学附属病院　口腔インプラント診療科　柳井智恵

はじめに

　人工知能（Assisted Intelligence：AI）技術は年々飛躍的に進化し、医療分野での効率性の向上、診断精度の向上、患者の健康管理の最適化など、医療現場での利用範囲が多岐にわたっている。歯科医療においても同様に重要な役割を果たしており、とくに画像診断やインプラント治療における支援が注目されている。

　インプラント治療の成功率を高めるためには正確な診断と治療計画が必要不可欠であり、とりわけインプラントの埋入位置や角度は治療結果を大きく左右する。従来、これらの診断や計画は歯科医師の経験や知識に大きく依存していたが、近年ではAIがその支援を担う新たな技術として注目されている。本項では、AIによるインプラントポジション診断の現状とその可能性について解説する。

AIによるインプラント治療の計画や適応診断プロセス

　近年、AI技術の進化により、インプラント治療における画像診断の正確性が飛躍的に向上している。従来の診断では、専門医がCTやX線画像を解析し、骨密度や神経の位置を確認していたが、AIでは膨大なデータを基に瞬時に解析を行うことができる。これにより、診断時間が短縮されるだけでなく、見落としのリスクも大幅に減少する。システムの開発では、歯科用コーンビームCT（CBCT）画像をAIで解析することで、顎骨の厚みや密度を評価し、インプラントが適切に埋入できるかを診断する。骨量不足の箇所を特定し、骨移植の必要性を判断することも可能である。

　また、口内法デンタルX線画像から骨密度を計測するソフトウェア「DentalSCOPE」（メディア）が開発され（図1）[1]、インプラントの埋入予定部位の歯槽骨の骨密度の評価や治療後の歯槽骨の経時的観察が可能となる。さらに、パノラマX線画像「PanoSCOPE」（メディア）はAIで顎骨の脆弱度を数値化することで、骨粗鬆症のスクリーニングに応用されている（図2）[2]。AIは患者の全身状態（糖尿病や骨粗鬆症の有無など）や口腔内環境を総合的

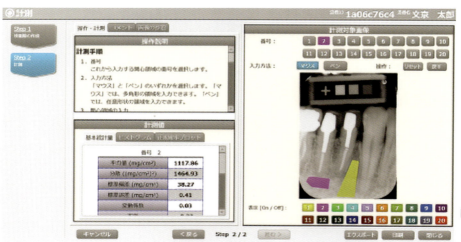

図❶　歯槽骨の骨密度計測ソフトウェア（メディア社ホームページより許可を得て掲載）

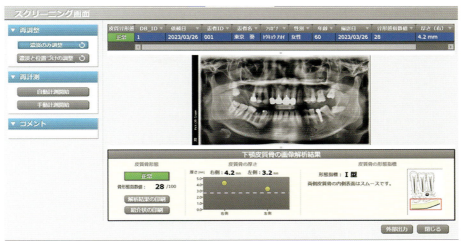

図❷ 歯科パノラマX線画像解析AI（メディア社ホームページ https://panoscope.media-inc.co.jp/ より許可を得て掲載）

に評価し、インプラント治療の適応診断を支援している。ディープラーニングを活用したアルゴリズムを使用することにより、精度の高い診断が可能となる。

インプラントポジションの診断と最適化

インプラント治療の成功率を高めるためには、埋入位置や角度、深さなどの治療計画が極めて重要である。AIはこれらのプロセスにおいて高精度なサポートを提供する。

1．インプラントポジションのプランニング

治療計画の作成においても臨床医を支援するさまざまなAIモデルが開発されている。AIは3D画像データをもとに、神経や血管の位置を避けながら最適な埋入位置を提案し、これによってリスクを最小限に抑えた治療が可能となる。また、CBCT画像上の上顎、下顎、鼻腔、上顎洞、上下顎歯槽骨、下顎管など、重要な解剖学的構造の自動セグメンテーション（区分）が可能なものもある[3]。重要な構造を自動的にセグメンテーションすることで、利用可能な骨量を評価し、適切な治療法を選択することができる。

2．サージカルガイドの製作

AIは埋入位置や角度のシミュレーションを行い、サージカルガイドの設計をサポート、埋入の精度と安全性を向上させる。

3．リアルタイム手術

一部のAIシステムは手術中のリアルタイムナビゲーションを提供し、予定どおりの埋入が行われているかを確認する機能も備えている。

4．AIによる自動セグメンテーション

歯槽骨、造成骨、インプラント周囲軟組織など、インプラント周囲支持組織の寸法変化の評価を容易にする可能性がある。

5．デジタルワークフロー

患者のCBCT画像を基盤に口腔内スキャン、フェイススキャン、モデルスキャンなど、さまざまな3Dスキャンを組み合わせることで、デジタルバーチャル患者を作成し、正確な診断、治療計画、ガイデッドサージェリーを行うことができる[4]。

AIとARガイド下のインプラント手術

最近では、拡張現実（Augmented Reality：AR）とAIを組み合わせた新しいアプローチでインプラントプランニングとサージカルガイドの設計を行い、術者は視覚化された解剖学的構造や計画されたインプラントポジションを複合現実環境内で手術することができる[5]。視覚化されたことで、患者とのコミュニケーションや医療チームメンバー間の協力態勢も強化される。

AI支援による患者情報の一元管理

近年、患者情報の一元管理を可能とするシステム

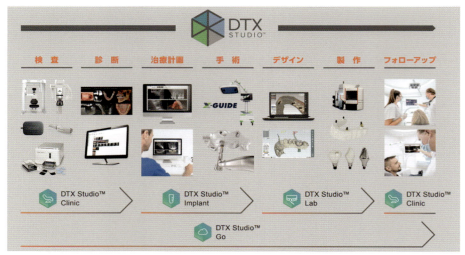

図❸ DTXソリューション、インプラントワークフローの流れ（エンビスタジャパン株式会社ホームページ https://www.envistaco.jp/pdf/attached-doc/dexis/DTX%20Studio_Clinic.pdf より許可を得て掲載）

が構築されている。その代表例がDEXIS CBCTに付帯するDTX Studio Clinic ソフトウェア（エンビスタジャパン）である。おもな特徴として、DTX Studio Clinic ソフトウェアはAIを活用し、CBCTで撮影されたDICOMデータを読み込むだけで、解剖学的位置情報の検出、顎関節の自動スライス設定、パノラマカーブの抽出、下顎管の自動抽出、歯式番号の認識など、検査データに事前処理を加えることで効率的な診断を支援し、カスタマイズされたシームレスな歯科治療を提供できる（図3）。

インターディシプリナリーアプローチ（Interdisciplinary Approach）

インターディシプリナリーアプローチとは、各分野の専門家が協力し、それぞれの知見をもち寄り、議論を重ねながら共通の目標に向かって取り組む方法である。このアプローチにより、専門外の課題を含む複雑な症例にも、包括的な治療が可能となる。最近では、クラウド上の資料をアップロードし、患者とのコミュニケーション、あるいは歯科医師や歯科技工士、歯科衛生士の間での情報共有や治療方針の決定に活用されている。

AI導入による利点と課題

AIの導入は、医療分野にさまざまな利点をもたらしている。AIは微細な構造を検出し、診断の精度を高めることでインプラント治療などの失敗リスクを低減させる。また、診断時間を短縮することで作業効率が向上し、より多くの患者に対し迅速に対応できるようになる。さらに、AIが生成する可視化データによって患者が治療内容を理解しやすくなり、信頼関係が築かれ、満足度の向上にも繋がる。

一方、課題として高精度なAIを開発するには多様で質の高いデータが必要であるが、医療データは不足しがちである。その信頼性と頑健性を確立するためには、多施設による外部データを用いた検証研究が必要である。また、患者のプライバシー保護やAIの公平性を確保することも重要な課題となる。さらに、導入コストの高さにより、大規模な施設では導入が進む一方で中小規模の医療機関では普及が困難な状況である。

今後、AI活用は大きな可能性を示しており、これらの課題を克服し、いっそうAI-Assisted Dentistryの進化が期待される。

【参考文献】
1) 勝又明敏, 他：骨粗鬆症スクリーニングのためのコンピュータによる下顎骨下縁皮質骨X線画像解析法. 日本口腔科学会雑誌, 65(3)：256-263, 2016.
2) 林 達郎, 他：人工知能技術を用いた骨粗鬆症スクリーニング. 医用画像情報学会雑誌, 36(2)：114-116, 2019.
3) Fontenele R C, Gerhardt M D N, Picoli F F, Van Gerven A, Nomidis S, Willems H, Freitas D Q, & Jacob R : Convolutional neural network-based automated maxillary alveolar bone segmentation on cone-beam computed tomography images. Clin Oral Implants Res. 34：565-574, 2023.
4) Shujaat S, Bornstein M ., Price J B, & Jacobs R : Integration of imaging modalities in digital dental workflows - possibilities, limitations, and potential future developments. Dentomaxillofac Radiol. 50(7): 20210268, 2021.
5) Mangano F G, Admakin O, Lerner H, & Mangano C : Artificial intelligence and augmented reality for guided implant surgery planning: A proof of concept. J Dent. 133: 104485, 2023.

LEVEL UP & H!NT

第6章

有床義歯

01 全部床義歯の咬合採得を成功させる重要ポイント

02 インプラントオーバーデンチャーの臨床と勘所

03 インプラント・アシステッド・パーシャルデンチャーの
臨床と勘所

04 軟質リライン材を用いた難症例への対応

05 マグネットデンチャーの臨床と勘所

06 デジタルデンチャーの臨床と勘所

LEVEL UP & H!NT

01 全部床義歯の咬合採得を成功させる重要ポイント

大阪府・ハイライフ大阪梅田歯科医院　**松田謙一**

全部床義歯臨床の成否を大きく左右する要因として挙げられるのは、咬合採得（顎間関係記録）だと考えられる。本項では、その成功にとって大切なポイントをお伝えしたい。

咬合採得は1回では終わらない

全部床義歯の咬合採得は有歯顎者の咬合採得とは異なり、口腔内に指標となる残存歯や咬合接触が存在しないことから難易度が高く、多くの歯科医師にとって難しいと感じられるステップである（図1）。そのため、咬合採得は1回で完全に採得することは難しく、複数回の確認や再採得が必要だとあらかじめ理解しておくことが大切である。

咬合高径は現義歯の診断から

咬合高径を確認・決定する方法は数多く存在するが、決定的な方法は存在しないため、複数の方法やさまざまな観点から多角的に決定することが勧められている。そのなかで最も大きな失敗をしにくいと考えられる方法が、"現義歯を診断して決定する方法"である。つまり、現義歯が使用できているかどうか、現義歯を装着した状態の顔貌所見（図2）、義歯の形態不良はないか（図3）、平均値（図4）や患者の頭部の大きさなどと比較して大きな差はないか、水平的な顎間関係に大きな問題はないか、などを確認して最終義歯の高径を現義歯からどの程度増減するべきかを決定する。

咬合高径にはある程度の許容範囲が存在すると考えられるが、いま患者が使用できている現義歯はその許容範囲内に存在することが多いため、現義歯をよりよく改変するにはどの程度の増減が必要だろうか？という観点で診断することが重要である。

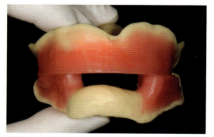

図❶　咬合床を用いて上下顎全部床義歯の咬合採得を行うことは難しい

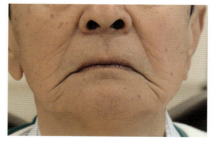

図❷　現義歯装着時の顔貌所見。口角の位置や角度、赤唇の見え方、Willis法による計測、オトガイ部の緊張などから高径を判断する。本症例は顔貌所見からは高径が低いと考えられる

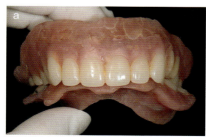
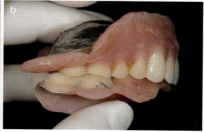

図❸a、b　現義歯の形態を見て高径について診断をする。本症例のように高径があきらかに低いと、形態に通常と異なる特徴が現れる

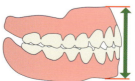

図❹　上下顎前庭間の距離の平均値はおおむね36〜40mmといわれており、平均値と大きく異なる症例は高径の設定に問題がないかを慎重に検討する必要がある

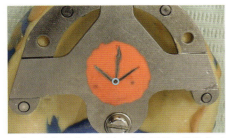

図❺ 全部床義歯症例の咬合採得の基準位は後退位=GoAのアペックス（=中心位）であると理解しておく

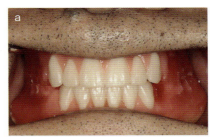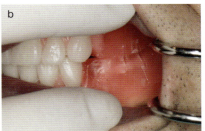

図❻ a、b 全部床義歯症例の咬合採得後は、前歯部のみ排列して臼歯部はろう堤の状態で慎重に確認し、再採得が必要かどうかを検討することが大切である

1回目の水平的顎間関係は後退位を採得する

　全部床義歯の咬合採得するべき下顎位については、以前よりさまざまな意見がある。つまり、中心位や下顎最後退位、顆頭安定位、タッピング位置、あるいは患者が習慣的に咀嚼を営んでいる位置など、多くの歯科医師がさまざまな意見をもっていると考えられる。

　ただし、古くからの成書を俯瞰すると、その多くで最後退位での採得を勧めている。Swensonは「後退位こそが唯一確実に採得できる顎位であり、〜中略〜後退位からスタートするのがより安全である」[1]と述べているが、筆者もそれを支持しており、まずは患者が自らとり得る最後退位でいったん記録することを基本とする（図5）。

後退位をとらせる有効な方法

　下顎を後退させる方法にはさまざまな方法が提案されているが、筆者がとくに有効だと感じている方法を2つ紹介したい。

　1つは、"前後運動の訓練を行わせる方法"である。咬合採得が難しい患者は、閉口を指示すると前方や側方で閉口してしまい、うまく採得できないことが多いが、そのうちのほとんどは下顎の後退位を理解できていないことに起因していると考えられる。そのため、まずは患者に前後運動を練習させることによって前方位を理解させ、しっかりと前方位をとらせた後に「戻して」という指示を行うと、すみやかに後退位近くまで後退させることができる。

　つまり、前方位を教えることにより、後退位が理解できるようになるという方法である。もし、当日にその理解が難しい場合は、次のアポイントメントまで練習を行ってもらうことにより、患者の理解が得られることも多い。本法は非常に有用であるため、ぜひ覚えておいてほしい。

　もう1つの方法は、"舌後方挙上法"である。本法は、軽く開口させた状態で、舌先を咬合床の後縁まで挙上させた（床後縁を舐めさせるように）状態で閉口させることで、前方位を取りにくくする方法であり、非常に有効である。一度、自身でやってみるとわかるが、本法は下顎を強力に後退させることができるため、ぜひ活用してほしい。

前歯部の試適で確認&必要なら再採得

　上記のような方法を用いて、まずは後退位で記録して咬合採得のアポイントメントを終えるが、以下のような理由から必ず前歯部のみの排列試適で確認や再採得を行うことが重要である。まず、上下顎の咬合床は非常に変位しやすいこと、ワックスの収縮が大きいことなどから、咬合床を使った採得はどうしても精度が悪くなると考えられること、採得した後退位で果たして再現性が得られるかどうかを検討する必要があることがおもな理由である。

　必ず前歯部のみ排列し、臼歯部はろう堤の状態で慎重に確認し、再採得が必要かどうかを検討することが大切である（図6）。

おわりに

　全部床義歯臨床を失敗させない秘訣は、咬合採得を誤らないことが最重要だと考えられる。そのために術者に求められているのは複数回の確認と再採得である。しかしながら、それよりも大切なのは、やり直す勇気と妥協しない姿勢だといえる。

【参考文献】
1) Swenson MG : Complete Dentures 4 th ed. St.Louis: Mosby; 1959.

LEVEL UP & H!NT

02 インプラントオーバーデンチャーの臨床と勘所

鶴見大学歯学部　口腔リハビリテーション補綴学講座　**鈴木銀河　大久保力廣**

　健常者のうちに固定性インプラントの上部構造を装着された患者も、やがていつかは自立度が低下し、通院できなくなる可能性がある。可撤性補綴は固定性に比較して可変性や衛生性に優れており、自立度が低下した患者や高齢者に対してはインプラントオーバーデンチャー（以下、IOD）への改変や適用を優先的に検討するべきであろう。

　IODは通常の天然歯支台オーバーデンチャーと異なり、術者がインプラントの位置や数、方向をある程度自由に設定できることから、術者によって多様な治癒像を呈する。とくに、義歯の動揺はインプラントの埋入本数や埋入位置に大きく依存するため、最終的な補綴装置のあり方と患者のQOLを左右する機能を考慮しながらプランニングしなければならない。そこで、超高齢社会に適応するIODの基本的な考え方と臨床応用時の注意点や勘所を概説する。

下顎IODの有効性

　IODは「インプラントにアタッチメントを装着して維持や支持を求め、そのインプラントを被覆する形態の可撤性義歯」と定義されている[1]。本項では、無歯顎に対するコンプリートオーバーレイ型（全部床義歯形態）のIODを対象とする。一般に、顎堤が高度に吸収した下顎無歯顎患者では、従来の全部床義歯で十分な維持安定を得ることは非常に困難であり、実際には患者に多大な我慢を強いることになる。こうした患者群に対してIODを適用することにより、咀嚼機能、発音機能、快適性、口腔関連QOLが大幅に改善されることがあきらかとなっている[2]。

IODの診断

　IODの治療計画では、従来の義歯治療よりも慎重な検査、診察、診断が必要である。

1．治療用義歯の活用

　全部床義歯は、辺縁封鎖によって生じる吸着力や義歯周囲の筋圧維持によって維持力を獲得している。遠心回転変位を許容する2-IODは基本的に従来の全部床義歯形態となるため、使用中の義歯を修正して咬合や適合、形態の適正化を図ることや、新たに治療用義歯を製作することにより、将来のIODの受け入れ具合を患者に確認する。デンチャースペースを採得して人工歯排列および歯肉形成を行うことにより、患者満足度の向上に繋がる（図1）。

　また、下顎でも4本以上のインプラントを矩形配置に埋入できるのであれば、IODを小型化することができる（図2）。上顎であれば口蓋床をなくすことが可能であり、上下顎とも義歯形態を小さくすることによって異物感の減少に繋がる。

2．インプラント埋入本数と埋入位置

　2本のインプラントを両側のオトガイ孔間に埋入し、これを支台とした下顎2-IODの成功率は驚くほど高い[3]。さらに、2-IODは全部床義歯治療の延長線上に位置付けて計画・施術できるため、実際の臨

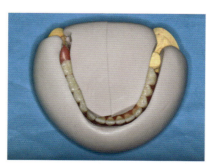

図❶　デンチャースペースを採得して人工歯排列および歯肉形成を行うことにより、患者満足度の向上に繋がる

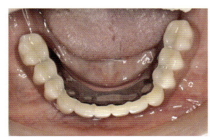
図❷ インプラント支持によって小型化された義歯床形態。上下顎とも義歯形態を小さくすることによって異物感の減少に繋がる

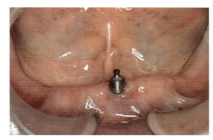
図❸ 下顎インプラント1本支台IOD（1-IOD）の有効性も報告されている

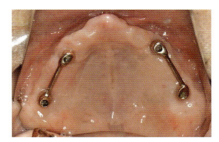
図❹ 上顎IODでは4本以上のインプラントを臼歯部に埋入し、バーで連結することが推奨されている

表❶ IODに用いるアタッチメントとその特徴（参考文献8)を引用・一部改変）

	バーアタッチメント	ボールアタッチメント	ロケーターアタッチメント	マグネットアタッチメント
維持力	種類による	比較的大きい	調整可能	比較的小さい
アタッチメントの交換	不要	必要	必要	不要
必要なクリアランス	大きい	比較的大きい	比較的小さい	比較的小さい
インプラント間の平行性	不要	必要	必要	必要
清掃性	困難	容易	容易	容易
治療の煩雑性	煩雑	容易	容易	容易

床にも導入しやすい。インプラントを4本埋入することによって大きな安定が得られるが、そのぶん侵襲も大きくなる。また、近年では1本支台のインプラントによる1-IODの有効性も報告されている（図3)[4]。一方、上顎IODのインプラント生存率は下顎IODに比較してあきらかに劣っており、上顎IODでは4～6本のインプラントを埋入することが望ましいとされている[5]。

埋入位置に関しても、前歯部ではなく臼歯部に左右2本ずつ埋入し、バーで連結することが推奨されている（図4)[5]。インプラント体同士を結んでできる支台間面積が大きくなることでIODの安定性は向上する。しかし、固定性補綴とは異なって残存骨量を優先し、理想的位置から多少離れても安全性を優先して埋入位置を決定するべきである。

3. 対合歯の存在

下顎IODでは特段の配慮は必要としないが、上顎IODにおいては対合歯の存在に注意する[6]。とくに上顎顎堤が高度に吸収し、下顎に多数歯が残存するような相対的にⅢ級傾向となる症例はリスクが高い。下顎に多数歯が残存する上顎IOD症例では、わずか1年間のインプラント生存率が86.2%であったという報告もある[7]。リスクを回避して従来の上顎全部床義歯を装着するという選択もあり得る。

4. アタッチメントセレクション

下顎IODでは、どのようなアタッチメントを使用しても成功率はとても高いが、それぞれの特徴を参考にセレクションを行う（表1）。一方、上顎ではインプラントの連結が推奨されており、とくに下顎に多数の残存歯が認められるときには治療が煩雑となり、清掃性には劣るが、バーアタッチメントを適用してインプラントの一次固定を図る。

臨床術式の勘所

IOD製作における各ステップの勘所について解説する。

1. 術前のCT検査

IODを成功させるためには適切なインプラント埋入が必要であり、CT検査は必須となる。まずは最終義歯形態をイメージした治療用義歯を複製し、CT用ステントを製作する。使用中の義歯形態が最終義歯として問題がない場合はその義歯を複製してもよい。CTデータを用いてシミュレーションソフト上でインプラントの埋入本数や埋入位置を決定する（図5）。CT用ステントの義歯外形データを利用し、使用予定のアタッチメントを参考にインプラントの埋入深度も確認する。

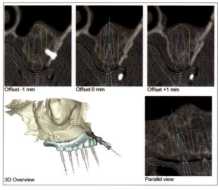

図❺ CTデータを用いてシミュレーションソフト上でインプラントの埋入本数や埋入位置を決定する

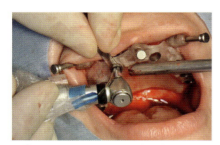

図❻ サージカルガイドの位置付けが埋入精度の明暗を分けるため、フィクセーションピンなどによる強固な位置付けが不可欠である

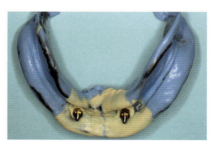

図❼ 筋形成後の印象用コーピングを用いたIODの精密印象採得

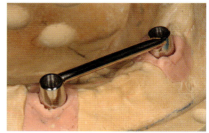

図❽ インプラントレベルで印象採得を行い、作業用模型上で製作したバーアタッチメント

2．インプラント埋入と二次手術

　サージカルガイドを用いることにより、安全かつ精度の高いインプラント埋入が可能となる。とはいえ、サージカルガイドの位置付けが埋入精度の明暗を分けるため、フィクセーションピンなどによる強固な位置付けが不可欠となる（**図6**）。切開に関しては、下顎ではとくにオトガイ孔の開口部に気を付ける。

　また、無歯顎を対象としたIOD症例では残存歯が存在しないため、二次手術時に埋入されたインプラントの位置を正確に推定することは困難である。埋入時に用いたサージカルガイドをあてがうことにより、インプラント体の位置を正確に推測できることから、最小限の侵襲で二次手術を行える。

3．義歯の製作

1）精密印象採得

　IODは義歯とインプラントの印象採得を同時に行うことが特徴である。すなわち、通常の義歯製作のための筋形成を十分に行った後に、印象用コーピングを用いた精密印象採得を行う（**図7**）。ここでロケーターやボール、マグネットのようなスタッドアタッチメントを適用するのであれば、まずインプラントにアタッチメントを取り付け、アタッチメント用の印象用コーピングを締結して印象採得を行ってもよい。アタッチメントによっては、フィメールをメールに一体化させた状態で印象採得を行うこともできる。一方、バーアタッチメントやテレスコープなどを使用するのであれば、インプラントレベルでの印象採得が必須となる。通法どおりに印象用コーピングをインプラントに締結し、筋形成を終えた個人トレーを使用してインプラントレベルで印象採得を行い、作業用模型上でバーアタッチメントの製作を行う（**図8**）。

2）咬合採得と排列試適

　従来の義歯製作に準じて行うことになるが、デンチャースペースの関係からIODではアタッチメント直上を過度に膨隆させざるを得ないこともある（**図9**）。そのため、異物感や発音などの確認は慎重に行う。咬合挙上によってアタッチメント用のスペースを拡大することで、通常の義歯形態に収めることもできる。

3）フレームワークの製作

　IODは通常の歯根支台オーバーデンチャー同様にアタッチメント上での破折が多いことから、同部を重点的に金属被覆することが重要である。十分なスペースが存在せず、義歯床内にフレームワークを包含できない場合にはメタルバッキングで補強する（**図10**）[9]。

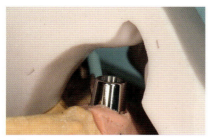
図❾ シリコーンコアによるアタッチメント直上のデンチャースペースの確認

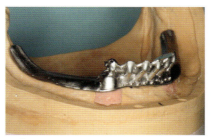
図❿ フレームワークによるIODの金属補強。十分なスペースが存在せず、義歯床内にフレームワークを包含できない場合にはメタルバッキングで補強する

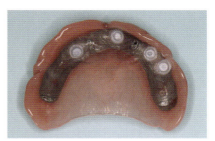
図⓫ 義歯がセトリングしてフィメールを取り付けるまでは、粘膜調整材を貼付しておく（装着当日の状態）

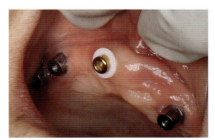
図⓬ 取り付け時はアタッチメントのアンダーカットに十分注意する。レジンが硬化するまでは義歯を取り外せないため、アンダーカット部へのレジンの迷入を防ぐ

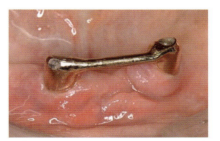
図⓭ バーアタッチメント周囲に生じた歯肉の腫脹

4．義歯の装着

IOD装着時における適合の確認や咬合調整は、通常の義歯装着時に準じる。スペーサーを付与したジョイントタイプのバーアタッチメントやフリクションタイプのマグネットアタッチメントでなければ、義歯装着当日にアタッチメントフィメールを装着しない。義歯がセトリングする装着から2～3週間後にフィメールを常温重合レジンによって口腔内で取り付ける。その間、フィメール相当部には粘膜調整材を貼付しておくとよい（図11）。取り付け時はアタッチメントのアンダーカットに十分注意する。レジンが硬化するまでは義歯を取り外せないため、専用のブロックアウトスペーサーやユーティリティーワックスなどで丁寧にブロックアウトを行ってレジンの迷入を防ぐ必要がある（図12）。

5．メインテナンス

IOD装着後もインプラント固定性補綴よりは頻繁にリコールを行わなければならない。リコール間隔は最長でも6ヵ月（上顎は3ヵ月）とし、人工歯の摩耗やアタッチメントの維持力、義歯およびインプラントの清掃状態、インプラント周囲組織などを観察するが、最も大切なことは義歯の動揺を確認することである。「義歯が外れやすい」、「咬合時に動揺する」場合には、アタッチメントの維持力調整によってインプラントと義歯の連結を強化するだけで解決を図るべきではない。必ず咬合の変化や義歯の適合性を確認し、被圧変位量の差を考慮しながら、インプラントに過大な負担をかけずに動揺の抑制を図らなければならない。また、バーアタッチメントでは歯肉の腫脹を生じることもあるが、TBIを強化しても改善が認められない場合には歯肉切除も検討する（図13）。

【参考文献】
1) 公益社団法人日本補綴歯科学会：歯科補綴学専門用語集第6版. 医歯薬出版, 東京, 2023.
2) 公益社団法人日本補綴歯科学会：―補綴歯科診療ガイドライン―歯の欠損の補綴歯科診療ガイドライン2008. https://www.hotetsu.com/s/doc/guideline_2008.pdf（2024年12月11日アクセス）
3) Feine JS, et al：The McGill consensus statement on overdentures. Mandibular two-implant overdentures as first choice standard of care for edentulous patients. Montreal, Quebec, 24-25. Int J Oral Maxillofac Implants. 17(4): 601-602, 2002.
4) de Resende GP, et al：Prosthodontic outcomes of mandibular overdenture treatment with one or two implants: 4-year results of a randomized clinical trial. Clin Oral Implants Res. 34(3): 233-242, 2023.
5) Raghoebar GM, et al：A systematic review of implant-supported overdentures in the edentulous maxilla, compared to the mandible: how many implants? Eur J Oral Implantol. 7 Suppl 2: S191-201, 2014.
6) 大久保力廣：上顎無歯顎に対するインプラント補綴治療の考え方と実践　インプラントオーバーデンチャーを中心に. 顎顔面インプラント誌, 23(2)：57-66, 2024.
7) Bouhy A, et al：Maxillary implant overdenture retained by four unsplinted attachments and opposed by a natural or fixed dentition: Five-year clinical outcomes. A prospective case series. Clin Oral Implants Res. 34(4): 285-296, 2023.
8) 公益社団法人日本口腔インプラント学会：口腔インプラント治療指針2024. 医歯薬出版, 東京, 2024.
9) 長田知子：オーバーデンチャー支台歯上の補強法に関する研究. 補綴誌, 50：191-199, 2006.

LEVEL UP & H!NT

03 インプラント・アシステッド・パーシャルデンチャーの臨床と勘所

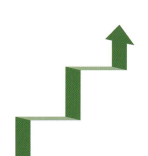

日本大学歯学部　歯科補綴学第Ⅱ講座　**安田裕康　萩原芳幸**

インプラント・アシステッド・パーシャルデンチャー（IARPD）とは

1．IARPDの特徴

インプラント・アシステッド・パーシャルデンチャー（Implant Assisted Removable Partial Denture：以下、IARPD）は、インプラント補助型パーシャルデンチャーとも呼ばれる。その概念は、従来の部分床義歯（Removable Partial Denture：以下、RPD）の床下部に少数のインプラントを埋入し、義歯の維持あるいは支持を期待するものである。IARPDの利点を以下に示す。

①インプラント埋入に伴う外科的侵襲と治療費を最小限に抑え、低侵襲・低コスト化が可能になる。
②遊離端欠損部にインプラントを埋入することで、遊離端欠損を中間欠損化できる。
③インプラントによる咬合支持域の確保や支台歯間線エリアが増大し、RPDと比較して義歯の沈下が軽減され、義歯の安定性向上が期待できる。
④クラスプを最小限に設定することや義歯後方の床縁の短縮化が可能となり、審美性の向上および義歯設計の単純化に役立つ。

しかし、IARPDの標準的なプロトコールが確立しているとは言い難く、長期的予後の報告も望まれる。

2．IARPDの応用法

IARPDの臨床応用は大きく2つの状況に大別できる。

①既存のRPDの機能向上や安定化を目的に義歯床下に少数インプラントを応用する場合
②すでに固定性インプラント補綴装置が装着されている患者の欠損部拡大に伴い、RPDによる機能回復が求められる場合

実際の臨床現場では①のケースが多く、とくに遊離端欠損やすれ違い咬合などの、いわゆるRPD難症例に効果的である。大型のインプラント固定式補綴装置を製作することなく、既存のRPDにインプラント-アタッチメントを組み込むことで、大幅な機能回復が期待できる。

②のケースは、高齢社会における口腔環境や全身状態の変化、経済的制限などに伴い、積極的なインプラント追加埋入や上部構造の改造・増設が困難な事例に該当する。インプラントの追加（再）埋入に伴う大幅な口腔内補綴装置の再構成を避け、既存のインプラント補綴装置を支台装置としてRPDを製作する場合にIARPDの概念は有効である。

IARPDの臨床例

症例1：使用中のRPDの維持安定を希望し、遊離端部にインプラントを1本埋入したIARPDの一例（図1～5）

患者は70歳の男性である。下顎前歯部の中間および両側遊離端欠損に対して金属床義歯を使用していたが、さらなる義歯の維持・安定を希望した。経済的基盤と全身状態を考慮して、スパンの長い左側欠損部にインプラントを1本埋入して現在使用中の義歯をIARPDに改造した。片側の遊離端欠損部にインプラントを1本埋入し、ロケーターを使用することで義歯の沈下防止のみならず維持力が発揮され、患者の満足度は非常に高い。IARPDに改造してから10年経過しているが、残存歯ならびにインプラントに大きな問題は生じていない。

【ヒント＆勘所】
①インプラント埋入時の年齢は70歳であり、退職後の経済的基盤は貯蓄と年金である。

症例1

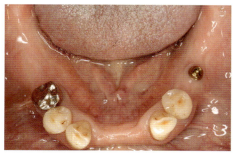

図❶ 左側の遊離端欠損部にインプラントを1本埋入し、ロケーターを装着した口腔内写真

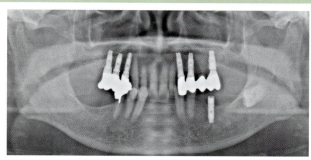

図❷ 同パノラマX線画像

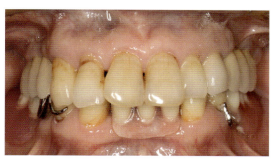

図❸ 義歯装着時の口腔内（正面観）

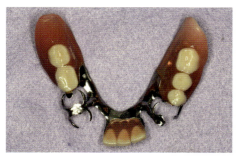

図❹ IARPDに改造した現在使用中の義歯の咬合面観

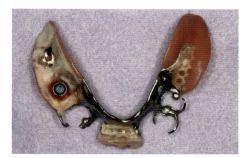

図❺ IARPDに改造した現在使用中の義歯の粘膜面観。インプラント埋入前に義歯床内面は粘膜調整を行った痕跡がある

②両側の遊離端欠損部にインプラントを1本ずつ埋入するのが最善である。しかし、条件の悪い側の欠損部にインプラントを1本埋入するだけで、義歯の維持・安定性は格段に改善する。

③クラスプによる義歯の着脱方向を考慮してインプラントを埋入することが望ましい。

症例2：既存のインプラント補綴装置の喪失に伴い、新規製作にしたIARPDの一例（図6～12）

患者は63歳の男性である。既存のインプラント補綴装置の喪失（インプラントの破折ならびに脱落）に伴い、残存インプラントを利用してIARPDを製作した。本症例では|5相当部のインプラントが破折し、それに伴って|6部のインプラントも脱落した。年齢および全身状態を考慮して破折インプラントの外科的撤去および後方への追加埋入は行わず、RPDでの口腔機能再建を計画した。RPDの製作は通法に従い、反対側のインプラント補綴装置を支台装置として金属床のクラスプデンチャーを設計した。残存インプラントにロケーターを装着したことで、遊離端欠損部義歯床での支持・維持・把持効果が発揮されて義歯の動揺や脱離が大幅に予防された。

【ヒント＆勘所】

①インプラント支持の歯冠補綴装置にも適切な鉤歯処置を施すことで、RPDの支台歯として使用が可能である。

②インプラント固定性補綴装置による咬合再構成が行えない場合には、既存のインプラントの利用あるいは少数インプラント埋入によってIARPDの

症例2

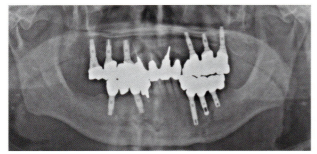

図❻　インプラント上部構造喪失前のパノラマＸ線画像

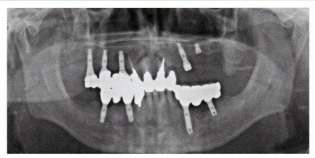

図❼　インプラント体破折、脱落後のパノラマＸ線画像

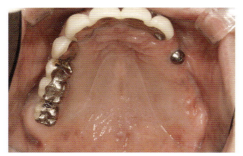

図❽　インプラント体破折、脱落後の口腔内の状態

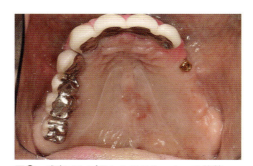

図❾　残存インプラントにロケーターを装着

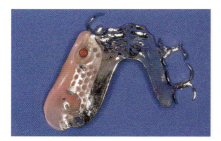

図❿　完成したIARPD（粘膜面像）

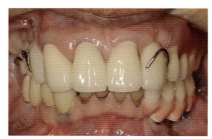

図⓫　IARPD装着後の正面観

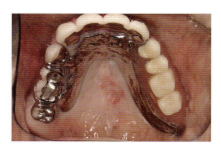

図⓬　IARPD装着後の咬合面観

製作が可能である。

③既存インプラントの埋入方向によっては義歯の着脱方向と一致しない場合がある。その場合にもロケーターのシリコーンインサートの種類を変えることで最大40度までの角度補正が可能となる。

症例3：インプラント-アバットメント結合部の損壊に伴うIARPDの一例（図13〜19）

患者は60歳の女性である。インプラントの知識をもたない歯科医師によってインプラントトップ部（回転防止機能部）を損壊され、インプラントとしての本来の機能を回復することは不可能となった。本例ではあえてインプラントを撤去せず、残根状態の天然歯にコーピングを製作するのと同様の概念で、インプラントトップ部の平坦化＋アバットメントスクリュー締結部にポスト形成を行った。天然歯のコーピング製作工程に準じ、コーピングはレジンセメントで合着した。RPDは通法に従って製作した。本例は中間欠損の片側処理IARPDのため、遊離端症例などに比較するとインプラントの果たす役割は低い。しかし、義歯の回転・移動防止や支台装置への咬合力負担は減少し、残存歯への為害作用の予防には有益である。

【ヒント＆勘所】

①インプラントトップ部（回転防止機能部）の破損やアバットメントスクリュー破折（除去ができない場合）は、本来のインプラントとしての機能は果たせない。

②全身状態などによって外科的にインプラント撤去が不可能な場合や戦略的にインプラントを残す場合には、残根状態の天然歯の補綴処置を模倣した

症例3

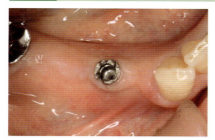
図⓭ インプラント-アバットメント結合部の損壊状態

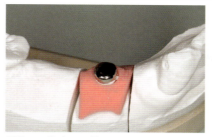
図⓮ 天然歯と同様の過程でコーピングを製作

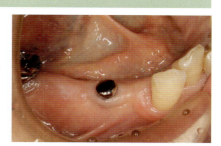
図⓯ 口腔内に接着したコーピング

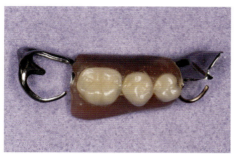
図⓰ 通法により製作したIARPD（咬合面観）

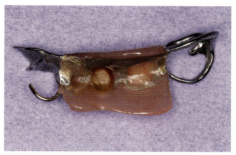
図⓱ 通法により製作したIARPD（粘膜面観）

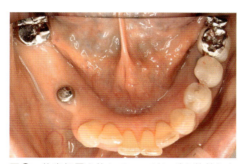
図⓲ 鉤歯処置を施してコーピングを装着した咬合面観

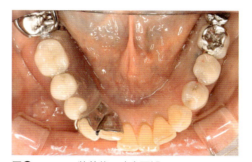
図⓳ IARPD装着後の咬合面観

ポストを歯冠補綴や築造、コーピングに応用する。
③IARPDにする場合は、従来のコーピングか磁性アタッチメントを選択する。このような症例ではインプラントにロケーターのようなアタッチメントを使用することは不可能である。

おわりに

インプラント黎明期とは異なり、インプラントの固定性補綴装置とRPDの共存が可能になってきた。今後、超高齢社会においてIARPDの応用範囲は拡大すると思われる。現在、IARPDはトラブルシューティング的な活用法が強調されているが、遊離端欠損やすれ違い咬合などのRPD難症例に対する第一選択としての補綴設計も検討されるべきであろう。しかし、IARPDに関する明確なプロトコールは確立されておらず、長期的予後に関する臨床研究が望まれる。

LEVEL UP & H!NT

04 軟質リライン材を用いた難症例への対応

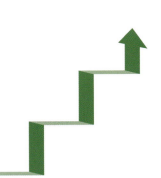

東京歯科大学　老年歯科補綴学講座　**上田貴之**

■ 軟質リラインとは

　軟質リラインは、軟質床用材料（軟質リライン材）を用いて義歯のリライン（裏層）を行う処置の通称であり、軟質裏層とも呼ばれている。上下顎いずれの総義歯や局部床義歯にも適用可能であるが、多くは下顎高度顎堤吸収症例などに適用され、下顎の総義歯や下顎の大型局部床義歯に対して利用されている。軟質リラインは以前から存在する技術ではあるが、保険適用やガイドラインの発行（**図1、2**）[1,2]などにより、近年再注目されている。

　リライン（裏層）という用語が用いられているために混同されがちであるが、硬質材料を用いた、いわゆる硬質リラインとは目的も手順も用いる材料もまったく異なるので注意が必要である。硬質リラインは、義歯装着後に経年的に生じる顎骨の吸収によって不適合となった場合に行うものである。すなわち、顎堤と義歯床との隙間を埋めて再適合を図るものである（**図3**）。一方、軟質リラインは咬合接触状態と床粘膜適合状態を適切に調整したのち、粘

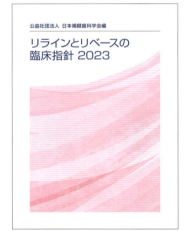

図❶　『リラインとリベースの臨床指針2023』（公益社団法人 日本補綴歯科学会編）

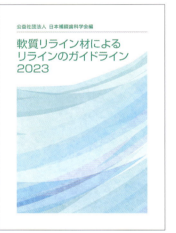

図❷　『軟質リライン材によるリラインのガイドライン2023』（公益社団法人 日本補綴歯科学会編）

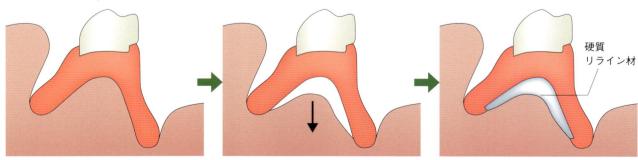

a：義歯装着時　　b：数年後（顎堤吸収による不適合）　　c：硬質リライン後（再適合）

図❸a～c　硬質リラインとその目的

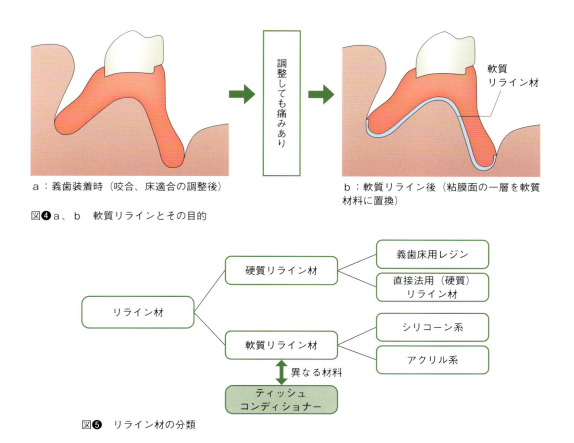

図❹a、b　軟質リラインとその目的

図❺　リライン材の分類

膜面の一層を軟質リライン材に置き換えるものである（図4）。したがって、床の適合状態が良好な状態の義歯に対して行う処置であるといえる。

軟質リラインは、一般的な硬質のレジン床義歯を装着し、適切な咬合調整や床粘膜面の調整を行っても疼痛が改善しない場合に用いる。下顎総義歯への軟質リラインは、保険適用にもなっている。加えて近年では、アクティブシニア層を中心に、より快適な義歯を求める患者も多く、疼痛はなくても軟質リラインを行う場合も多くなっている。

軟質リライン材

軟質リライン材には、アクリル系とシリコーン系がある（図5）。アクリル系は粘弾性の性質があり、緩圧効果に優れるが耐久性に劣る。シリコーン系は弾性の性質があり、アクリル系と比較して緩圧効果は劣るものの耐久性に優れる。一般的な材料選択の考え方（図6）としては、耐久性の観点からシリコーン系が優先される。シリコーン系で疼痛の緩和がみられない場合、床下に骨鋭縁が存在する場合、著しい口腔乾燥がある場合などには、アクリル系が使用される。なお、アクリル系軟質リライン材は、粘弾性の特性をもつアクリル系材料であるティッシュコンディショナー（粘膜調整材）とは別の材料である。ティッシュコンディショナーは経時的に変形してしまい、1〜2週間程度しか粘弾性が持続しないため、リライン材として使用することはできない。アクリル系軟質リライン材は、経時的に形態が変化することはない。

軟質リラインの方法

軟質リラインの方法には、間接法と直接法がある。唾液などの混入がなく確実性が高いため、ガイドラインでは間接法が推奨されている[1]。間接法（図7）では、まず咬合調整と粘膜面の調整が終わった義歯をトレーにして、シリコーンゴム印象材もしくはダイナミック印象材を用いて印象採得を行う。その際、疼痛の発生部位には十分な印象材の厚みを確保する必要がある。そのため、疼痛発生部位の床をあらかじめ1mm程度削去しておく。印象採得後、歯科技工所もしくは歯科技工室で軟質リライン材への置換を行う。なお、公的医療保険による下顎総義歯

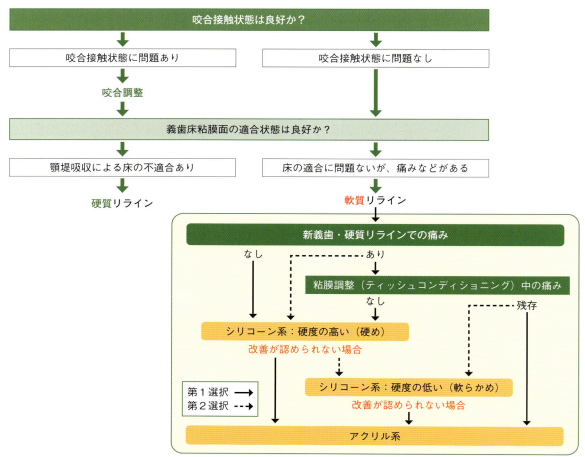

図❻ リライン材選択の流れ

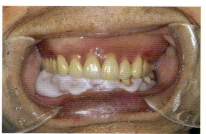

a：咬合調整と粘膜面の調整が終了した義歯を使用して印象採得を行う。本症例では、下顎総義歯に対してティッシュコンディショナーを用いたダイナミック印象を行った

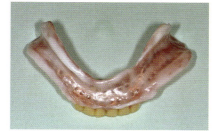

b：ダイナミック印象終了後の義歯

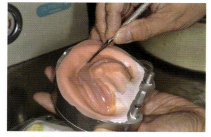

c：ラボにて印象材を除去し、アクリル系軟質リライン材を填入した

図❼a〜e　間接法リラインの術式

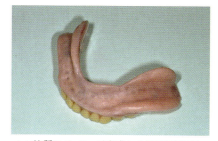

d：軟質リラインが完成した下顎総義歯

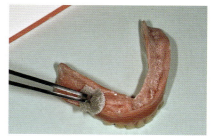

e：軟質リラインを行った義歯には、シリコーン系の適合試験材は使用できない。そのため、ペーストタイプの適合試験材を使用する

の軟質リラインは間接法のみが認められている。

　直接法（図8）は、口腔内で完成させることができるため、義歯を預かる必要がないことが利点である。しかし、接着面への唾液の混入によって剥離が生じやすくなる。また、リライン材の厚みを適切にコントロールすることが難しい。

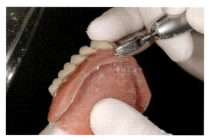
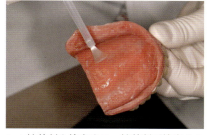
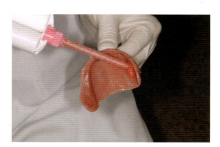

a：リラインを行う範囲の新鮮面を露出させる。辺縁部はステップ状に削去する

b：接着剤を塗布する。接着剤が塗布されていないと剝離の原因となるため、辺縁まで丁寧に塗布する。ただし、二度塗りすると接着剤の効果が失われるため、一度塗りにとどめる。また、完全に乾燥させる

c：軟質リライン材を盛り付ける。その後、口腔内に挿入する

図❽a〜c　直接法リラインの術式

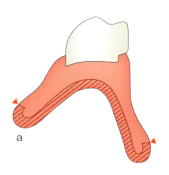
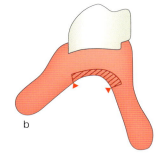

図❾a、b　リラインの範囲の違い。床粘膜面を全体的にリラインする場合（a）と歯槽頂など疼痛の発生部位などを限局的にリラインする場合（b）とがある。なお、いずれの場合も辺縁部はステップ状に形成することで剝離を防止できる

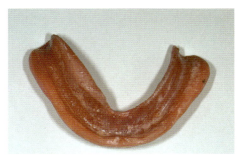
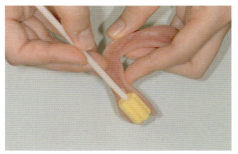

図❿　不十分なホームケアによって劣化した軟質リライン材

図⓫　スポンジブラシを利用したホームケア

軟質リラインの範囲には、粘膜面全体を行う場合（図9a）と歯槽頂部など疼痛の発生部位を部分的に行う場合（図9b）とがある。疼痛部位が限定的な場合には部分的に行うことで剝離などの発生を低減させることもできる。

軟質リライン後のメインテナンス

材料の改良により、とくにシリコーン系軟質リライン材は耐久性が向上している。しかしながら、適切な管理がなされないと剝離が生じたり、微生物の繁殖を招いたりすることに繋がる。その予防のためには、ホームケアの指導が大切である（図10）。

しかし、軟質リラインを義歯ブラシで刷掃すると表面が粗造になる[3]。そのため、スポンジを用いた刷掃が推奨される。スポンジでの刷掃であれば、表面の粗さへの影響はほとんどない（図11）[4]。義歯洗浄剤も義歯を清潔に使用するためには必要不可欠である。ポリデントなどの中性過酸化物系の義歯洗浄剤は、軟質リライン材の表面を粗さないので[4]、毎日使用するように指導する。

【参考文献】
1) 日本補綴歯科学会編：リラインとリベースの臨床指針2023.
https://www.hotetsu.com/files/files_866.pdf
2) 日本補綴歯科学会編：軟質リライン材によるリラインのガイドライン2023.
https://www.hotetsu.com/files/files_865.pdf
3) Ueda Takayuki, et al : Surface morphology of silicone soft relining material after mechanical and chemical cleaning. Journal of prosthodontic research. 62(4): 422-425, 2018.
4) Saito Takeshi, et al : Effect of mechanical and chemical cleaning on surface roughness of silicone soft relining material. Journal of prosthodontic research. 64(4): 373-379, 2020.

LEVEL UP & H!NT

05 マグネットデンチャーの臨床と勘所

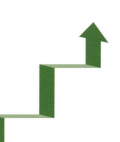

千葉県・田中歯科医院　**田中譲治**

磁性アタッチメントの三大利点[1]

超高齢社会を迎え、ユニバーサルデザイン（障害者も高齢者も健常者も含めたすべての人に使いやすいデザイン：Ronald Mace）を考慮した筆者が提唱する義歯設計概念である「ユニバーサルサポート」が重要となっている[1]。そんななか、取り外しが楽で手が不自由になっても使いやすく、メインテナンスが容易なユニバーサルサポートに最適な磁性アタッチメント（マグネットを利用した支台装置）が改めて脚光を浴びている。2021年9月には天然歯用の磁性アタッチメントが保険収載され、今後の普及が予想される。

磁性アタッチメントの特徴として、①有害な側方力や回転力を逃がす、②長期使用に伴う維持力の減衰がない、③維持力を数値として認識でき、さらにそれ以上の維持力を発現しない、④歯冠-歯根比を改善できる、⑤着脱方向が限定されない、⑥義歯の取り外しエネルギーが少ない、⑦クリアランスが少なく審美性、使用感に優れる、⑧義歯の着脱が簡便、⑨メインテナンスが容易、などが挙げられる。臨床的な観点からまとめると「優しさ」、「使いやすさ」、「美しさ」が三大利点として挙げられる。

1. 優しさ（支台の保全）

支台への側方力や回転力を逃し、支台に優しいことは知られているが、取り外しエネルギー（移動負荷曲線の積分）も非常に少ない。すなわち、通常のクラスプでは義歯を取り外すときに徐々に負荷が大きくなり、最大豊隆部を超えるまで負荷をかけてしまうが、磁性アタッチメントではキーパーから外れた瞬間に維持力が少なくなるため、支台にかかる負荷エネルギーが最小限で済む。また、義歯をどの方向に取り外しても決められた維持力以上はかからず、支台に非常に優しいといえる。

2. 使いやすさ（義歯のバリアフリー）

超高齢社会を迎え、前述したように磁性アタッチメントは「ユニバーサルサポート」に最適な支台装置といえる。また、機械的維持力の発揮機構を用いた通常のアタッチメントと異なり、磁気エネルギーを用いているために使用に伴う維持力の減衰がない。そのため、定期的なマトリックス（フィメール）の交換や調整の必要がなく、高齢になって通院できなくなった患者や要介護者にも非常に有用といえる。

3. 美しさ（審美補綴）

見た目に劣る可能性のあるクラスプと異なり、審美補綴に有用である。また、磁性アタッチメントは超小型でシンプルなために床の厚さもとりやすく、色彩美や形態美を得るにも有利である。さらに、クリアランスが少ない場合にも適応しやすい。

インプラントオーバーデンチャーへの応用[2]

インプラント治療は予知性の高い優れた治療として認められているが、経済的な理由や外科的侵襲から無歯顎・多数歯欠損症例における多数のインプラント利用は敬遠されることがある。そのため、少数で高い治療効果のあるインプラントオーバーデンチャー（以下、IOD）が広く普及してきている。下顎無歯顎の治療では、インプラント2本支台としたIODを第一選択とすべきという2002年に提唱された「McGillコンセンサス」をはじめ、最近ではインプラント支台の部分床義歯への高い有用性も評価されてきている。また、無歯顎・多数歯欠損症例への固定性インプラント補綴も確立してきているが、患者の高齢化に伴ってメインテナンスのしやすい

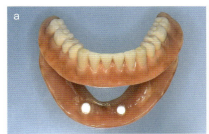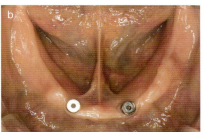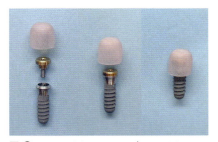

図❶ a、b　患者は84歳の女性である。MACS system（キャップ式磁性アタッチメント）にて取り付けを行い、23年経過した磁性アタッチメントインプラント支台（straumann φ3.3mm、10mmの2本）のIOD。磁石構造体・キーパーともに一度も交換していないが、維持安定もよく経過良好

図❶ c　MACS system（http://www.macssystem.jp/）。磁石構造体にあらかじめレジンキャップを付与することで、取り付けの際の位置ずれや即時重合レジンのアンダーカットへの流れ込み、後日のマグネットの脱落を防止できる

表❶　磁性アタッチメントの使用目的による分類[1]。支台装置で重要となる維持、支持、把持の3つの機能に基づいた分類で、支台の状況も鑑みて機能回復、支台の保全を検討して磁性アタッチメント補綴の設計指針とする

	Type R 使用（ソフトデザイン）	Type SR 使用（サポートデザイン）	Type BSR 使用（リジッドデザイン）
特徴	維持（retention）のみを主たる目的とし、支持と把持を期待しない使用法【支台の保護を重視した設計】	維持のみでなく、支持（support）も目的とした使用法【咬合支持の改善を期待した設計】	維持、支持のみならず、把持（bracing）も目的とする使用法【機能回復を重視した設計】
構造および使用方法	・義歯内面とキーパー側面に間隙を確保して側方力が逃げる構造とする ・咬合支持の改善を期待しない部位（おもに前歯部）に使用	・義歯内面とキーパー側面に間隙を確保して側方力が逃げる構造とする ・咬合支持の改善を期待する部位（おもに臼歯部）に使用	・義歯内面とキーパー側面に間隙を設けず、把持効果の出る構造とする ・状態の良好な多数支台に使用

IODへの設計変更を検討することも重要となってきている（Tanakaのレベル評価「IODへの設計変更必要度レベル評価」[1, 3]）。そのようなことから、とくに高齢者を考慮して磁性アタッチメントが注目されている（図1）。

磁性アタッチメントのIODへの応用の利点として、パトリックス（メール）とマトリックス（フィメール）が平面であり、咬合力を確実に捉えることができる。そのため、顎堤保全に有利であり、咬合支持の改善にも優れる。また、磁性アタッチメントを応用したIODは取り外しが楽でメインテナンスが容易となるため、要介護を見据えた設計に非常に有利である。加えてIODにおいては顎骨が吸収していることも多いため、支台間の平行性がとれないことも多いが、磁性アタッチメントは支台間の平行性の許容が大きいので問題とならない。ボールアタッチメントやロケーターにおいては、平行性が不良だと維持力が強すぎたり、取り外しに伴う劣化が早くなり、破折や交換頻度が多くなることがあるので注意が必要となる。

磁性アタッチメントの設計の考え方[1]

磁性アタッチメントは磁気エネルギーという特殊な維持力を利用しているため、「把持なしで維持力が出る」という他の支台装置にはない優れた特性があるため、これまでの義歯設計の考え方だけでは、その特徴を発揮できない。そこで筆者は、支台装置で重要である維持、支持、把持の3つの機能に基づいて表1に示すように磁性アタッチメントを使用目的によって3つに使い分けて設計指針とし、図2に示すように、支台の保全を重視するか、機能回復を重視するかによって使用法を選択することができる。

磁性アタッチメント活用の留意点と勘所

1. 保険適用磁性アタッチメント[4]

天然歯用磁性アタッチメントが2021年9月に保険収載され高評価を得て、2024年4月には保険点数が倍近くに増点され広く普及してきている。保険収載された磁性アタッチメントには「フィジオマグネット（ケディカ）」、「マグフィットM（愛知製鋼、ストローマン・ジャパン）」がある。その特徴は、図3に示すようにキーパーを簡単に除去できるシステムとなっている。術式を図4に示す。

2. 磁石構造体（マグネット）の取り付け

磁石構造体は、磁石構造体（マグネット）とキーパー（磁性材料）が少しでも離れることで維持力が

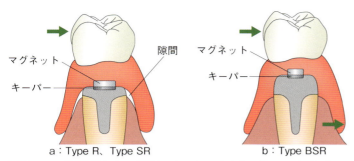 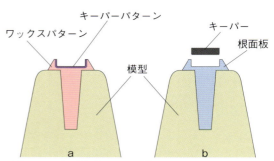

図❷ a、b 使用目的によって磁性アタッチメントを使い分けることができる。支台の保全を重視する場合（a）は、吸着面をできるだけ低く設定し、根面板側面と義歯内面に間隙を確保させることで側方力を逃がし、支台への負担を最小限にできる（Type R・Type SR）。機能回復を重視する場合（b）は、吸着面を高い位置に設定し、根面板側面と義歯内面に間隙を空けず、確実な把持を得る構造とする（Type BSR）

図❸ a、b 保険収載された磁性アタッチメントは、キーパーパターンを取り付けた根面板のワックスパターンを鋳造した後、キーパーを接着性レジンセメントで接着することで完成する。これにより、必要な場合にはバーでキーパーに切り込みを入れることで簡便にキーパーを除去できる

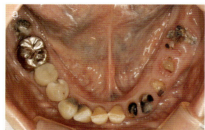 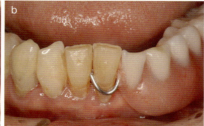 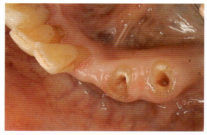

図❹ a、b 患者は81歳の女性である。残根やう蝕があり、咀嚼障害および $\boxed{1}$ のクラスプによる審美障害で来院。クラスプによって見た目が劣るだけでなく、$\boxed{1}$ への負担荷重が危惧される

図❹ c 保存不可能な歯を抜歯し、$\boxed{3\ 4}$ は再根管治療を行い、取り扱いが楽な磁性アタッチメント支台を計画

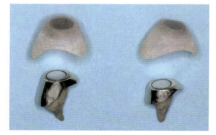 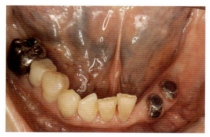 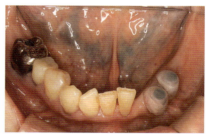

図❹ d キーパーを接着した根面板とレジンキャップを付与した磁石構造体を製作

図❹ e キーパー付き根面板を合着。支台の状態が良好とはいえないため、磁性アタッチメントは支台の保全を重視したType R仕様の構造とした

図❹ f レジンキャップ付きマグネットを吸着。この状態で義歯の印象採得を行って義歯を製作する。なお、義歯内面凹部は取り付け用即時重合レジン分の隙間を設ける

なくなるため、取り外しエネルギーが少なく支台に優しいという特徴がある。しかし、取り付けに位置ずれを起こすと維持力が低下してしまうので注意が必要である。磁石構造体の取り付けは、正確に行うために口腔内で即時重合レジンを用いることが推奨されるが、その際、即時重合レジンがアンダーカットに入って義歯が外せなくなるという致命的なトラブルを起こすことがある。また、それを危惧して未重合のうちに外すと磁石構造体が浮き上がり、義歯のがたつきや破折の原因となる。これらを防止するために、筆者は図4dに示すように磁石構造体にあらかじめレジンキャップを付与することを推奨している。これにより、位置ずれやアンダーカットへの流れ込みを防止できる。また、口腔内の唾液や呼気による高湿度の環境で磁石構造体と即時重合レジンの接着操作を行うと、接着力が低下して後日のマグネット脱離の原因となるが、あらかじめレジンキャップを付与することで脱離を防止できる。インプラント治療への応用においても同様で、インプラント体の場合にはサイズが統一されているので図1cに示すようにあらかじめキャップを付与して在庫としておくこともできる。

（http://www.macssystem.jp 参照）

3. 磁性アタッチメントの加熱

磁性アタッチメントを取り扱うにあたって、熱に弱いことを知っておくことが大切である。150℃以

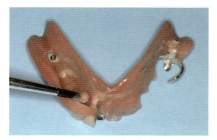 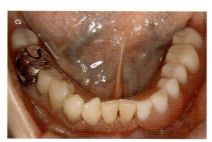 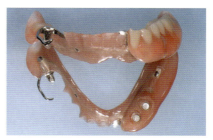

図❹g　レジンキャップと義歯内面の凹部が接していないことを確認後、即時重合レジンを少量のみ盛って口腔内に戻す。レジンキャップによって即時重合レジンのアンダーカットの流れ込みを防止できる

図❹h　即時重合レジンが確実に硬化した後に外すことで、レジンキャップ付マグネットが義歯内面に取り込まれる。その後、凹部とレジンキャップの隙間を、細い筆で即時重合レジンにて埋めて完成する

図❹i　クラスプがなくなって審美性も改善し、「1支台への負担も解消される。メインテナンスも容易で取り外しも楽な義歯となり、経過良好である

上になると減磁が起こって吸着力が低下してしまう。位置ずれなどによって付け直しのために磁石構造体を義歯から外す際、ラウンドバーなどで周囲のレジンを削り取ることがあるが、その際の熱で吸着力の低下を招いてしまうことがある。その場ではなく後日に吸着力の低下が起こり、気づかないこともあるので十分に注意する必要がある。低速で磁石構造体から離れたところを削り、熱に晒さないようにすることが肝要である。

4．MRI検査

MRIの撮像にあたって放射線技師が補綴装置を壊してしまうことを危惧してMRI検査を拒否されることが稀にある。この場合、磁石構造体が取り付けられている義歯は必ず外してもらうが、口腔内に取り付けられているキーパーは高磁場でもダメージを受けることはなく、磁気を帯びることもないなど、撮像に問題ないことを放射線技師に伝えることが肝要である。

アーチファクトについては、磁性アタッチメントだけでなく、ニッケルや一部の矯正装置、金属冠、コバルトクロムなどでも起こることで過敏になりすぎる必要はなく、撮像方法やキーパーの設置部位によっても異なるが、基本的には脳頭蓋部の診断が不可能となることはないと示されている[5]。また、MRIの撮像は通常、狭い場所で20〜40分間動かないでいなければならず、要介護状態の患者の撮像は困難を伴い利用は稀となる。

詳細は、日本磁気歯科学会のホームページの「MRI安全基準マニュアル」および安全基準検討委員会が発行しているリーフレットを利用するとよい（http://jsmad.jp/mrisafety-m）。どうしてもキーパーによるアーチファクトで診断ができない場合にはキーパーを外せばよく、インプラントにおいてもスクリュー式なので外すのは簡便である。天然歯においても保険適用外であるが、キーパーをスクリュー式で外せる磁性アタッチメント（リムーブキーパー：KOデンタル）を利用することも推奨される。

おわりに

わが国は、世界に類を見ないスピードで高齢化が進んでおり、いかに健康長寿を延伸するかが課題となっており、その鍵を握っているのが歯科治療と言っても過言ではない。このようななか、義歯設計においてもユニバーサルサポートに最適な磁性アタッチメントの利用に関心が集まっている。マグネットは1980年代にすでに米国で使用されていたが、当時のマグネットは性能と品質ともに不十分であり、腐食などによって使われなくなった経緯がある。わが国においては、最新レーザー溶接を用いた超小型で吸着力が優れた磁性アタッチメントが1992年に販売され、広く普及し始めた。その後、一部の不良な使用によって下火となっていたが、超高齢社会を迎えて再注目され、保険にも収載されて飛躍的に普及し始めている。このような技術を国内のみならず、ぜひとも国外にも発信して全世界に普及することが期待される。

【参考文献】

1）田中譲治：新インプラントオーバーデンチャーの基本と臨床−磁性アタッチメントを中心に−．医歯薬出版，東京，2020．
2）田中譲治：インプラントオーバーデンチャーの有用性と活用法．日本歯科医師会雑誌，74（2）：33-43，2021．
3）田中譲治：固定式から可撤式に変えるべきか．月刊デンタルダイヤモンド増刊号「インプラント治療のトラブル＆リカバリー」，46（10）：122-127，2021．
4）田中譲治，今田裕也：磁性アタッチメント活用のためのMUST-KNOW①．歯科技工，51（5）：429-450，2023．
5）田中貴信：新・磁性アタッチメント．磁石を利用した最新の補綴治療，64-67，医歯薬出版，東京，2016．

LEVEL UP & H!NT

06　デジタルデンチャーの臨床と勘所

東京科学大学　大学院医歯学総合研究科　口腔デバイス・マテリアル学分野　**羽田多麻木**
東京科学大学　大学院医歯学総合研究科　口腔デジタルプロセス学分野　**岩城麻衣子**
東京科学大学　大学院医歯学総合研究科　高齢者歯科学分野　**金澤　学**

　デジタル技術の進歩は、補綴臨床の現場に大きな変革をもたらしている。現在、全部床義歯においては臨床工程（チェアーサイド）から技工工程（ラボサイド）に至るまで、ほぼすべての工程にデジタル技術を応用することが可能である。最初の臨床ステップである印象採得では、口腔内スキャナ（IOS）を用いて無歯顎の顎堤の直接スキャンや咬合採得を行うことも可能である。現在では、多くの患者がすでに義歯を使用している点に着目し、筆者らは患者の現義歯をIOSでスキャンし、義歯の三次元データを取得することから治療を開始する方法を推奨している。本項では、デジタルデンチャーの臨床について具体的な手順を解説する。

■ 現義歯の3Dスキャン

　IOS（TRIOS 4：3Shape）を用いた現義歯のスキャンは、下顎、上顎、咬合採得の順に行う。義歯スキャンの流れとしてはさまざまな方法が考えられるが、筆者らは、①粘膜面、②義歯辺縁、③咬合面、④研磨面の順で行っている（図1）。顎堤が高く、粘膜面が深い凹面がある場合には、IOSによる義歯のスキャンできないことがあるため、はじめに粘膜面からスキャンを行うこととしている。重要なポイントは、②義歯辺縁のスキャンであり、粘膜面だけでなく研磨面を同時にスキャンする（図2）ことで、①粘膜面と④研磨面をデータ上でスムーズに重ね合わせることが可能になる。さらに、スキャン作業を効率的に進めるためには、スキャン後のデータ処理時間であるレンダリング時間を考慮することが重要である。このレンダリング時間は、②義歯辺縁のスキャン後に確保し、処理が完了してから③咬合面および④研磨面をスキャンすることで、全体の流れを円滑にすることができる。咬合採得は、上下の義歯を手で持ち、咬合させた状態で頬側または唇側からスキャンを行う。このようにして、IOSを用いた上顎義歯、下顎義歯およびそれらの対向関係についてのデジタルデータを効率的に取得できる。

■ 3Dプリントコピーデンチャーによる
■ 印象・咬合採得

1. 3Dプリントコピーデンチャーの製作手順

　スキャンによって取得した現義歯のデジタルデータをSTL形式で出力し、3Dプリンタ用ソフトウェアでサポート構造を付与する。その後、光硬化性樹脂（dima Print Denture Base Try-in：Kulzer）を用いて造形し、イソプロピルアルコールで洗浄、ポストキュア処理を経てサポート構造を取り除き、エッジや不均一な部分を軽くトリミングして3Dプリントコピーデンチャーの完成となる（図3）。こ

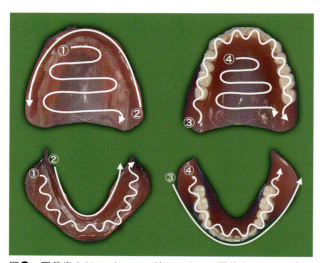

図❶　現義歯の3Dスキャンの流れ。上・下顎義歯ともに、①粘膜面、②義歯辺縁、③咬合面、④研磨面の順でスキャンを行い、②と③の間にレンダリング時間を確保すると、円滑にスキャンすることができる

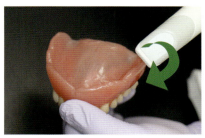
図❷ 義歯辺縁のスキャン方法。粘膜面と研磨面を同時にスキャンすることで、データの重ね合わせ作業が円滑に進む

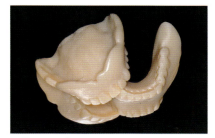
図❸ 3Dプリントコピーデンチャー

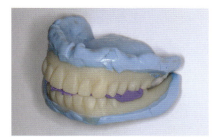
図❹ 最終印象体。上下顎の印象と顎間関係が統合されて完成した状態

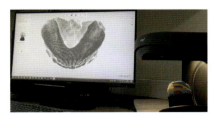
図❺ ラボスキャナによる最終印象体のスキャン。スキャン漏れがあった場合には追加スキャンを実施する。対象物が鏡面や透明ではないため、スキャンパウダーを使用せずにスキャン可能である

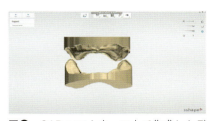
図❻ CADソフトウェア上で作成したデジタル模型

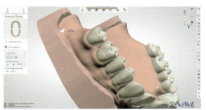
図❼ 歯肉形成の様子。歯肉をある程度盛り上げた後、スムージング機能を用いて滑らかに整えると効率的である

れらの工程では専用フラスコを利用し、アルジネート印象材などで印象してレジンを流し込んで製作していた従来の製作工程が効率化され、コピーデンチャー製作の均質化と作業時間の短縮が可能になったと考えられる。

2. 3Dプリントコピーデンチャーを用いた印象・咬合採得

完成した3Dプリントコピーデンチャーを患者の口腔中に装着し、咬合高径や顎位を確認して必要に応じて咬合調整や顎位の修正を行う。辺縁の形態を調整する際は、コピーデンチャーの辺縁をトリミングし、コンパウンドやボーダータイプのシリコーン印象材（エクザデンチャーボーダータイプ：ジーシー）を使用して辺縁形成を行うとよい。辺縁形成用のシリコーン印象材は適切な弾性に調整されているため操作が簡便であるが、一度で辺縁形成を行わなくてはならず、細かい調整が難しいため、顎堤吸収が大きいケースや辺縁形態の大幅な修正が必要なケースでは印象用コンパウンドが使用しやすく、症例に応じて選択するとよい。また、シリコーン印象材を盛り付ける際には、コピーデンチャーへのアドヒーシブ（デンチャーアドヒーシブ：ジーシー）塗布が必須である。上下顎ともに通法に従って患者に必要な機能運動を行わせた後、不要な印象材をトリミングし、流動性に優れるウォッシュタイプのシリコーン印象材（エクザデンチャー：ジーシー）を一層均一に盛り付けて最終印象採得を行う。上下の顎間関係も通法に従って咬合採得用シリコーン印象材（エクザバイトⅡ：ジーシー）にて採得する。これにより、上下顎の印象と顎間関係がすべて合わさった最終印象体が完成する（図4）。

■ 最終印象体のスキャンと
■ CADソフトウェアによる義歯のデザイン

1. 最終印象体のスキャン

ラボスキャナ（E3：3Shape）にて最終印象体をスキャンし、3Dモデルを作成する（図5）。まず、最終印象体の上顎側と下顎側をスキャンし、それらを重ね合わせるために印象体の横からスキャンを行う。その後、辺縁以外の必要のない部分をトリミングして無歯顎の上下作業模型を完成させる。これにより、CADソフトウェア（3Shape Dental System：3Shape）上で咬合器装着状態のデジタル模型が作成できる（図6）。

2. CADソフトウェアによる義歯のデザイン

作成したデジタル模型を基に義歯床辺縁の設計、人工歯排列、歯肉形成を行い、最終義歯のデザインを完成させる（図7）。義歯のデザインには、歯科用CADソフトウェアとして3Shape Dental System

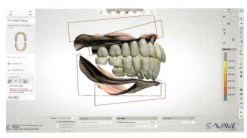
図❽ 人工歯テンプレートを用いた人工歯排列。テンプレートが事前に咬合させてあるため、ほとんどのケースで上下左右の位置関係を微調整するだけでよい

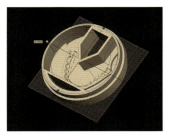
図❾ 外枠データの設計。外枠に仕切りを設計することで、流し込み用の義歯床用レジンの使用量を極力少なくすることが可能

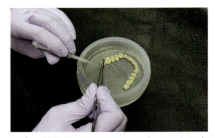
図❿ 外枠基底面のソケット部への人工歯の接着。人工歯をピンセットなどで押さえながらシアノアクリレート系の接着剤を毛細管現象を利用して流し込む

（3Shape）やexocad Dental CAD（exocad GmbH）が使用可能である。人工歯は、あらかじめ咬合させた状態の人工歯テンプレートを利用すると効率がよく、微調整も簡便である（図8）。また、3Dデータがあれば任意の人工歯を使用することもできるため、人工歯ライブラリにあらかじめ追加しておくと、人工歯の選択肢を拡充できる。

デジタルデンチャーの製作

1．3Dプリント試適用義歯の製作

3Dプリント試適用義歯は、最終義歯の3DデータをSTL形式で出力し、3Dプリンタ用ソフトウェアでサポート構造を付与し、Try-in用の光硬化性樹脂を用いて造形する。患者の口腔内に試適し、通法に従って顎間関係、人工歯の排列位置、リップサポートや審美性の確認を行い、修正を経て問題がなければ最終義歯へ移行する。最終義歯はミリングマシンを用いるミルド義歯と3Dプリンタを用いた3Dプリント義歯がある。さらに、ミルド義歯には義歯床のみをディスクから切削加工して人工歯を後付けする方法や、人工歯と義歯床を一塊に切削加工する方法などさまざまな方法が考えられる。本項では、本学で導入しているTMDUカスタムディスクを用いたミルド義歯[1]と3Dプリント義歯について紹介する。

2．TMDUカスタムディスクを用いたミルド義歯の製作

汎用CADソフトウェア（Free form：3D Systems）にてディスク形状、かつミリングマシン上で三次元的な位置情報を再現するためのジグを装着できるように外枠データを設計する（図9）。外枠の基底面には、外枠のSTLデータから義歯のSTLデータをブーリアン演算にて削除して作成した人工歯咬合面の位置情報を印記するためのソケットを付与する。デザインが完了した外枠を3Dプリンタ（Form3：Formlabs）にて造形し、イソプロピルアルコールで洗浄、乾燥後、ポストキュア処理を行い、サポートを切断する。外枠は最終的にすべて除去することから、外枠材料として使用する光硬化性樹脂に制限はない。

プリントした外枠基底面のソケットに、人工歯基底面をサンドブラスト処理を行った既製人工歯を排列し、シアノアクリレート系の接着剤で固定する（図10）。下顎前歯部の人工歯は臼歯部と比較してソケット部分との接触面積が小さいため、位置ずれがないように慎重に接着する必要がある。人工歯の固定が完了した後、人工歯基底面にレジンプライマー（フィットレジンプライマー：松風）を塗布し、義歯床用レジンとの化学的接着性を向上させる。

流し込み用の義歯床用レジン（フィットレジン：松風）の粉液を混合し、気泡をなるべく発生させないように少し高い位置から細長く外枠の中に注ぎ込む（図11）。レジンは重合収縮量を考慮して表面張力が生じるまで注ぐとよい。レジン表面が艶消し状になったところで加圧重合器（フィットレジンマルチキュア：松風）に静置し、加熱加圧重合後、室温まで冷却してディスクが完成する。

完成したカスタムディスクをミリングマシン（DWX-51D：DGSHAPE）に装着し、デザインした最終義歯から得られた数値制御データに従って、CAMソフト（Mill box：CIM system）を用いて切削加工を行う（図12）。切削加工後はサポートを技工用バーで切断し、通法どおりに最終研磨を行い、ミルド義歯が完成する（図13）。

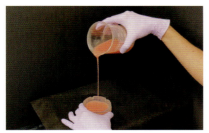

図⓫　流し込み用の義歯床用レジンを注ぐ。なるべく気泡を発生させないように、注ぎ初めは人工歯付近をやや離した位置から注ぐとよい

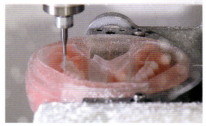

a：1床あたり約5時間で切削可能

図⓬a、b　カスタムディスクの切削加工

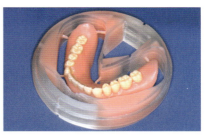

b：切削加工における材料と時間の節約が可能となった

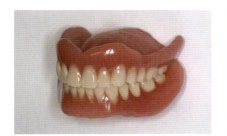

図⓭　TMDUカスタムディスクを用いたミルド義歯の完成

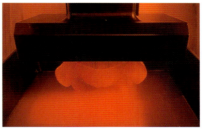

図⓮　3Dプリントの様子。DLP方式やLCD方式の面露光型3Dプリンタを使用すると、短時間かつ高精度な造形が可能

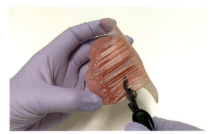

図⓯　サポート構造の除去の様子。サポート部分はニッパーなどを用いて慎重に切断し、造形物の欠損や変形を防ぎながら作業を行う

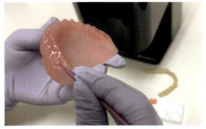

a：接着時に溢れた義歯床用光硬化性樹脂はアプリケーターなどで丁寧に拭き取り、仕上がりを整える

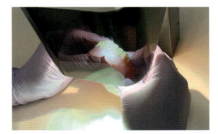

b：義歯床部と人工歯部の仮接着の様子。卓上の技工用ラボライトを用いて接着部分を仮重合する

図⓰　義歯床用光硬化性樹脂による義歯床部と人工歯部の接着

　TMDUカスタムディスク法を用いるメリットは、理想環境下で重合が完了したPMMAディスクを切削加工していることから、義歯床粘膜面の適合精度が良好であり、床だけでなく人工歯も一塊で切削加工するため、外枠に人工歯を固定する際の位置ずれの補償が可能なことである。さらに、咬合面も自由にカスタムできることから、患者ごとに咬合様式までデザインし、加工することが可能である。また、このシステムではあらゆる既製人工歯が使用可能であるため、人工歯選択の自由度が高いうえに審美性と機械的物性も良好である。

3．3Dプリント義歯の製作

　修正が完了した最終義歯の3DデータをSTL形式で出力し、3Dプリンタ専用のソフトウェア（cara Print CAM 2.0：Kulzer）にインポートする。義歯床部と人工歯部はそれぞれの材料の色や物性が異なるため、義歯床（dima Print Denture Base：Kulzer）と人工歯（dima Print Denture Teeth：Kulzer）用の光硬化性樹脂を用いて別々に3Dプリンタ（cara Print 4.0：Kulzer）にてプリントを行う（図⓮）。各パーツが適切な造形角度となるようにサポート構造を設定することが重要である[2]。造形終了後はプラットフォームから慎重に造形物を剝がし、余分な液体樹脂をイソプロピルアルコールで洗浄する。その後、サポート構造を除去（図⓯）し、義歯床のソケット部分に義歯床用光硬化性樹脂を流し込んで人工歯部を固定し、光硬化による仮接着を行う（図⓰）。さらに、ポストキュア装置（HiLite

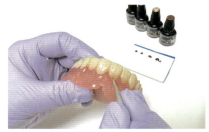
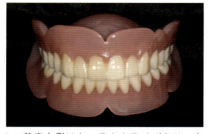
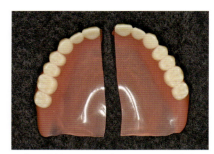

a：3Dプリント人工歯のキャラクタライズの様子
b：義歯右側はキャラクタライズあり、左側はキャラクタライズなし

図❶ 必要に応じてキャラクタライズを行い、歯冠色を調整・再現する

図❶ 破折した3Dプリントによる全部床義歯の様子。光沢のある破断面が観察される。通常の義歯修理手順に従って修理可能である

Power 3D：Kulzer）で上下義歯床全体の最終硬化を行い、サポート切断面の調整やバフによる最終研磨を経て3Dプリントによる全部床義歯が完成する。ただし、3Dプリントした人工歯は単色であるため、必要に応じてキャラクタライズ（ナノコートカラー：ジーシー）して歯冠色を再現するとよい（**図17**）。なお、義歯用の光硬化性樹脂は薬事承認を得ているが、現時点では保険適用外である点に留意する必要がある。

本学では、カスタムディスク法を用いたミルド義歯と従来法による全部床義歯に関する臨床研究を行い、患者報告アウトカムや費用対効果[3]の検証を実施した。その結果、ミルド義歯は従来法と比較して全体的な患者満足度および費用対効果の面で優れていることがあきらかとなった。また、3Dプリント義歯と従来法による全部床義歯について多施設共同無作為比較臨床研究を実施しており、こちらでは3Dプリント法の口腔関連QOL（OHRQOL）が従来法と同等であることが確認された。さらに、患者満足度については両者の間に有意な差が認められなかった[4]。一方で、3Dプリント義歯は義歯床用光硬化性樹脂の機械的物性がミルド義歯と比較して劣る点や、長期使用における耐久性に課題が残ることが指摘されている（**図18**）。これらの課題に対処するため、現在、筆者らは耐久性の向上を目的としたハイブリッド材料の開発に取り組んでいる。

おわりに

TMDUカスタムディスク法を含むミルド義歯は、従来法と比較して低コストで製作可能あり、適合精度、機械的物性、長期安定性、および審美性に優れているため、長期使用を前提とした高品質な義歯として提供できる。一方、3Dプリント義歯は短期使用向けではあるものの、短時間かつ低コストで義歯を製作可能であり、安価で即時提供が可能な義歯として需要がますます高まることが期待される。また、いずれの製作過程においても、患者の現義歯の三次元データを取得するためのIOSの活用も非常に有効である。これにより、従来の製作法と並行してデジタル法が補綴臨床の新たな選択肢として普及することが予想される。本項が読者のデジタル技術を活用した全部床義歯製作を導入する契機となり、日々の臨床に新たな可能性をもたらす一助となれば幸いである。

【参考文献】
1) Soeda Y, Kanazawa M, Arakida T, et al : CAD-CAM milled complete dentures with custom disks and prefabricated artificial teeth: A dental technique. J Prosthet Dent. 127(1): 55-58, 2022.
2) Hada T, Kanazawa M, Iwaki M, et al : Effect of Printing Direction on the Accuracy of 3D-Printed Dentures Using Stereolithography Technology. Materials (Basel). 13(15): 3405, 2020.
3) Otake R, Kanazawa M, Iwaki M, et al : Patient-reported outcome and cost-effectiveness analysis of milled and conventionally fabricated complete dentures in a university clinic: A retrospective study. J Prosthet Dent. 131(2):227-232, 2024.
4) Iwaki M, Akiyama Y, Qi K, et al : Oral health-related quality of life and patient satisfaction using three-dimensional printed dentures: A crossover randomized controlled trial. J Dent. 150:105338, 2024.

LEVEL UP & H!NT

第7章

外科手術

01 口腔内小手術時に見落としてはいけない局所解剖

02 パノラマＸ線画像や歯科用ＣＢＣＴを用いた抜歯難易度の判定

03 有病者の抜歯の際に注意すべき事項

04 歯科における抗菌薬の適正使用

05 抜歯後の併発症を回避するための秘策

06 小手術時の切開線の設定・剝離・縫合

07 専門医に紹介すべき口腔粘膜疾患

LEVEL UP & H!NT

01 口腔内小手術時に見落としてはいけない局所解剖

日本歯科大学生命歯学部　口腔外科学講座　**里見貴史**

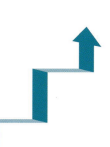

　口腔内における小手術（抜歯、骨隆起切除、嚢胞摘出、膿瘍切開など）に際して、とくに留意すべき重要な骨形態、神経、血管の解剖学的特徴について解説する。顎口腔領域の局所解剖をよく理解して、細心の注意を払って丁寧に外科的手技を実践することは、術後の合併症を回避するうえで極めて大切である。

上顎

1．骨形態

1）上顎洞

　成人の上顎洞と歯根尖との距離は、個体による差異が大きい。一般的に上顎洞底と密接に関係しているのは第1大臼歯であり、次いで第2大臼歯、第2小臼歯である。上顎洞底と歯根尖との距離はCBCTで容易に計測することができる（図1）。

2）骨孔

①眼窩下孔

　眼窩下孔は眼窩下管の開口部であり、眼窩下神経血管束が通る。犬歯窩上方で眼窩下縁中央の約1cm下方に存在する。上顎犬歯部後方において歯肉頬移行部より粘膜骨膜弁を剥離し、鉤などで牽引する場合にはとくに注意が必要である（図2）。

②切歯孔

　上顎骨前歯部の正中口蓋側にある切歯孔は、切歯管の開口部であり、上顎神経の枝で鼻口蓋神経血管束が通る。切歯孔はCBCTで容易に確認することができるため、上顎埋伏過剰歯の抜歯時には事前に位置を把握しておく必要がある（図3）。

③大口蓋孔

　左右後方の口蓋骨にある大口蓋孔は、大口蓋管の開口部であり、大口蓋神経血管束が通る。大口蓋孔は綿棒などを使い、水平部と垂直部の交点を前方から後方に向かってなぞると凹みとして触知する（触知同定法：図4）[1]。

2．神経・血管

1）大口蓋動静脈

　大口蓋神経血管束は粘膜下組織のある口蓋溝中を前走し、細く分岐した神経や動静脈が口蓋粘膜中に幅広く進入する（図1）。ヒト解剖体から得たデータによれば、大口蓋動脈本幹から上顎歯列までの距離は、第2大臼歯部（13.9±1mm）から犬歯部（9.9

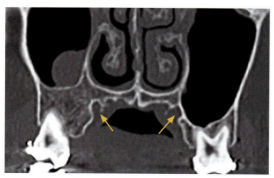

図❶　第1大臼歯と上顎洞底との距離には左右差がある（矢印は口蓋溝）

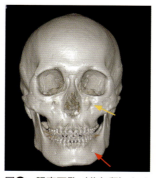

図❷　眼窩下孔（黄矢印）とオトガイ孔（赤矢印）

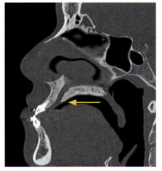
図❸ 切歯孔（矢印）

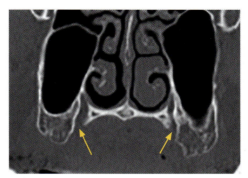
図❹ 大口蓋孔（矢印）

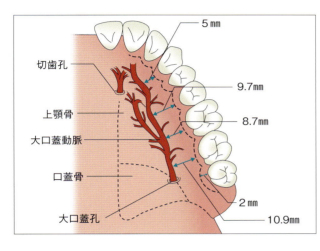
図❺ 上顎歯列から大口蓋動脈までの距離。第2大臼歯から犬歯にかけて漸減するが、第2小臼歯部ではやや広くなる[2]

±2.9mm）にかけて漸減するが、例外的に第2小臼歯部（13.8±2.1mm）ではやや広くなる（図5）[2]。

下顎

1．骨形態

1）下顎智歯と口底との関係

下顎大臼歯部、とくに智歯部においては外斜線の影響で頬側の骨質が厚く、それに対して歯槽突起が下顎骨体のアーチより舌側に偏って張り出しているため、舌側の骨質は極めて薄い。そのため、挺子の使用法を誤ると骨の破折や穿孔を来たし、歯や歯根を舌側の顎下隙に迷入してしまう恐れがある。

2）骨孔

①舌側孔

オトガイ舌筋やオトガイ舌骨筋が付着する下顎骨正中部舌側のオトガイ棘付近に舌側孔という骨孔が存在する。この骨孔には、一般的に舌下動脈やオトガイ下動脈の枝が侵入すると考えられている。舌側孔はCBCTで容易に確認することができるため、歯肉弁剝離やインプラント埋入時には事前に位置を

把握しておくことが肝要である。

歯槽堤から舌側孔までの距離は、完全無歯顎者の男性で9.90±4.78mm、女性で15.19±4.87mmであり、有歯顎者の男性で19.51±4.43mm、女性で18.81±4.38mmとの報告がある[3]。舌側孔の位置や大きさにはかなり個体差があり、また歯槽骨の高さは加齢や歯の脱落に伴って減少するため、同じ個体においても歯槽骨頂から舌側孔までの距離は経時的に変化する（図6）。

②オトガイ孔

オトガイ孔は、標準的には第1小臼歯と第2小臼歯の間で根尖から5mm程度下方の頬側下顎骨に位置している。下顎頬側の膿瘍切開では第2小臼歯の前後1cmは避けて歯肉頬移行部寄りに切開を加え、オトガイ神経の損傷を避けなければならない。

2．神経・血管

1）下歯槽神経

下顎管の走行に関しては、下顎孔より下前方に向かい、大臼歯までは骨体の頬舌径の舌側1/3を走行し、第2大臼歯の歯根尖の下方に達したところで外

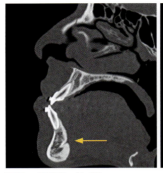
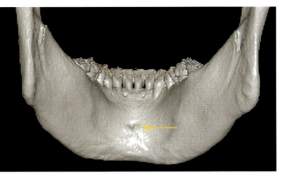

図❻　舌側孔（矢印）

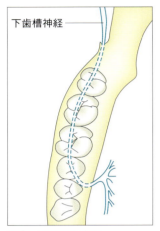

図❼　下顎管の走行

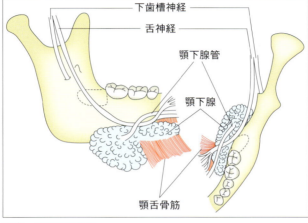

図❽　舌神経の走行

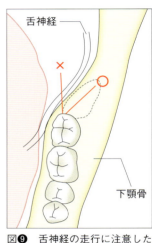

図❾　舌神経の走行に注意した正しい遠心切開

側に向かい、第2小臼歯部でほぼ中央を走行することが多いと報告されている[4]。このことから、下顎智歯部における下顎管は舌側を走行するものと考えられる。しかし、下顎智歯と下顎管の頰舌的位置関係に関する過去の報告では、舌側よりも頰側に位置する下顎管が多いことが指摘されている（図7）[5,6]。

2）舌神経

舌神経は、下顎智歯の歯槽突起舌側板から水平距離で平均1〜2mm、最も接近している症例では0mm、垂直距離は舌側歯槽頂から下方に平均2〜3mm、最も近接した症例では0mm、遠心側歯槽頂の高さに舌神経が位置していたと報告されている（図8）[7]。

下顎埋伏智歯抜歯時の遠心切開において、下顎枝が頰側に向かって開いているため、第2大臼歯後方の歯列延長線上には骨がない。そのため、歯列延長線上真後ろに深く遠心切開を加えると舌神経を損傷する危険がある。遠心切開線は骨の形状を触知したうえで翼突下顎隙に切り込まないよう、第2大臼歯後方の歯列延長線に対して30〜45°くらい頰側に傾けて設定しなければならない（図9）。

【参考文献】

1) Iwanaga J, Voin V, et al : New supplemental landmark for the greater palatine foramen as found deep to soft tissue: application for the greater palatine nerve block. Surg Radiol Anat. 39(9): 981-984, 2017.
2) 倉治竜太郎, 岩永譲：歯周外科治療と臨床解剖　上顎大臼歯部口蓋側編〜骨口蓋を探る〜. 日本顎咬合学会誌　咬み合わせの科学, 43(3)：283-295, 2024.
3) Deana NF, Navarro P, et al : Morphometric study of lingual foramina in macerated mandibles to assist in implant placement in the anterior mandibular region. Folia Morphol(Warsz). 77(2)：310-322, 2018.
4) 上條雍彦：口腔解剖学 第1巻骨学. アナトーム社, 東京, 1988：218.
5) Maegawa H, Sano K, et al : Preoperative assessment of the relationship between the mandibular third molar and the mandibular canal by axial computed tomography with coronal and sagittal reconstruction. Oral Surg. Oral Med.Oral Pathol. Oral Radiol. Endod. 96: 639-646, 2003.
6) 狩野岳史, 藤井信男, 他：下顎智歯の抜歯に関する臨床的評価　パノラマX線写真で歯根と下顎管が接触・交差した症例について. Hosp Dent, 19：159-162, 2007.
7) Behnia H, Kheradvar A, et al : An anatomic study of the lingual nerve in the third molar region. J Oral Maxillofac Surg. 58: 649-651, 2000.

LEVEL UP & H!NT

02 パノラマＸ線画像や歯科用CBCTを用いた抜歯難易度の判定

東京女子医科大学医学部　歯科口腔外科学講座　口腔顎顔面外科学分野　**古賀陽子**

はじめに

　抜歯は、歯科診療において日常的に行われる処置の１つであるが、予期せぬ難しい抜歯に直面することも少なくない。患者の全身状態や開口量などにも関係するが、とくに歯の位置や周囲骨の状態、解剖学的な構造によって抜歯の難易度は大きく異なり、事前にその難易度を適切に評価することが極めて重要である。

　そのため、抜歯を行う前にＸ線撮影を行い、歯とその周囲の解剖学的構造を正確に把握することが不可欠である。適切な画像診断を行うことで難易度を事前に予測し、リスクを最小限に抑えた治療計画を立てることができる。本項では、パノラマＸ線画像や歯科用 CBCT を用いた抜歯難易度の判定方法について、臨床的な視点から解説する。

抜歯の難易度に影響する因子

　抜歯の難易度を決定する因子は多岐にわたる。ここでは、抜歯を行う際にとくに影響を与える主要な因子を挙げ、これらがどのように抜歯の難易度に関連しているかを解説する。

1．歯の位置や傾斜

　萌出異常がある場合、埋伏歯や傾斜歯では抜歯が難しくなる。とくに、下顎智歯のように歯根が骨に深く埋まっていたり、隣接する歯と密接している場合、抜歯の難易度が増す。

2．歯根の形態と状態

　歯根が湾曲していたり、肥大していたり、根尖が特殊な形状をしている場合も抜歯の難易度が増す。

3．周囲の骨の状態

　骨の硬さや密度も抜歯の難易度に大きな影響を与える。骨硬化が進んでいる場合、抜歯後の治癒が遅れる可能性があり、抜歯に難渋することがある。また、骨が薄くなることで抜歯後に歯周組織へのダメージが大きくなることも考慮すべきである。

4．解剖学的構造との位置関係

　下顎智歯などでは、下顎管との位置関係が抜歯の難易度に関与する。上顎の場合、上顎洞との近接によって抜歯時に注意が必要である。

Ｘ線画像の役割

　抜歯を行うに際し、Ｘ線画像は非常に重要な役割を果たす。とくにパノラマＸ線や歯科用 CBCT（コーンビーム CT）は、歯の状態を正確に把握し、抜歯の難易度を予測するために不可欠なツールである。

1．パノラマＸ線画像

　パノラマＸ線は、歯列全体の位置や形態、隣接歯との関係を確認する際に有効である。抜歯に際して注目すべきポイントは以下のとおりである。

1）歯冠の状態

　歯冠が割れていたり、残根状態であったりする場合、ヘーベルや鉗子での操作が難しくなることがある。

2）歯根の異常の有無

　パノラマＸ線では、歯根の湾曲度合いや肥大、または歯根の数や長さを確認できる（**図１**）。とくに湾曲が強い場合、抜歯時に根尖が折れやすくなるため、注意が必要である。歯根膜腔の有無や広さ、歯槽硬線の有無も抜歯難易度に関係するため、抜歯前に必ず確認する。歯根膜腔がない場合は抜歯に難渋するため、歯根膜腔の連続性の有無は必ず確認する。

3）骨密度や骨の状態

　骨硬化がある場合や骨密度が高い場合、抜歯後の

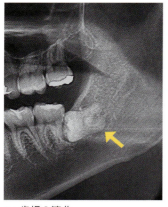
a：歯根の湾曲

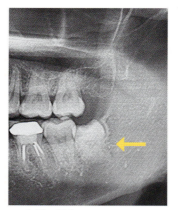
b：歯根の肥大

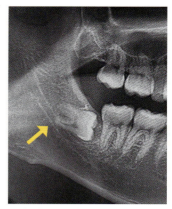
c：根尖が下顎管に重複

図❶ a～c　パノラマX線画像によるリスク診断

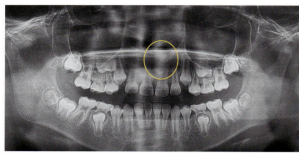
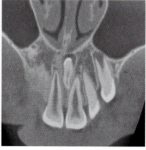
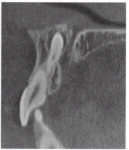

a：パノラマX線画像では不鮮明だが、歯科用CBCT画像では上顎正中部に逆性の過剰埋伏歯が確認できる

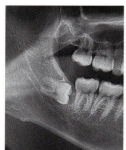
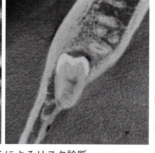

b：パノラマX線画像では確認できないが、歯科用CBCT画像では根尖が舌側の皮質骨を越えて突出していることが確認できる

図❷ a、b　歯科用CBCTによるリスク診断

治癒が遅れたり、痛みが長引く可能性がある。

4）隣接歯との位置関係

隣在歯が傾斜している場合、スペースが狭くなっていることがある。パノラマX線で隣接歯の位置関係を確認し、抜歯時に隣在歯を傷つけないように工夫する必要がある。

5）下顎管の位置

下顎智歯の場合、下顎管との距離や位置関係が重要な情報となる。抜歯の難易度が高くなるパノラマX線画像での下顎智歯と下顎管との条件は、下顎管の迂回（湾曲）、狭窄、硬線の消失（下顎管の陰影欠損）、歯根近傍の透過像、歯根の狭窄や湾曲、歯根の透過性亢進、などが挙げられる。下顎管が歯根の近くに位置している場合（図1c）、神経損傷のリスクが高まるため、事前に確認しておくことが不可欠である。

6）上顎洞との位置関係

上顎臼歯部では上顎洞底部との関係を確認する。根尖が上顎洞内に突出しているような場合は上顎洞穿孔のリスクが高くなるため、抜歯前に患者に説明しておく。

2．歯科用CBCT画像

歯科用CBCTは、三次元的に歯とその周囲の構造を評価できるため、より詳細な診断が可能である。パノラマX線では得られない情報（上顎正中部の過剰歯などはパノラマX線では不鮮明）を提供するため、とくに難抜歯の予測には非常に有用である（**図2**）。歯科用CBCT画像で確認すべきポイントは以

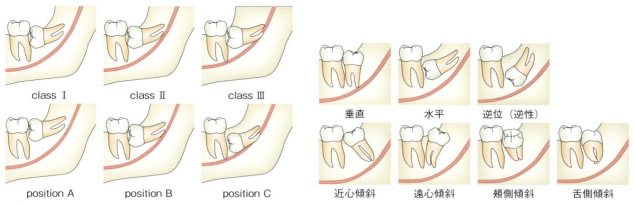

図❸　G.B. Winter の分類

下のとおりである。

1）歯根の湾曲度や形態

歯科用 CBCT では、歯根の向きや湾曲具合を詳細に把握できる。とくに湾曲が強い場合、根分割が必要になることがある。これにより、抜歯にかかる時間や手技の難易度を事前に予測できる。

2）下歯槽管との近接具合

下顎智歯が下歯槽管に近接している場合、歯科用 CBCT によってその距離を三次元的に確認できる。これにより、神経損傷のリスクを最小限に抑えた抜歯手技が計画できる。

3）骨の状態

歯科用 CBCT は骨の密度や厚みを三次元的に評価できるため、骨硬化が強い場合や骨の薄い部分を事前に把握できる。

4）上顎洞や鼻腔との位置関係

上顎の抜歯の場合、上顎洞や鼻腔との位置関係が重要である。歯科用 CBCT でこれらの解剖学的構造との距離を確認することにより、抜歯後の副鼻腔炎や他の合併症を防ぐための計画が立てられる。

G.B. Winter 分類

智歯抜歯の難易度を評価するために広く用いられているのは、G.B. Winter の分類である。この分類は、以下の3つの要素で構成されている（図3）。

1．Class 分類（第2大臼歯から下顎枝前縁までの距離）

Class Ⅰ：智歯の歯冠の近遠心径より大きなスペースがある

Class Ⅱ：スペースはあるが、智歯の歯冠の近遠心径より小さいもの

Class Ⅲ：スペースがほとんどなく、智歯の大部分が下顎枝のなかにあるもの

2．Position 分類（第2大臼歯の咬合面を基準にして埋伏智歯の垂直的な位置）

Position A：埋伏智歯の最上点が第2大臼歯の咬合面またはそれより上にある

Position B：埋伏智歯の最上点が第2大臼歯の咬合面より下で、第2大臼歯の歯頸部より上にある

Position C：埋伏智歯の最上点が第2大臼歯の歯頸部より下にある

3．歯軸の方向分類

第2大臼歯の歯軸に対する埋伏智歯の歯軸の方向により、①垂直位、②水平位、③逆位、④近心傾斜、⑤遠心傾斜、⑥頰側傾斜、⑦舌側傾斜に分類する。

おわりに

患者の負担を最小限に抑え、安全に抜歯を行うためには、事前に詳細な画像診断を行い、抜歯の難易度を予測することが重要である。パノラマX線や歯科用 CBCT などの画像診断技術を駆使し、慎重に判断することで、治療の成功と患者の満足度に繋がる。とくに難易度が高い場合には、大学病院などに紹介し、専門的な連携を取ることが望ましい。

【参考文献】
1）堀之内康文（著）：必ず上達 抜歯手技増補新版．クインテッセンス出版，東京，2010．
2）坂下英明（編著）：抜歯テクニックコンプリートガイド―安全にうまく抜歯するためのさまざまなアプローチ―．クインテッセンス出版，東京，2015．
3）日本口腔外科学会（編）：イラストでみる口腔外科手術 第2巻．クインテッセンス出版，東京，2011．

LEVEL UP & H!NT

03　有病者の抜歯の際に注意すべき事項

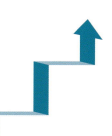

東京歯科大学　口腔病態外科学講座　**片倉 朗**

■ 有病者の抜歯は交感神経優位による生体反応への対応と確実な止血を

　患者は、抜歯が行われるときには抜歯に対する怖さ、局所麻酔薬、疼痛や圧迫など侵害刺激に対する生体反応などによって交感神経が優位な状態となる。すなわち、内因性カテコラミンの上昇によって血管が収縮し、血圧の上昇・心拍数の増加・筋の緊張・発汗などが起こる。有病者では、侵害刺激に対する耐ストレス性も低下しているため、これらの変化が併存疾患の症状悪化の直接的な契機にもなり得る。したがって、有病者全般で安全な抜歯は、交感神経優位の状態をできるだけ緩和する対応を計画的に実施することに要約される。生体モニター下でバイタルサインを確認しながら、痛みなどの侵害刺激に配慮した迅速で的確な抜歯操作が求められる。さらに、下顎埋伏智歯など侵襲が大きな抜歯では静脈内鎮静法を併用するなど、患者のストレスを緩和してバイタルサインの変動を最小限にする対応も選択肢となる（**表1**）。また、1回の抜歯における局所麻酔薬の使用量は、外因性カテコラミンによる影響も考慮して、最も汎用される塩酸リドカイン（1/8万アドレナリン添加）の場合は1.8mL カートリッジ2本以内にとどめる。

表❶　歯科処置によって恒常性に影響が出やすい疾患

中枢神経・血管系	血管迷走神経反射・脳梗塞・脳出血
循環器系	高血圧・不整脈・虚血性心疾患・心不全
血液・凝固系	出血性素因をもつ疾患・抗血栓薬
代謝・内分泌系	糖尿病
消化器系	肝硬変・肝炎・胃十二指腸潰瘍
呼吸器系	気管支喘息・肺炎・慢性閉塞性肺疾患
泌尿器系	慢性腎不全

　抗血栓薬の服用・肝障害・腎障害・糖尿病などの併存疾患によって止血機序に支障を来している場合は、止血困難や抜歯後出血が起こることが予測されるので、抜歯時に止血のための適切な対応（局所止血材の塡塞、緊密な縫合、止血床の装着）を行う必要がある。いずれの疾患においても主治医がいて治療を受けている場合は、疾患名と治療内容を照会してから適切な対応を準備して抜歯に臨むべきである。

　有病者の場合、抜歯自体は簡単であっても全身的管理を含む患者管理が自院で困難なときには、最寄りの二次医療機関の歯科口腔外科に依頼することも選択肢に入れるべきできである。

■ おもな疾患と抜歯の際に注意すべきポイント

1．高血圧

　生体モニターを装着し、処置中に平常時より30mmHg以上の上昇があれば、いったん処置を中断してもとに戻るのを待つ。初診時に血圧が180/120mmHg以上の場合には、観血的処置は避けて内科受診を優先させて血圧がコントロールされてから抜歯を行う。

2．脳卒中

　脳梗塞患者は抗血栓薬の服用、脳出血・クモ膜下出血患者では高血圧の管理と同様に血圧管理に注意する。

3．虚血性心疾患（心筋梗塞・狭心症）

　心筋梗塞発症後1か月以内・NYHA分類Ⅲ度以上は抜歯を避ける（**表2**）。抗血栓薬の服用している場合は、原則として抗血栓薬を継続して抜歯する（抗血栓療法患者の抜歯に関するガイドライン 2020年版参照）。

4．不整脈

　不整脈には非常に多くの種類があり、その多くは

表❷ NYHA 分類〈New York Heart Association functional classification〉。心不全の重症度判定には NYHA による心機能分類（表）が広く用いられる

Ⅰ度	身体活動に制限のない心疾患患者 日常生活における身体活動では、疲労、動悸、呼吸困難や狭心痛が起きない
Ⅱ度	身体活動に軽度制限のある心疾患患者 安静時には症状がない。日常生活における身体活動で疲労、動悸、呼吸困難や狭心痛が起きる
Ⅲ度	身体活動に高度制限のある心疾患患者 安静時には症状がない。日常生活以下の身体活動で疲労、動悸、呼吸困難や狭心痛が起きる
Ⅳ度	いかなる身体活動を行うにも症状を伴う心疾患患者 安静時も心不全や狭心症の症状が存在し、身体活動によって症状が増悪する

表❸ Hugh-Jones の分類。呼吸器疾患患者の重症度判定には運動機能と呼吸困難からみた Hugh-Jones の分類が評価基準として用いられる

Ⅰ	同年齢の健康者と同様の労作ができ、歩行、階段昇降も健康者並みにできる
Ⅱ	同年齢の健康者と同様に歩行できるが、坂道・階段は健康者並みにはできない
Ⅲ	平地でも健康者並みに歩けないが、自分のペースなら1.6km以上歩ける
Ⅳ	休み休みでなければ50m以上歩けない
Ⅴ	会話・着替えにも息切れがする。息切れのため外出できない

治療の必要はないが、侵害刺激や局所麻酔薬に含まれるエピネフリンなどによって非常に危険な不整脈へ進展する病態も含まれる。不整脈の既往がある患者は必ず主治医に照会して不整脈の病態を確認する。

5. 糖尿病

易感染性で血管も脆弱である。処置時に確実な止血操作を行い、抗菌薬を投与して抜歯後感染の予防を行う。血糖降下薬を使用している場合は、定時に食事が摂れるように抜歯する時間帯にも配慮する。

6. 呼吸器疾患

肺の疾患は、気道の狭窄による喘息・初期の慢性閉塞性肺疾患（COPD）などの閉塞性換気障害、間質性肺炎などの肺の容積減少に伴う拘束性換気障害に分かれる。呼吸困難に対する Hugh-Jones の分類（表3）でⅡ度以下であれば外来での通常の抜歯は可能だが、Ⅳ度以上では観血的処置は回避する。COPD が進行すると両方の病態を呈した混合性換気障害となる。気管支喘息では発作の要因となる精神的ストレスを回避し、発作時の対応として患者に処方されている β_2 刺激吸入薬を必ず持参させる。NSAIDs で喘息発作が惹起されることがあるので、その既往がないかを必ず確認してから処方する。COPD の患者の抜歯は経皮的動脈血酸素飽和度（SpO$_2$）のモニタリング下で行い、96〜99％を維持しながら抜歯する。90％未満では呼吸不全が疑われるので抜歯は回避すべきである。

7. 骨粗鬆症

薬剤関連性顎骨壊死（MRONJ）の惹起に注意する。骨吸収抑制薬（ビスホスホネート製剤、デノスマブなど）を投与されている患者の抜歯を行う場合、抜歯創は縫合して可及的に完全閉鎖を図り、感染予防のために抗菌薬を投与する。

（薬剤関連顎骨壊死の病態と管理：顎骨壊死検討委員会ポジションペーパー2023を参照）

8. 肝疾患

血液凝固因子が低下していることがあるので止血困難に注意する。また、肝硬変では食道静脈瘤を形成していることがあるので、抜歯時には血圧の監視が必要である。

9. 慢性腎疾患

ネフローゼ症候群では、副腎皮質ステロイド薬の持続的投与が行われている場合がある。術中の精神不安や血圧低下を回避するため、副腎皮質ステロイド薬の投与を持続して抜歯することが必要である。

腎不全（慢性腎臓病：CKD）は、βラクタム系（ペニシリン系・セフェム系）抗菌薬、非ステロイド性抗炎症薬（NSAIDs）の投与に際して投与量と投与期間に注意を要する。

血液透析が行われている腎不全患者では、透析に関連して高血圧、循環器疾患、貧血、消化器潰瘍などの合併症を併発している可能性があり、降圧薬、抗血栓薬などが処方されていることが多い。透析後は体液バランスなど全身状態が改善され、透析時の抗血栓作用も減弱するので、抜歯は透析日の翌日に行うことが望ましく、抗菌薬と非ステロイド性消炎鎮痛薬（NSAIDs）の処方に注意する。

【参考文献】
1）日本有病者歯科医療学会（編）：有病者歯科学 第1版．永末書店，京都，2018.
2）西田次郎，小島孝雄，大久保直，片倉 朗（編）：歯科のための内科学 改訂4版．南江堂，東京，2020.
3）日本有病者歯科医療学会，日本口腔外科学会，日本老年歯科医学会（編）：抗血栓療法患者の抜歯に関するガイドライン2020年版．学術社，東京，2020.
4）顎骨壊死検討委員会（編）：薬剤関連顎骨壊死の病態と管理：顎骨壊死検討委員会ポジションペーパー2023.guideline_202307.pdf

LEVEL UP & H!NT

04　歯科における抗菌薬の適正使用

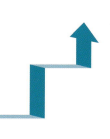

日本歯科大学附属病院　口腔外科　**松野智宣**

抗菌薬適正使用の必要性

微生物に対して抗菌薬などが効きにくくなる、または効かなくなることを薬剤耐性（AMR：antimicrobial resistance）という。AMRのおもな原因は、医療従事者および患者双方の抗菌薬の不適切な使用にあり、AMRに対する措置を早急に講じないかぎり、今後25年間にAMRに起因する世界の死者数は3,900万人に上ると推計されている[1]。

このようなAMRの脅威に対して、WHOは2015年5月にグローバル・アクション・プランを採択し、加盟各国に行動計画の策定を要請した。わが国でも、2016年4月には6つの分野のAMR対策アクションプラン（2016-2020）が示され、現在はその2023-2027版[2]が実施されている。そのアクションプランの1つに、抗微生物剤（抗菌薬）の適正使用（AMS：antimicrobial stewardship）がある。

AWaRe分類とわが国の歯科適用抗菌薬

WHOは抗菌薬を、Access（第一選択または第二選択薬）、Watch（耐性リスクが高く、限られた疾患や適応にのみ使用が求められる抗菌薬）、Reserve（最後の手段として使用すべき抗菌薬）の3つにカテゴリー（AWaRe分類）[3]している。

わが国は、2023年でもAccessが23.23％、Watchは75.68％と、WHOが目標としているAccess 60％以上の目標にほど遠いのが現状である。

表1は、2023年のAWaRe分類からわが国で歯科適用のあるおもな経口抗菌薬を系統別に分類したものである。歯科での経口抗菌薬の使用割合は、医科の約1/10であり、ほとんどが一般開業医からの処方である。その多くはWatchに分類されている第三世代セフェム系やマクロライド系の抗菌薬である。今後はWatchの抗菌薬と、さらに抗菌薬全体の使用量も減らし、AMSとAMR対策を両立させることが求められている。

表❶　わが国で歯科適用のあるおもな経口抗菌薬のAWaRe分類（カッコ内は代表的な製品名）

AWaRe分類	ペニシリン系	セフェム系	マクロライド系	ニューキノロン系	その他
Access 第一 or 第二 選択薬	AMPC（サワシリン） ABPC（ビクシリン） BAPC（ペングッド） CVA/AMPC （オーグメンチン）	CEX （ケフレックス）			CLDM（ダラシン） TC （アクロマイシン） DOXY （ドキシサイクリン）
Watch 耐性リスクの 高い薬		CCL（ケラフール） CXM-AX（オラセフ） CFTM-PI（トミロン） CPDX-PR（パナン） CDTR-PI（メイアクト） CFDN（セフゾン） CFPN-PI（フロモックス）	EM（エリスロマイシン） JM（ジョサマイシン） RXM（ルリッド） CAM（クラリス） AZM（ジスロマック）	OFLX（タリビッド） LFLX（ロメバクト） TFLX（オゼックス） LVFX（クラビット） STFX （グレースビット）	MINO （ミノマイシン）
Reserve 多剤耐性菌への 最終手段					FRPM（ファロム）

表❷　歯科領域のおもな外科術式に対するSSI予防のための推奨経口抗菌薬と投与法

創分類	術式	推奨抗菌薬	β-ラクタム系抗菌薬 アレルギー患者での代替薬	投与期間 （単回または術後時間）
クラスⅡ	歯科用インプラント 埋入手術	AMPC（1回250mg〜1g）	CLDM	単回[※1]
クラスⅡ	下顎埋伏智歯 抜歯手術	AMPC（1回250mg〜1g） CVA/AMPC（1回375mg〜1.5g）	CLDM	単回〜48時間[※2]
クラスⅡ	抜歯、感染性心内膜炎の 高リスク症例	AMPC（1回2g）	CLDM、AZM、CAM	単回[※1]
クラスⅡ	抜歯 （SSIリスク因子あり）	AMPC（1回250mg〜1g） CVA/AMPC（1回375mg〜1.5g）	CLDM	単回〜48時間[※1]
クラスⅡ	抜歯（心内膜炎、 SSIのリスク因子なし）	予防抗菌薬の使用は 推奨しない	—	—

※1：手術1時間前に服用、※2：手術1時間前から服用

抜歯後などに用いるSSI予防抗菌薬

　手術部位感染（SSI：surgical site infection）に対して抗菌薬を予防的に投与する際には、日本化学療法学会／日本外科感染症学会の『術後感染予防抗菌薬適正使用のための実践ガイドライン』[4]が基本となる。

　表2に、歯科領域のおもな外科術式に対するSSI予防のための推奨経口抗菌薬と投与法を示す。基本的には手術1時間前にAMPC 250mgを単回投与するが、重度の全身疾患やBMI≧40の肥満者、ステロイドや免疫抑制剤使用者、高齢者などのSSI高リスク因子に該当したり、手術侵襲が大きな場合などではAMPC 1gまでの単回投与、または術後48時間までの投与を検討する。また、ペニシリン系やセフェム系などのβ-ラクタム系抗菌薬にアレルギーがある場合の第一選択薬はCLDM、他にAZMやCAMが推奨されている。ただし、感染性心内膜炎（IE）やSSIのリスクがない普通抜歯では、予防的抗菌薬の使用は推奨されていない。IEの高リスク症例の抜歯では、手術1時間前にAMPC 2gの単回投与が推奨されている。

歯性感染症に対する経口抗菌薬

　歯性感染症は、1群の歯周組織炎、2群の歯冠周囲炎、3群の顎炎、4群の顎骨周囲の蜂巣炎に分類される。抗菌薬はこれらの原因療法として治療的に用いられるが[5]、抗菌薬投与のみならず膿瘍切開や感染根管治療などの局所消炎処置を併用することも重要となる。

　1、2群に対する第一選択薬はAMPCで1回250mgまたはCVA/AMPCを1回375mg、いずれも1日3〜4回の経口投与が推奨されている。第二選択薬はSTFXで1回100mg・1日1〜2回、あるいはAZMを1回500mg・1日1回を経口投与する。

　3群あるいは膿瘍形成を伴う1、2群の軽症例では、AMPCを1回500mg・1日3回、またはCVA/AMPCあるいはSBTPC（ユナシン）を1回375mg・1日3〜4回の経口投与が第一選択として推奨されている。第二選択はSTFX 1回100mg・1日2回、CLDM 1回150mg・6時間ごと、あるいはMINO 1回100mg・1日2回の経口投与である。

　なお、これらの治療的抗菌薬の効果判定の目安は3日間であり、改善しない場合や増悪する場合は外科的消炎処置の追加および他剤への変更を考慮する。また、3群で開口障害や嚥下困難などを伴う重症例や4群は、専門医療機関でCTRX（ロセフィン）やSBT/ABPC（ユナシンS）を静脈内投与する。

【参考文献】

1）Naghavi M, et al : Global burden of bacterial antimicrobial resistance 1990–2021: a systematic analysis with forecasts to 2050. Lancet. 404（10459）:1199-1226, 2024.
2）国際的に脅威となる感染症対策の強化のための国際連携等関係閣僚会議（令和5年4月7日）. 薬剤耐性（AMR）対策アクションプラン. National Action Plan on Antimicrobial Resistance 2023-2027. https://www.mhlw.go.jp/content/10900000/ap_honbun.pdf.（2024年11月21日アクセス）
3）WHO : A WaRe classification of antibiotics for evaluation and monitoring of use, 2023. https://www.who.int/publications/i/item/WHO-MHP-HPS-EML-2023.04（2024年11月22日アクセス）
4）日本感染症学会・日本化学療法学会 術後感染予防抗菌薬適正使用に関するガイドライン作成委員会（編）：術後感染予防抗菌薬適正使用のための実践ガイドライン. https://www.chemotherapy.or.jp/uploads/files/guideline/jyutsugo_shiyou_jissen.pdf.（2024年11月28日アクセス）
5）日本感染症学会・日本化学療法学会（編）：JAID/JSC 感染症治療ガイド2023. 第1版, 359-365, 日本感染症学会・日本化学療法学会, 東京, 2023.

LEVEL UP & H!NT

05 抜歯後の併発症を回避するための秘策

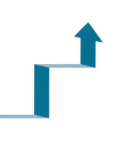

杏林大学医学部附属病院　顎口腔外科　**池田哲也**

はじめに

本項では「抜歯後の併発症を回避するための秘策」としているが、併発症というやや馴染みが少ない用語を用いる。

合併症（complication）：ある病気が原因となって起こる別の病気

併発症（complication, concurrent disease）：手術や検査などの後、それらがもとになって起こることがある症候あるいは事象

偶発症（accidental symptom, procedural accident）：手術や検査などの際、偶然に起こった症候あるいは事象で、因果関係がないか、不明なもの

上記より本項では、併発症に統一して記載する[1]。

患者との信頼関係が最も重要なリスク回避

医療行為を行う限り、それに伴って発症・発現する症状や疾患についてつねにリスクが存在することを認識しなければならない。

併発症を防ぐためには、医療者側の技術やシステムの向上だけでなく、患者との信頼関係が不可欠であることは言うまでもない。林らの報告[2]では、抜歯器具（挺子の先端部分）が顎骨に残存しているにもかかわらず、施術医療機関が患者本人に伝えておらずトラブルに至った症例として報告している。このような併発症は必ず起きるわけではないが、医療行為を行っている限り起こり得る事象であるため、万が一起きてしまった場合は必ず患者本人に誠意をもって対応して説明する必要がある。このようなケースではトラブル回避の秘策というものは存在しない。

本項の主旨とはやや異なるが、このようなトラブルを防止する観点からも抜歯前のインフォームド・コンセント（説明と同意）の際の説明を適切に行うことが必要である。手術後に「併発症」が起こる危険性を、発生する確率で示すのも効果的である。その際、説明用紙を作成して渡すなどの工夫を行うことも効果的である。「併発症」の起こる危険性を、患者が十分に理解できる工夫が必要である[3]。筆者らは、抜歯後出血の対処方法やオトガイ神経領域の知覚鈍麻の発生率などを簡潔に記述した説明用紙を初診時にお渡しして抜歯当日までによく読んでいただき、疑問点などがあれば質問していただくようご家族やご本人にお伝えしている。

抜歯に際しての手技

どのような抜歯であっても歯槽骨と歯根膜靱帯によって少なからず維持されている。抜歯によるトラブル（歯根破折や顎骨骨折など）を防ぐには歯根膜靱帯を十分に伸展させる必要がある。基本的な挺子の挿入方向と作用させる部位について模式図（**図1**）に示す。誤飲・誤嚥の恐れがある患者では、介助者に吸引管を当該歯に近接させ、挺子で脱臼させてそのまま吸引管で吸わせる方法を推奨したい。多くの清書とは見解が異なるが、筆者は抜歯を鉗子な

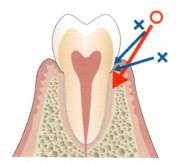

図❶ 歯根破折を防ぐ挺子の力の作用方向
（https://www.ac-illust.com より引用改変）

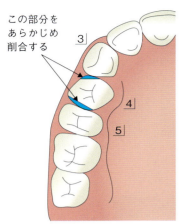
図❷　便宜抜歯の際の留意点

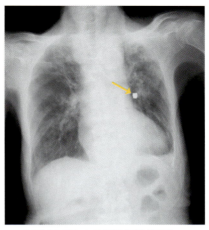
a：金属冠と思われる不透過像（矢印）

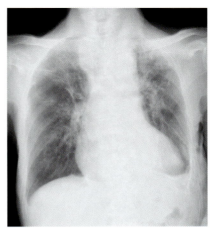
b：摘出後

図❸ a、b　92歳の男性の気管内異物

どでは行わずに可能な限り挺子で脱落させ、吸引管で回収する方法を取り入れている。

　また、便宜抜歯の際にも歯冠・歯根破折に至る可能性があるため注意を要する。通常の病原性を除去するための抜歯とは異なる便宜抜歯では、歯周組織が健常であることから病的な骨吸収が存在しないことが多い。そのため鉗子のみの抜歯操作では、歯根が湾曲している小臼歯などでは歯根破折を惹起させてしまうため、慎重な操作が必要となる。すなわち、図2のように近遠心的にダイヤモンドバー1本分程度の隙を作り、両隣在歯のコンタクト面を喪失させることで隣在歯との関連性を絶ち、歯軸に対して回転的な動きを与えやすく、動揺が得られやすくなる。また、その際も歯槽骨骨折を防ぐ目的で過剰な力がかからないように必ず左手の手指で当該歯の歯槽骨部分を把持することが重要である。鉗子で歯冠部のみに力がかかってしまうと歯頸部で破折してしまうため、鉗子操作による力点も根尖側にあるように心がけることが重要である。

自験例供覧

1．気管内異物

　誤嚥性肺炎で入院中の92歳の男性で、|5の動揺のため当科にコンサルテーションをいただいた。動揺が著明であったため抜歯鉗子のみを用いて抜歯を試みたところ、抜歯鉗子から金属冠が滑脱して誤嚥させてしまった（図3）。気管内異物となっていることが判明し、同日緊急で呼吸器外科に依頼、気管支鏡で摘出していただいた症例である。誤飲（消化器異物）と異なり、気管内異物は無気肺に至ることもあるため、著しい咳嗽が持続して誤嚥が疑われる場合は専門的な医療機関（呼吸器疾患を扱う診療科）に紹介することが肝要である。山本らの報告[4]によれば、誤飲と認識していた歯科治療時の補綴物脱落が誤嚥しており、無気肺となって半年後に中葉切除に至った症例が報告されている。鉗子の嘴部内側に滑り止めのダイヤモンドを電着して滑脱・誤飲の心配がないと謳っている製品もあるが、研磨された金属面は滑りやすいため、本症例のように動揺している抜歯であっても当該歯を鉗子のみならず、必ず左手の手指を添えることも重要である。また、動揺が認められない場合には、筆者は金属冠にあらかじめダイヤモンドバーでキズを付与することで滑脱防止に役立つと考えて実践している。

2．抜歯後出血

　全身性の血液凝固異常（抗凝固薬服用中や肝障害など）を有する患者はリスクが高く、術前の主治医への対診が必要である。そのような患者の抜歯では酸化セルロース綿を抜歯窩に十分に塡入し、死腔を極力減少させて緊密な縫合を行う必要がある。とくにワーファリンや抗血小板薬を投与されている患者の埋伏智歯を含めた骨削除を有する抜歯でも、この止血処置を十分に行えば休薬の必要はない[5]。

　近年多用されている抗凝固薬であるDirect Oral Anticoagulant（DOAC）と呼ばれる直接経口抗凝固薬については効果の指標が存在しないため（ワー

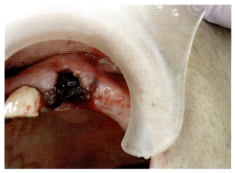

図❹ リバーロキサバンを継続下に上顎前歯の普通抜歯の施行後7日目の状態

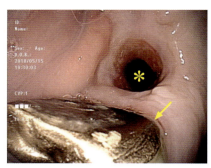

a：硬性鼻内視鏡による撮影（黄矢印7）

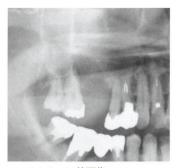

b：パノラマX線画像

図❺ a、b ｜6｜抜歯後の口腔上顎洞瘻（aの＊）

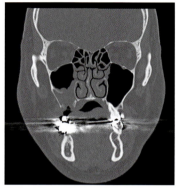

a：他院での抜歯後の副鼻腔CT

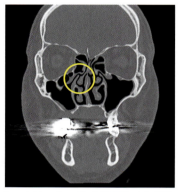

b：少量マクロライド療法で自然孔の開大（黄○）を認めた後に閉鎖術を行った

図❻ a、b ｜6｜抜歯後の口腔上顎洞瘻

ファリンにおけるPT-INRのような指標）、処方医に相談のうえ、少なくとも抜歯当日は休薬すべきであると考えている。他院で抗凝固薬を休薬せずに抜歯を行い、後出血となって紹介される患者のほとんどがDOACを服用されている。図4に、DOACの1つであるリバーロキサバンを継続下に上顎前歯の普通抜歯を行った症例の抜歯から7日後の状態を示す。止血傾向がまったく得られていないことは自明である。当科で抜歯を行った症例であるが、処方医から"休薬できない"と照会状の返信に記載されており、継続下で抜歯を行ったが止血が得られず、改めて対診して24時間休薬させていただいた。

筆者は、抜歯後にガーゼを噛ませるという習慣を控えるよう提唱する。それは、抜歯創部に留置したガーゼが一定の咬合圧を維持できるとは考えにくく、唾液の嚥下や会話をするたびに創部をガーゼで刺激してしまい、止血に問題が生じる可能性があるからである。とくに、本症例のような止血に問題が生じる可能性がある患者では、術直後にガーゼを噛ませる指示は行うべきではない。同様に、万が一の後出血の際にもガーゼを噛ませるのではなく、ガーゼを創部にしっかりと当て手指で一定の圧力をかけて動かさないで10分以上維持するよう指示している。

3．口腔上顎洞瘻

上顎大臼歯部の抜歯に際して最も注意する併発症である。鼻閉感や後鼻漏を自覚している場合、鼻にかかった声の患者は上顎洞炎（副鼻腔炎）を起こしている可能性があるため、抜歯前にヘリカルCTで自然孔の開大を確認してから抜歯すべきだと考える。自然孔が閉鎖している場合は、術前に少量マクロライド療法を行い、円柱上皮の線毛運動を活性化させて排膿を促し、自然孔を開大させてから抜歯処置を行う。円柱上皮の活性が得られたうえで抜歯を行わないと、抜歯窩が排膿路となって口腔上顎洞瘻に至ってしまう（図5、6）。鼻・副鼻腔領域の疾患が疑われた場合、まず自然孔の開大の有無を評価してから抜歯に臨むべきである。

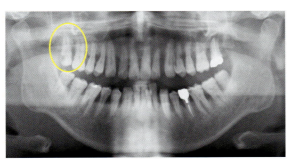
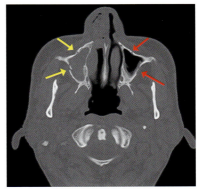

a：7⏌う蝕（黄○）を認めたため抜歯の依頼

b：鼻出血後の副鼻腔 CT（黄矢印：骨折線、赤矢印：健側の上顎洞前壁と側壁が菲薄）

図❼ a、b　7⏌抜歯後、上顎洞側壁骨折（60歳台の男性。弁置換術後の患者）

4．顎骨骨折

　下顎智歯（親知らず）周囲の骨が脆弱な場合や、非常に困難な抜歯操作が行われた場合に骨折を生じることがあるが、下顎智歯周囲の皮質骨は厚く強靱であるため、よほどの誤った操作をしないかぎり、顎骨骨折は惹起されにくい。しかし、骨粗鬆症患者やステロイドを長期に服用されている患者では、骨が脆弱となっている可能性があるため注意を要する。

　その一方で筆者は、上顎大臼歯部の普通抜歯であっても歯槽骨骨折を惹起して上顎洞側壁を損傷して鼻出血に至り、止血困難となった症例に遭遇した経験がある。図7bのCTを見返せば反対側の上顎洞側壁が菲薄になっていることが疑われる所見もみられるが、術前のパノラマX線画像（図7a）ではそのような状態を示唆するような所見は認められない。

　患者はワーファリン服用中であるため、術前にPT-INRを計測したところ至適範囲内であった。大動脈弁置換術後であったため、感染性心内膜炎の予防のためにアモキシシリン2gを術前1時間前に投与して抜歯に臨んだ。7⏌の抜歯であるため、とくに歯肉切開を行わずに挺子のみで抜歯を行った。術中、骨が硬い印象は認められたが、60歳台ということもあり年齢相応と考えてとくに骨削除は行わずに抜歯を遂行した。抜歯後、出血著明であったが、酸化セルロース綿を抜歯窩内にぎっしり填入して縫合したところ、問題なく止血可能であった。しかし、帰宅2時間後に救急で診察依頼があり、"鼻出血が止まらない"ということで改めて診察したところ、口腔内からの出血は認められず鼻出血のみであった。CTを撮影して上顎洞側壁の骨折を惹起していたことが判明し、耳鼻咽喉科に依頼して全身麻酔下での止血処置により対応した。とくに骨粗鬆症などの疾患があるわけではないが、心臓血管系の手術を複数回受けていたことから何らかの原因で骨の菲薄化と脆弱性を呈していたと思われる症例であった。術中に骨の感触に違和感を認めた場合は、躊躇せずに中止して画像検索を行うなどの対応が肝要と思われた。

おわりに

　自験例を中心に併発症について述べ、その経験から得られたことを秘策とまではいかないがまとめてみた。智歯抜歯時のゼクリアバーの破折や縫合針の破損残留など、ほかにも併発症として考えられるものもあるが、どのような対処や準備を行っても併発症はゼロにはできないと思う。冒頭でも述べたが、患者との信頼関係がトラブルに至るリスクを下げる最も重要な秘策ではないかと考える。

【参考文献】
1）千葉逸朗，尾崎哲則，加藤一夫，日野出大輔，平田幸夫，葭原明弘：用語委員会報告　口腔衛生関連学術用語の統一に関する見解．口腔衛生会誌，61：318-328，2011．
2）林　宰央，恩田健志，野村武史，他：下顎骨内に迷入した抜歯器具片の1例．歯科学報，114(1)：54-59，2014．
3）国立国語研究所：「病院の言葉」を分かりやすくする提案．46合併症，国立国語研究所「病院の言葉」委員会，2009．（https://www2.ninjal.ac.jp/byoin/teian/ruikeibetu/teiango/teiango-ruikei-b/gappeisyo.html#k6）（最終アクセス日：2024.12.30）
4）山本　滋，氷室直哉，門倉光隆：気道異物の治療：下気道の異物を中心に．昭和医学会雑誌，72(4)：428-434，2012．
5）有病者歯科医療学会編：抗血栓療法患者の抜歯に関するガイドライン2020年版．2020．

LEVEL UP & H!NT

06　小手術時の切開線の設定・剝離・縫合

横浜市立大学附属病院　歯科・口腔外科・矯正歯科　**來生 知**

■ 切開線の設定

1．部位と長さ

　歯科口腔外科領域の外来診療で皮膚切開を行う場面は多くないが、膿瘍形成で波動を触れるような症例では皮膚切開を行うこともあり得る。病巣部に容易に到達できるよう最短距離の部位を選ぶ。ただし、顔面神経や動脈、耳下腺導管の損傷には注意する必要がある。粘膜切開では審美上の問題は少ないが、頬粘膜や咬筋付近に及ぶような切開では開口障害を来す可能性があり、また顔面皮膚に及ぶ収縮が起きないように考慮する。

　骨内病変や埋伏歯の抜去の際は術後の感染や離開を防ぐため、直上には設定しない。上顎洞瘻孔閉鎖の際に歯肉弁を用いる場合には、粘膜骨膜弁の血流を保持するためにできるだけ広く基部を設定する。

2．方向

　皮膚切開ではできるだけ皮膚割線に沿って設定する。粘膜切開では血管、神経、唾液腺導管損傷を避けるため、それらと平行な方向にする。歯肉では歯間乳頭の縫合は困難であるため同部を避ける。

3．メスの選択と使い方

　正しいメスの選択とその使い方が術後の創部の機能や審美性に反映されるため、たいへん重要である。小手術で使用されるメスは No.11（尖刃刀）、No.12（湾刃刀）、No.15（小型円刃刀）である。持ち方は通常の小手術であればペンホルダーがほとんどで、指先でしっかりと保持しつつ肩や腕が固くならないように構える。また、歯や骨などの硬組織、助手の手などにレストを置くことで誤操作を防ぐようにしたい。使い方の基本として、メスは押すのではなく引くことで滑らかな切開が可能となることに留意す

る。

1）皮膚切開

　ピオクタニンやペンなどでマーキングを行う。顔面や頸部の小さな切開では No.15 メスを使用する。使い方としては、まず刃を皮膚に直角に刺入させ、その後45°程度に傾けて一定の深さで目的の部位まで切り抜き、最後に刃先を立てながら切開を完成させる。瘢痕拘縮を防ぐため、全層で一気に切開を行うようにする。

2）粘膜切開

　多くの場合 No.15 メスを使用する。粘膜は皮膚ほどの厚みはないために一定の角度で切開を行うが、炎症を繰り返しているような埋伏智歯の周囲などは癒着や歯周靱帯が強固なことがあり、その場合は刃先を効かせながら切開を行うのがよい。また、Neumann 切開法など歯肉縁の切開や審美性を重要視する微細な切開の際は No.11 メスを用いたほうが、歯頸部に沿った切開が行えるため、きれいな歯肉骨膜弁の形成に繋がる。また、埋伏智歯抜歯などの際に歯肉骨膜弁を形成する場合には、粘膜と骨膜を一挙に切開して骨面を露出させる。上顎大臼歯の遠心や舌側、口蓋側の切開では No.12 メスが有効である。

　頬粘膜や口底部など深在性の切開の場合は、粘膜はメス、粘膜下層は剝離剪刀、電気メス、レーザーなどを使用する。その場合、電気メスやレーザーは先端を直接強く押し当てるというよりは、わずかに接するようにして行い、また組織の熱傷を抑えるために持続的に移動させる（**図1**）。

3）膿瘍（表在性）の切開

　膿瘍切開は、No.15 メスでは圧がかかり患者に疼痛を与えることに繋がるため、No.11 メスを用いて圧をかけないように行うのがよい。**図2**で示すよう

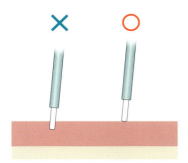

図❶　電気メスやレーザーの先端は、直接強く押し当てるのではなく、わずかに接する程度で切開する

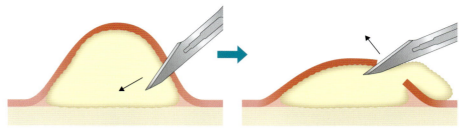

図❷　刃を上に向けて膿瘍腔に刺入し、そのまま跳ね上げるように切開してドレナージを行う

に、刃を上に向けて膿瘍腔に刺入し、そのまま跳ね上げるように切開してドレナージを行う。

4）その他

切開中の出血が視野の妨げになるので吸引が必要となるが、漫然と吸引するだけでは出血量を増加させたり、毛細血管の挫滅による新たな出血を招くことになるため、切開が終わったところはガーゼや指で押さえながら切開を進める。

剝離

1．皮膚の場合

皮下結合組織の剝離は No.15メス、電気メス、剝離剪刀、モスキートペアンなどを用いて行う。詳細は割愛する。

2．粘膜の場合

智歯抜歯の際に炎症によって癒着していることがあるため、骨膜剝離子の細い先端で慎重に剝離を行う。この部分がズタズタになると縫合後の創し開にも繋がる。剝離は、手術操作上必要な場合を除き、歯肉頬移行部を超えないようにすることで、気腫や出血などの偶発症を防ぐことができる。

縫合

1．縫合糸の種類と使い分け

縫合糸の種類やサイズはさまざまなものがあり、縫合部位や適応を考えながら選択する必要がある。

1）非吸収性縫合糸

長期間にわたって保持する必要のある組織に使用される。絹糸は操作性やコスト面で優れ、異物反応も少ないため多く用いられる。ナイロン糸は組織反応が少ないモノフィラメントがよく選択され、皮膚縫合に用いられる。

2）吸収性縫合糸

一定の期間創部を維持する抗張強度があり、経時的に吸収される。筋層や皮下・粘膜下組織で使用される。

3）天然素材と合成素材

天然素材として絹糸やカットグート、合成素材としてナイロン、ゴアテックス系、バイクリル、PGA系、PDSなどがある。

4）モノフィラメント（単糸）とブレイド（編糸）

モノフィラメントは組織通過性に優れ、毛細管現象がないために細菌の付着が少ない反面、硬いためやや扱いにくく結び目も大きくなる。ブレイドはしなやかで扱いやすく、結節も緩みにくいが、組織通過抵抗があって細菌の付着が多くなる。

実臨床では、粘膜面においては経済面から絹糸、ナイロン、バイクリルが多く用いられ、インプラント手術の際の粘膜縫合ではゴアテックス系などが用いられている。

2．持針器の使い方

本項では、小手術における縫合の解説のため器械縫合のみを記載する。基本的に創に直角に縫合針を刺入させるため（図3a）、持針器への針の付け方を調整する必要がある。歯科口腔外科の手術での縫合操作は狭く深い範囲で行われるため、外斜角度と外旋角度を調整する（図3b）。また、口蓋粘膜や剝離の少ない部位の縫合を行う際には針の湾曲に沿った回転運動は困難なため、剝離した粘膜をピンセットで起こして先端に近い位置で針を保持して刺入させる（通常は針の尾部から1/3から1/2の位置を把持する：図3c）。

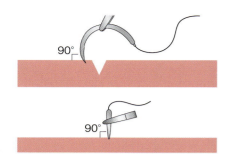
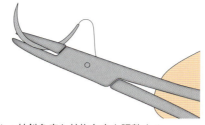
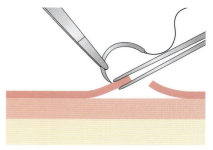

a：縫合針は直角に刺入させる　　b：外斜角度と外旋角度を調整する　　c：剥離した粘膜をピンセットで起こして先端に近い位置で針を保持して刺入する

図❸ a～c　持針器の使い方

3．縫合方法

口腔内の単純結節縫合では、通常1つ目と2つ目の結節が平行になる男結びを行うが、深部の脆い組織の縫合では、結び目が交叉する女結びのほうが結節を移動させながらじわじわと締めることができるため有効となる場合がある。いずれの場合もモノフィラメントでは緩みを防ぐため三重結びを行う。外科結びは1回目の結び目を2つ作ることで摩擦力が増し、2回目の結び目を作る際に緩みにくくなるため、弾力の強い創の縫合に適しているが、結節が大きくなって創がややよれるため、表皮の縫合にはあまり使用されない。

4．皮膚の縫合

ドッグイヤーにならないように、両側の創を対応させるように皮下縫合する。創縁の長さの違いがある場合は創端にフックをかけて牽引して縫合の修正を行う。

5．粘膜の縫合

通常、骨膜縫合から粘膜縫合を行っていくが、深部軟組織であれば筋層、結合織、粘膜と各層での縫合を行う。その際に注意することは粘膜辺縁が創内に巻き込まれ、接合部において上皮同士が陥入することがあり、治癒不全や創し開に繋がるため、ピンセットなどで十分に粘膜の辺縁を伸展させて針を刺入するように心掛ける。また、歯肉頬移行部切開後の縫合では、頬側の創が伸びるためずれが生じやすくなる。これを防ぐために、頬側の創縁では刺入す

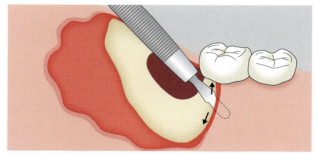

図❹　骨膜剥離をすると縫合しやすい

る間隔をやや広げて縫合を行う。

埋伏智歯抜歯などで粘膜骨膜弁を形成する場合、フラップ側から縫合すると創が合わせやすくきれいに治りやすい。縦切開は歯頸部を除いて骨膜剥離をすると縫合しやすい（図4）。また、縦切開部は創し開のリスクが低いため、一針程度で留まるような切開線の長さにすると手術時間の短縮に繋がる。後方の応力が加わりそうな創部には、骨膜減張切開もしくはマットレス縫合を加えて創し開を防ぐ。また、骨移植後や上顎洞瘻孔閉鎖に際して粘膜骨膜弁を用いて創閉鎖を試みる際に減張切開を行う場合は、No.11メスを用いる。生検など病変を含む切開を行う場合の縫合は、創部組織が脆弱なために緊密縫合が困難なときがある。そのようなケースでは、縫合部位を広めにとって周囲健全組織同士に糸をかけるか、強い組織を脆弱な組織に引き付けて結紮して創閉鎖を図る。場合によっては、止血剤で被覆してオープンにする選択肢もある。

07 専門医に紹介すべき口腔粘膜疾患

国際医療福祉大学病院　歯科口腔外科　岩渕博史

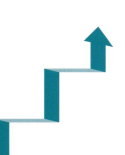

はじめに

　口腔粘膜疾患は他部位に発生する多くの疾患とは異なり、口腔内を覗くことにより、その疾患を容易に確認することが可能である。さらに、発生部位や色、形に特徴があるため、あらかじめそれらの特徴を理解しておくことによって疾患の診断に目途を立てることができる。また、口腔粘膜疾患には悪性疾患またはその前段である口腔潜在的悪性疾患や口腔以外の臓器にも非可逆的な障害が生じる全身疾患を原因とするものが存在する。

　口腔粘膜疾患は多種多様であるため、どのような異常が口腔内にみられたら専門医に紹介すべきなのか迷うことが多いと思われる。疾患であれば、早期診断・治療を行うことは当然であり、自分で診断や治療をすることが難しければ、早期に専門医に紹介すべきだと考える。

　そこで、本項では専門医に紹介する必要がない疾患、必ず早期に紹介する必要がある疾患について、その判断方法を交えて解説する。

口腔粘膜の異常や疾患を判断する：
口腔粘膜疾患の特徴を捉える

1．発生部位

　口腔の粘膜には、角化重層扁平上皮に覆われた舌背、上下顎の歯肉、硬口蓋の粘膜と非角化の頬、軟口蓋、口底の粘膜がある。角化粘膜には口内炎（アフタ）や水疱が生じることは少ない。

2．色調

　口腔粘膜疾患では、黒色（暗紫色）や赤色、白色色素の変化がみられることが多い。黒色や黒褐色では、沈着が原因である場合と血液（血管異常）が原因である場合がある。赤色では、何らかの原因に

よって粘膜が菲薄化した場合に生じやすく、逆に粘膜が肥厚した場合には白色の変化を生じる。

3．形

　形態的にも特徴のあるものが多い。代表的なものとして、水疱やびらん・潰瘍、腫瘤がある。アフタ性口内炎では潰瘍形成がみられる。水疱を形成するものにはウイルス性疾患と自己免疫疾患が多い。また、これらが自潰するとびらん・潰瘍を生じる。

専門医に紹介しなくても心配ない症例

1．フォーダイス斑

　左右頬粘膜や下唇の皮膚粘膜移行部にみられるわずかに隆起した小顆粒であり、粟粒から米粒の半分ぐらいの大きさで黄色の斑点として観察される。頬粘膜で最もよくみられる。異所性の皮脂腺で思春期以降に発生し、男性に多い。症状はなく、病的意義はないので紹介する必要はない（図1）。

［重要］

　小児の左右頬粘膜に青白色の粟粒大の斑点が観察されることがある。これは、小児のコプリック斑で麻疹（はしか）や風疹の発症前症状として観察される。全身に発疹が生じると消失する。そのため、歯科を患児が受診することはないと思われるが、麻疹は極めて感染力が強く感染対策が重要となるため、小児の左右頬粘膜に斑点がみられたらすぐに専門医を受診させる。

2．地図状舌

　舌背表面に平滑で淡い赤色の部分と、その周囲を取り囲む帯状の白線として観察される。中心部はわずかに凹んでおり、楕円形の斑が次第に周囲の病巣と癒合して地図状となる。10歳以下の小児や若い女性に比較的多く発症する。症状のないことが多く、

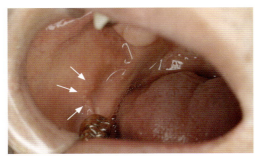

図❶　Fordyce斑（フォーダイス斑）。右側頰粘膜に米粒の半分ぐらいの黄色い斑点がみられる

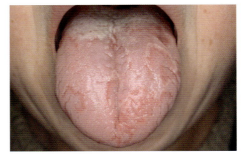

図❷　地図状舌。舌背部に不正形で帯状の白線が淡い赤色の部分を取り囲む像が観察される。舌にしわも観察される

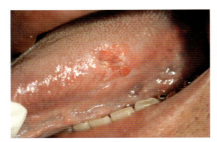

a：舌がん。潰瘍を形成している

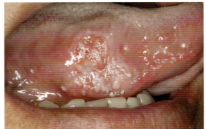

b：舌がん。外向性に発育をしている

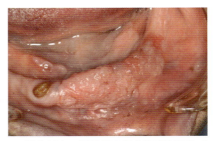

c：歯肉がん。腫瘍部の歯肉は表面粗造で凸凹している

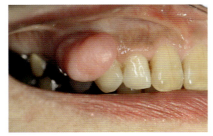

d：エプーリス。有茎性を示しており、表面滑沢で凸凹していない。硬結もない

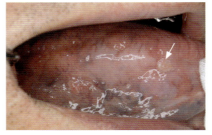

e：舌がん。白板症の一部（矢印）ががん化している。がん化した部位のみ硬結を認める

図❸　a～e　悪性腫瘍。すべてのがんは表面が粗造で出血しやすい。また、腫瘍部およびその周囲に硬結を認める

その場合は経過観察とする。時として軽度の疼痛を訴え、舌痛の原因であることもある。この場合、含嗽薬を使用させる（図2）。

[重要]

典型的な特徴としては、病巣の形が日によって変化し、位置を変えることである。

早期に専門医に紹介したほうがよい症例

1. 悪性腫瘍

口腔がんは、すべての悪性腫瘍の約2～3％前後であり、この割合はここ数年大きな変化が認められない。しかし、超高齢社会に伴い、罹患数は年々増加する傾向にある。口腔がんは比較的進行が速く、予後も決してよいわけではない。

口腔がんの最大の特徴は、腫瘍の有無を肉眼的に直接確認できることにある。しかし、残念なことに、いまだに発見が遅れ、進行してから医療機関を受診する患者も少なくない。口腔がんは舌や歯肉に多いが、頰粘膜や口底にも発生する。潰瘍型のものと腫瘤状に外向性に発育を示すものがある（図3）。

口腔がんを疑った場合には早急に専門医受診を勧める。ここで問題となるのが、悪性腫瘍を疑うべきかどうかである。とくに、サイズの比較的小さなものや義歯を装着している患者では見逃されやすい。

[重要]

悪性腫瘍を疑うべきか否かについて3つのポイントを示す。

①病変表面が凸凹で、易出血性である

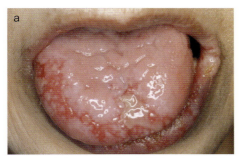
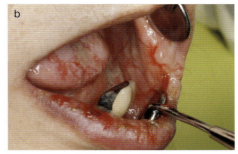

a、b：天疱瘡。口腔粘膜の広範囲にびらん形成と出血がみられる。粘膜は容易に剝離する

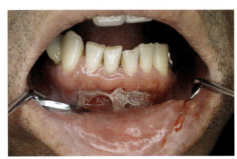
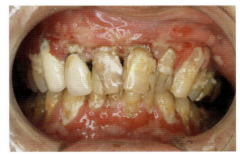

c：天疱瘡。容易に剝がれた口腔粘膜

d：類天疱瘡。歯頸部歯肉を中心にびらん形成がみられる。粘膜は天疱瘡ほど容易に剝がれない

図❹ a～d　天疱瘡と類天疱瘡

②有茎性ではない
③硬結がある

　これらすべてがなければ悪性腫瘍ではないと思われるが、小さくても硬結のあるものは異常を疑うべきである。硬結は言葉で表現しにくいが、粘膜は通常均一の硬さを示す。周囲よりあきらかに硬く、病変部やその周囲にまで硬い部分（硬結）が及んでいる場合には、早急に専門医受診を勧める。

2．天疱瘡、類天疱瘡

　天疱瘡は、皮膚や口腔粘膜に水疱として観察される自己免疫疾患である（**図4**）。デンタルミラーなどで軽く擦ったのみで粘膜が剝がれ（Nikolsky現象）、出血を来す。水疱は自潰して不規則なびらんを形成する。頬粘膜や軟口蓋、舌下面などでよくみられる。口腔内のみならず、目や膣などさまざまな粘膜や皮膚にも水疱を形成する。急激に進行することがあり、失明や生死にかかわるような重篤な症状を来すことがあるので、専門医への早期受診を勧める。

　天疱瘡ほど重症ではないが、類天疱瘡も全身の皮膚および粘膜に水疱やびらんを形成する自己免疫疾患である。口腔や目、外陰部に水疱や自壊したびらんを生じる。口腔では刺激を受けやすい歯頸部歯肉にび漫性の発赤を伴った小水疱を生じるが、通常はすぐに自潰してびらんとなるため、水疱がみられることは少ない。剝離性歯肉炎の像を呈することが多く、診断には苦慮するが、天疱瘡と同様に失明の心配があるので、専門医での検査が必要と思われる。

【参考文献】
1）岩渕博史（編）：歯科医院の診断力・対応力UP！臨床で遭遇する口腔粘膜疾患に強くなる本．クインテッセンス出版，東京，2019．
2）津熊秀明，他：がん罹患の将来の動向—西暦2015年までの全国値推計—．癌の臨床，38：1-10，1992．
3）桐田忠昭，他：わが国の口腔癌の疫学的検討—その推移と将来予測—．日口外誌，43：140-147，1997．

LEVEL UP & H!NT

第8章

小児歯科

01　口腔機能発達不全症への対応

02　発達障害児に対する歯科的支援

03　医療的ケア児に対する歯科的支援

04　永久歯萌出障害の診断と治療

05　埋伏過剰歯への対応

06　小児期の歯の外傷への対応

07　う蝕予防のパラダイムシフト

LEVEL UP & H!NT

01　口腔機能発達不全症への対応

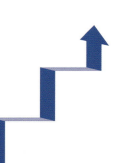

神奈川歯科大学　小児歯科学講座　**木本茂成**

■ 口腔機能発達不全症（Developmental insufficiency of oral function：DIOF）とは

　口腔機能発達不全症は、「食べる機能」、「話す機能」、「その他の機能」が十分に発達していないか、正常に機能獲得ができていない状態であり、あきらかな摂食機能障害の原因疾患を有さず、口腔機能の定型発達において個人因子あるいは環境因子に専門的な関与が必要な状態をいう。2018年に本病名が公的医療保険の対象となったことで、従来は自費診療として行われていた健常児に対する口腔機能の発達支援（一部のMFTや摂食嚥下に関する指導や管理）が、月に1回、最長12か月間、保険診療として実施することが可能となっている。

　ここで重要なのは、病態として「あきらかな摂食機能障害の原因疾患」がないことであり、定型発達を示すいわゆる「健常児」を対象としている点である。また、すでに著しい歯列・咬合の異常が発現し、これが原因で口腔機能の発達に問題を生じている場合には、矯正治療を優先する必要があるため、保険診療の対象疾患名である口腔機能発達不全症には該当しない。したがって、矯正装置が装着されている症例や、矯正治療を行うことを前提として口腔筋機能療法（MFT）を必要とする症例は除外されるという点に注意が必要である。以下にこの病名に該当する状態を示す。

A 機能	B 分類	C 項目	D 該当項目	管理の必要性
食べる	哺乳	C-1　先天性歯がある	☐	
		C-2　口唇、歯槽の形態に異常がある（裂奇形など）	☐	
		C-3　舌小帯に異常がある	☐	
		C-4　乳首をしっかり口に含むことができない	☐	☐
		C-5　授乳時間が長すぎる、短すぎる	☐	
		C-6　哺乳量・授乳回数が多すぎたり、少なすぎたり、ムラがあるなど	☐	
	離乳	C-7　開始しているが首の据わりが確認できない	☐	
		C-8　スプーンを舌で押し出す状態がみられる	☐	☐
		C-9　離乳が進まない	☐	
話す	構音機能	C-10　口唇の閉鎖不全がある（安静時に口唇閉鎖を認めない）	☐	☐
その他	栄養（体格）	C-11　やせ、または肥満である （カウプ指数：{体重（g）／身長（cm）^{2}}×10で評価） 現在　体重　　g　身長　　cm 出生時　体重　　g　身長　　cm カウプ指数：	☐	☐
	その他	C-12　口腔周囲に過敏がある	☐	
		C-13　上記以外の問題点* （　　　　　　　　　　　　）	☐	☐

C-1〜9のうち1項目以上に該当
＋
C-1〜10のうち1項目以上を含む
↓
合計2項目以上に該当する
口腔機能発達不全症

全体で3項目以上を含む
口腔機能管理の対象

＊「上記以外の問題点」とは口腔機能発達評価マニュアルのステージ別チェックリストの該当する項目がある場合に記入する

図❶　チェックリスト（離乳完了前）。機能（A）における「食べる機能」と「話す機能」（C-1〜10）のうち、2つ以上の該当項目があるものを「口腔機能発達不全症」と診断する

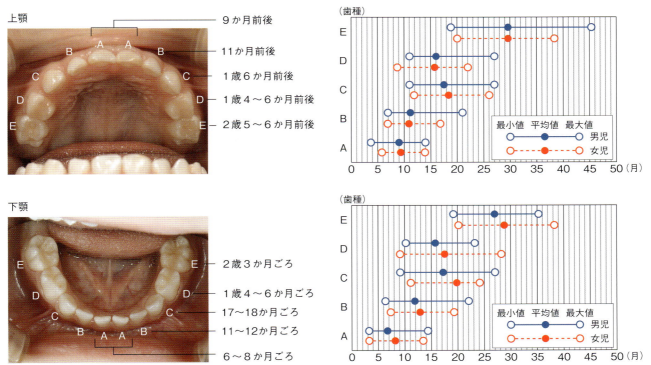

図❷ 平均的な乳歯の萌出開始（日本小児歯科学会：日本人小児における乳歯・永久歯の萌出時期に関する調査研究Ⅱ－その1．乳歯について－．小児歯科学雑誌，57（1）：45-53，2019．）

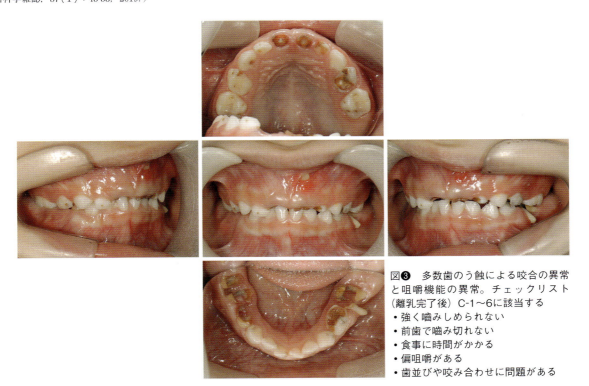

図❸ 多数歯のう蝕による咬合の異常と咀嚼機能の異常。チェックリスト（離乳完了後）C-1～6に該当する
- 強く噛みしめられない
- 前歯で噛み切れない
- 食事に時間がかかる
- 偏咀嚼がある
- 歯並びや咬み合わせに問題がある

1．授乳・離乳に関する問題

　2020年（令和2年）の診療報酬改定により、離乳完了前の小児も口腔機能発達不全症の対象となった。この改定により、授乳や離乳に関する問題を有する小児の管理や指導も歯科において対応が可能となっている（図1）。定型発達児においては、離乳完了前の対象年齢は0歳から1歳6か月ごろとなるが、歯の萌出状態や発育の状況によって2歳ごろまでが対象となる場合もある（図2）。

2．多数歯う蝕症例・乳歯早期喪失症例

　歯冠崩壊を伴うう蝕が多数歯に及ぶ場合や乳歯の早期喪失例（図3）では、前歯部による食品の咬断や臼歯部による咀嚼に支障を来すことになり、本症例の診断に必要なチェックリスト（図4）における

A 機能	B 分類	C 項目	D 該当項目	管理の必要性
食べる	咀嚼機能	C-1 歯の萌出に遅れがある	☐	☐
		C-2 機能的因子による歯列・咬合の異常がある	☐	
		C-3 咀嚼に影響するう蝕がある	☐	
		C-4 強く噛みしめられない	☐	
		C-5 咀嚼時間が長すぎる、短すぎる	☐	
		C-6 偏咀嚼がある	☐	
	嚥下機能	C-7 舌の突出（乳児嚥下の残存）がみられる（離乳完了後）	☐	☐
	食行動	C-8 哺乳量・食べる量、回数が多すぎたり、少なすぎたり、ムラがあるなど	☐	☐
話す	構音機能	C-9 構音に障害がある（音の置換、省略、歪みなどがある）	☐	☐
		C-10 口唇の閉鎖不全がある（安静時に口唇閉鎖を認めない）	☐	☐
		C-11 口腔習癖がある	☐	☐
		C-12 舌小帯に異常がある	☐	☐
その他	栄養（体格）	C-13 やせ、または肥満である（カウプ指数・ローレル指数で評価）現在　体重　kg　身長　cm　カウプ指数・ローレル指数：	☐	☐
	その他	C-14 口呼吸がある	☐	
		C-15 口蓋扁桃などに肥大がある	☐	
		C-16 睡眠時のいびきがある	☐	
		C-17 舌を口蓋に押しつける力が弱い（低舌圧である）	☐	
		C-18 上記以外の問題点（　　　　　　　　　　　　　　）	☐	
口唇閉鎖力検査　（　　　　N）			☐	☐
舌圧検査　（　　　kPa）			☐	☐

→ C-1〜6のうち1項目以上に該当 ＋ C-1〜12のうち **2項目以上**を含む

合計2項目以上に該当する **口腔機能発達不全症**

↓

全体で3項目以上を含む **口腔機能管理の対象**

図❹　チェックリスト（離乳完了後）。機能（A）における「食べる機能」と「話す機能」（C-1〜12）のうち、2つ以上の該当項目があるものを「口腔機能発達不全症」と診断する（ただし、「咀嚼機能」C-1〜6を1項目以上含む）

必須項目である「食べる機能」に関する項目のいずれかに該当する。

3．口唇閉鎖不全・習慣性口呼吸

口唇閉鎖力が弱く、安静時に口唇閉鎖がみられない状態を口唇閉鎖不全と呼び、その状態で習慣的に呼吸をしている場合が習慣性口呼吸である。本来、鼻閉がなく口唇を閉鎖して鼻呼吸が可能で、口呼吸がみられる場合をいう。鼻閉の有無については、鼻息鏡で鼻腔通気度を確認して判断する（図5）。鼻閉による鼻性口呼吸の場合には耳鼻科に紹介し、鼻疾患の治療を優先する。また、歯列・咬合の異常によって安静時の口唇閉鎖が困難な場合は、矯正歯科治療を優先する。

4．口腔習癖（吸指癖、咬唇癖、乳児型嚥下の残存等）

1）吸指癖

口腔習癖のなかで最も頻度が高く、一般的に離乳が完了している2歳以降に認められる場合は乳前歯

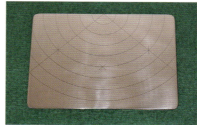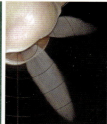

図❺　鼻息鏡による通気度の検査。口唇閉鎖時の呼吸の際に、1cm間隔の同心円上の曇りの範囲により、左右の鼻腔の通気度を判断する

の歯軸や位置に異常を招くことがある。とくに、乳歯列が完成した3歳以降で継続している場合には、上顎歯列弓の狭窄や乳前歯部の開咬を来すため、言い聞かせによって患児本人の意志による中止を試みる必要がある（図6）。

2）咬唇癖

安静時に口唇閉鎖がみられず、上下顎前歯部の間に上唇または下唇が挿入されている状態が習慣化している習癖である。上唇より下唇を咬む頻度が高く、上顎前歯の唇側傾斜と下顎遠心咬合を呈する。冬季

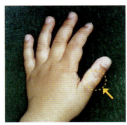
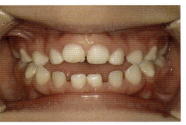

図❻ 吸指癖（指しゃぶり）による開咬（5歳・男児）。左手拇指に吸引によるたこがみられる（矢印）

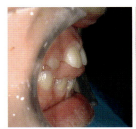
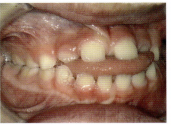

図❼ 異常嚥下・舌突出による開咬（7歳・女児）。上下前歯の間に舌の先端が差し込まれている。嚥下時に口の周囲の筋肉が緊張する状態がみられる（顔の表情が変化する）。舌の突出（乳児嚥下の残存）がみられる。離乳完了後（1歳半以降）に評価する（チェックリストC-7）

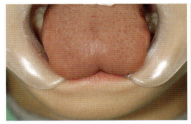
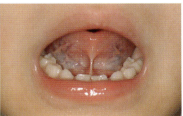

図❽ 舌小帯の異常（舌小帯短縮症：5歳・男児）。構音の異常を生じる（チェックリストC-9）。舌を前方に突出させたときに舌尖にハート形のくびれを生じる（チェックリストC-12）。舌の挙上が困難なため、開口状態で舌尖を上顎の前歯や口蓋に接触できない

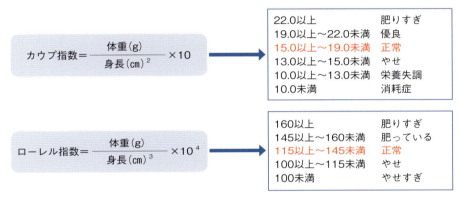

図❾ 体格評価：発育指数。身長と体重から小児の体格、栄養状態を示す指数による評価方法としてカウプ指数とローレル指数がある
カウプ指数：乳幼児（6歳未満）の栄養状態の判定に用いる
ローレル指数：学童期（6～12歳）の体格・栄養状態の評価に用いる

の乾燥した時期には下唇周辺に口唇炎を生じることが多い。

3）舌突出型嚥下（乳児型嚥下の残存）

　乳歯列期の吸指癖によって乳前歯部の開咬を生じた場合や、外傷によって乳前歯を早期に喪失した場合、さらに重症のう蝕による残根状態や早期喪失を生じた場合など、歯列前方部に空隙が発現すると、舌尖を歯列の前方に突出した状態で嚥下を行う乳児型嚥下を行うようになる。この状態が永久前歯の萌出期まで継続した場合、永久前歯の開咬を生じることがある（図7）。

5．舌小帯の異常

　舌小帯の付着部位は成長に伴い、通常は舌の先端から徐々に後退するため、舌尖の可動域は広くなる。この変化を生じない場合に舌小帯短縮症となる。一般的に定型発達児では、5歳の終わりごろまでに幼児性の発音から成人と同様の発音に移行するが、この時期に舌の運動障害や構音障害を生じている場合、舌小帯の切除を行う。特徴として、舌小帯の長さが1cm未満の場合には、舌の前方突出時に舌の先端にハート形のくびれを生じる（図8）。このような状態は舌尖の運動障害を招き、食事の際に食塊形成に時間を要するため、食事時間が長いことや食が細いなどの摂食機能の問題を生じることがある。また、全身の成長にも影響を及ぼし、体格や栄養状態が不良となり、カウプ指数やローレル指数（図9）による評価を行う必要がある。

口腔機能発達不全症の診断と口腔機能管理の対象に関する判断

1．離乳完了前（0～1歳半頃：図1）

　以下の条件①および②の両方に該当した場合には、口腔機能発達不全症と診断する。

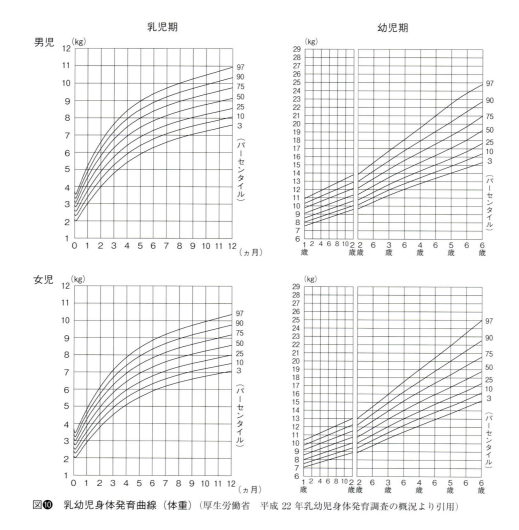

図❿ 乳幼児身体発育曲線（体重）（厚生労働省 平成22年乳幼児身体発育調査の概況より引用）

①離乳完了前の1歳半ごろまでの場合、保護者への問診によってチェックリストの項目（食べる機能）C-1～9の1項目以上に該当する。
②チェックリストの項目C-1～10において2項目以上に該当する。
③チェックリストの項目C-1～13のうち3項目以上に該当する。

さらに①～③のすべてに該当した場合には、口腔機能管理の対象となり、1か月に一度、最長で1年間は口腔機能発達不全症に関する指導、管理を行う。

授乳期においては、栄養・体格の状態の評価には1日の体重増加量を目安として、身長・体重の成長曲線（図10、11）を参考に判断する。

2. 離乳完了後（2歳半～18歳：図4）
①保護者への問診によりチェックリストの項目（食べる機能）C-1～6の1項目以上に該当する。
②チェックリストの項目C-1～12において2項目以上に該当する。

③さらに①～③のすべてに該当した場合には、口腔機能管理の対象となり、1か月に一度、最長で1年間は口腔機能発達不全症に関する指導・管理を行う。

口腔機能発達不全症への対応（指導・管理）

1. 管理計画の立案（図12）

口腔機能発達不全症の診断に使用したチェックリストに従い、口腔機能の評価を行う。その際には、口腔内写真、口腔周囲または顔貌の写真を撮影し、必要に応じて検査（鼻腔通気度、口唇閉鎖力検査、舌圧検査など）を実施する。体格や栄養状態の評価には身長と体重を測定して、カウプ指数やローレル指数で判定する。また、母子手帳に記載されている成長曲線の利用も有効である。口腔機能の評価結果に基づいて、患者ごとに口腔機能の発達を妨げる因子を排除して健全な機能の獲得を支援するための計画を立案する。

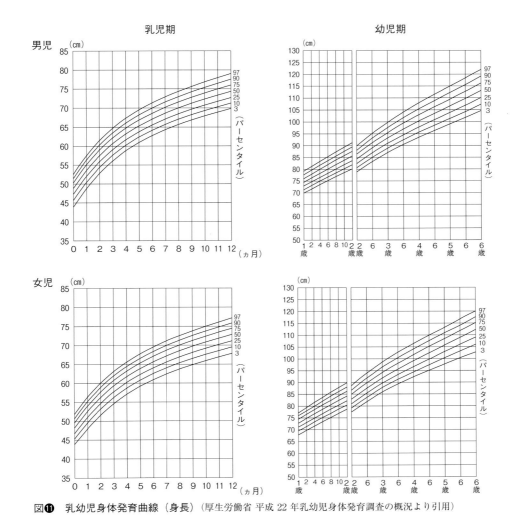

図⓫ 乳幼児身体発育曲線（身長）（厚生労働省 平成22年乳幼児身体発育調査の概況より引用）

図⓬ 口腔機能発達不全症管理計画書（口腔機能発達不全症に関する基本的な考え方．日本歯科医学会，2024年3月より引用）

01 口腔機能発達不全症への対応 201

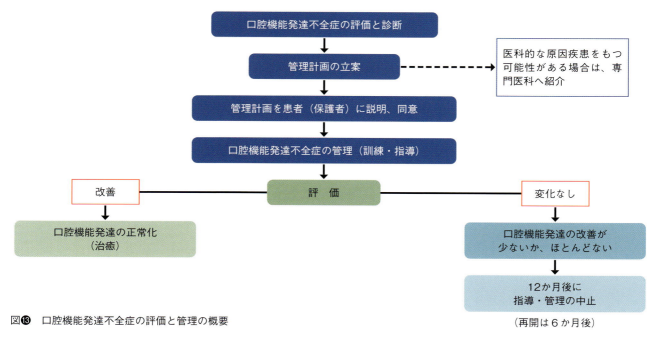

図⓭　口腔機能発達不全症の評価と管理の概要

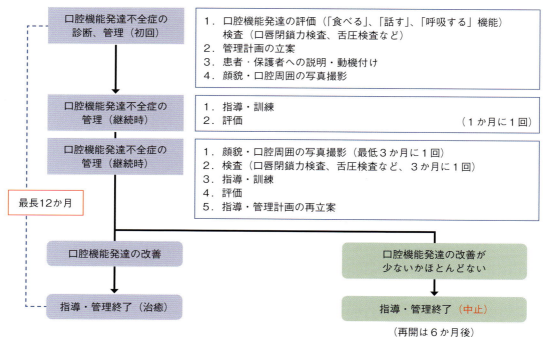

図⓮　口腔機能発達不全症の診断と管理の基本的流れ

2．指導・管理（図13、14）
1）離乳完了前（授乳・離乳に関する指導）

　一般的な離乳完了となる1歳半ごろまでの場合、『授乳・離乳の支援ガイド2019年版（厚労省）』に従って授乳や離乳の方法の指導を行う。指導の際には、母子手帳の記載内容を確認し、正期産（妊娠期間37～42週での出産）でない場合には、修正月齢で授乳の状況や離乳の進め方を判断する必要がある。このように、子どもの成長発育には個人差が大きいことに注意すべきである。乳歯の萌出開始時期に大きな幅があるように、口唇や口腔内の感覚を含めて口腔機能の発達にも個人差があることを説明し、子どもの発育に合わせた離乳の進め方を指導する。口腔機能の発達を待たずに、月齢のみを目安として離乳を進めることは機能の獲得を妨げることになりかねない。授乳や離乳の進め方を評価するうえで、乳児期の体重の増加量が成長に関する目安となる（図10）。

2）離乳完了後
①多数歯う蝕症例・乳歯早期喪失症例への対応

　多数歯に及ぶう蝕症例については、必要な歯内療

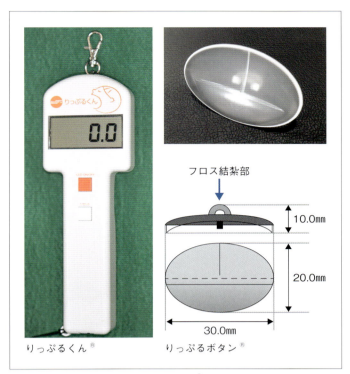
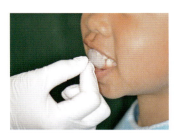
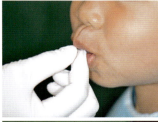
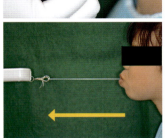

フロスを結紮した
りっぷるボタンを
口唇で保持

水平方向に引っ張る

図⓯　口唇閉鎖力測定器（りっぷるくん®）による口唇閉鎖力の測定

法処置、歯冠修復処置、さらに保存不可能な歯の抜歯後、早期喪失部位の保隙を行う。必要があれば後継永久歯萌出まで人工歯付きの可撤保隙装置（小児義歯）を装着し、咀嚼機能の回復を図る。月に1回、保隙装置の装着状況を確認するとともに咀嚼機能について評価し、偏咀嚼や偏食などがある場合には指導を行う。

②口唇閉鎖不全・習慣性口呼吸への対応

指導内容と訓練方法の選択と期間を判断し、管理計画を立案する。その後、本人と保護者に対して具体的な指導、訓練方法を提示する。受動訓練としては、術者や介助者が手指で口唇周囲をつまむ、つまんで押し上げたり、下げたりするなど、口輪筋の走行に対して垂直・水平方向へ筋肉を他動的に伸展・収縮させる。自主訓練としては、抵抗（負荷）運動があり、舌圧子・木べら・ストローなどを口唇で挟んで保持するほか、ボタンプル（前歯と口唇の間にフロスをつけたボタンを挿入し、フロスを引っ張ってボタンが口腔外へ飛び出さないよう口唇に力を込める訓練）、さまざまな口唇閉鎖訓練器具（パタカラ®、リフトアップ®、りっぷるとれーなー®など）を用いた訓練法がある。

口唇閉鎖力の測定値は個人差が大きいため、初回測定値をベースラインとして、その後の指導・訓練の評価をする。便宜的に平均値（標準偏差－1SD以内）を目標としてよいが、初回測定値をベースラインとして口唇閉鎖力の測定値が上昇していれば適切な指導ができていると判断する（図15、16）。

りっぷるとれーなー®を使用した訓練としては、1日30回（患者の歯と口唇の間にりっぷるとれーなー®を装着し、口唇から引き出されないように保持することを指示する。その後、前方・左右側方に各10回引き出す：合計30回）を1セットとして、最低1セットを目安に毎日行うように指導する。訓練に慣れてきてから、1日に2〜3セットの口唇閉鎖訓練を実施することが望ましい（図17）。

③舌小帯の異常

舌小帯短縮症によって舌の運動制限がみられる場合には、一般的に構音機能がほぼ完成する5〜6歳（就学健診の時期）に精査することが望ましい。舌突出時に舌尖にハート型のくびれを生じる場合、舌小帯の長さが1cm未満であることが多い。舌小帯強直症の場合には舌の挙上訓練を先行して1か月程度実施した後、舌小帯が細くなり伸展したことを確認してから小帯切除を行う。

舌の機能を評価するために舌圧測定（図18）を

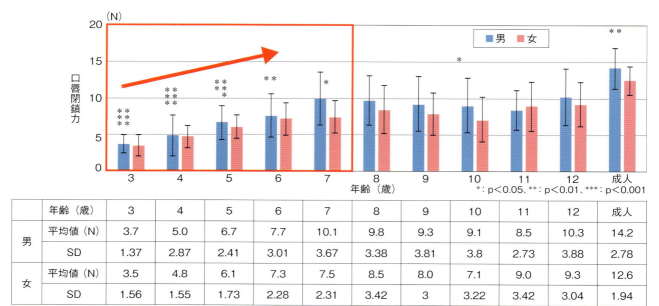

	年齢（歳）	3	4	5	6	7	8	9	10	11	12	成人
男	平均値（N）	3.7	5.0	6.7	7.7	10.1	9.8	9.3	9.1	8.5	10.3	14.2
	SD	1.37	2.87	2.41	3.01	3.67	3.38	3.81	3.8	2.73	3.88	2.78
女	平均値（N）	3.5	4.8	6.1	7.3	7.5	8.5	8.0	7.1	9.0	9.3	12.6
	SD	1.56	1.55	1.73	2.28	2.31	3.42	3	3.22	3.42	3.04	1.94

図⓰　口唇閉鎖力の増齢的変化（Saitoh et al：Pediatric Dental Journal, 2017. より引用改変）

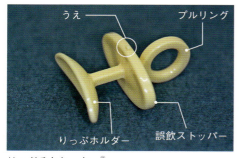

図⓱　りっぷるとれーなー®による口唇閉鎖力の訓練

①引っ張った状態で3秒間保持
②力を抜いて数秒間休む
③10回を1セットとして前方と左右両側で実施

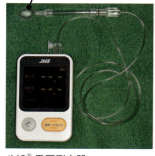

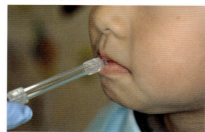

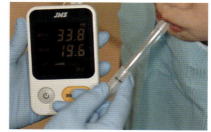

図⓲　舌圧（舌挙上力）の測定

行い、標準的な数値より1SDを下回る場合には舌圧が低い状態と判断する（**図19**）。舌圧（舌の挙上力）改善のための訓練には、舌を口蓋に押し当てる挙上力を向上させるために口腔筋機能療法（MFT）を一部応用する。

- **オープンアンドクローズ**：舌全体を口蓋に密着させたまま、口を大きく開けてから、閉じて歯を嚙み合わせることを繰り返す（嚙んだときも、口唇は開けている）。
- **ポッピング**：舌全体を上顎に吸い上げて（舌の先はスポットにつけ、丸めない）から急激に舌を下げて"ポン"と音を出す。
- **バイトポップ**：両手を頬にあて、舌全体を上顎に吸い上げて、奥歯を嚙みしめ、次に口を開けて"ポン"と音を出す（舌尖はスポットにつける、舌小帯をできるだけ伸展させる）。その他、ガムトレーニ

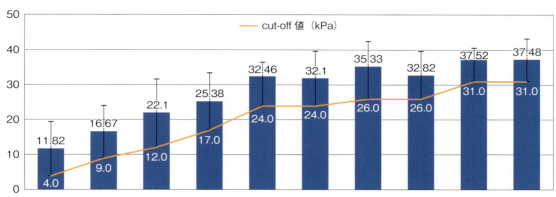

図⑲ 最大舌圧の平均値とcut-off値（kPa）（Ichikawa M. et al：Pediatr Dent J, 26(1)：51-59, 2016. およびAsami T. et al：Dent Oral Craniofac Res, 3(7)：1-7, 2017. より引用改変）

ングや補助器具（ペコぱんだ®、あげろーくんMメディカル®など）を用いる方法がある。

④口腔習癖

指しゃぶりに代表される口腔習癖は、口唇や頬部、舌など口腔内外の口腔周囲筋の圧力の均衡を乱すことで歯列・咬合の状態のみならず、歯槽部や顎の成長方向に大きな影響を与える。そのため、口腔習癖は早期に中止を試みるべきであるが、小児の精神的・心理的な発達の状態から、3歳後半にならないと習癖を中止したいという自発的な行動変容を期待することは難しい。乳歯列の完成する3歳以降で、子どもそれぞれの発達状態を考慮して、言い聞かせによる心理的なアプローチを行うことが必要である。習癖のコントロールは、可能であれば3歳後半から開始して4歳ごろまでに中止させることを目標にすべきである。その際に重要なことは、習癖としての行為を決して叱ることのないようにすべきである。行為自体を叱ると、子どもに罪悪感を抱かせることとなり、隠れて行為を継続するか、代償行動を誘発することになりかねない。

■ 再評価

口腔機能発達不全症に対する指導・管理は最長で12か月間は継続できるが、通常は管理計画に沿って指導を行い、6か月後を目安に再評価を行うことが望ましい。その時点で改善が認められると判断できる場合には、さらに6か月間の指導を継続する。必要に応じて口唇閉鎖力検査や舌圧検査を行い、管理計画の見直しが必要な場合もある。また、指導・管理を6か月間継続してまったく改善がみられない場合には、管理を中断することもある。その場合に患者または保護者の希望により、6か月後に評価を行い、新たな管理計画に沿って指導・管理を再開する。

【参考文献】
1）小児の口腔機能発達評価マニュアル．日本歯科医学会，2018.
https://www.jads.jp/assets/pdf/basic/r02/20180301manual.pdf（2024年12月19日アクセス）
2）授乳・離乳の支援ガイド．厚生労働省，2019.
https://www.mhlw.go.jp/content/11908000/000496257.pdf（2024年12月19日アクセス）
3）歯科関係者のための食育支援ガイド2019．日本歯科医師会，2019.
https://www.jda.or.jp/dentist/program/pdf/syokuikushiengaido2019.pdf（2024年12月19日アクセス）
4）口腔機能発達不全症に関する基本的な考え方．日本歯科医学会，2024.
https://www.jads.jp/assets/pdf/basic/r06/document-240402-2.pdf（2024年12月19日アクセス）
5）日本小児歯科学会：日本人小児における乳歯・永久歯の萌出時期に関する調査研究Ⅱ—その1．乳歯について—．小児歯誌，57(1)：45-53，2019.
6）平成22年 乳幼児身体発育調査結果の概要．厚生労働省，2011.
https://www.mhlw.go.jp/file/04-Houdouhappyou-11901000-Koyoukintoujidoukateikyoku-Soumuka/kekkagaiyou.pdf（2024年12月19日アクセス）
7）Saitoh I, et al：The relationship between lip-closing strength and the related factors in a cross-sectional study. Pediat Dent J, 27：115-120, 2017.
8）Ichikawa M, Fujita Y, Hamaguchi A, Chaweewannakorn W, Maki K：Association of tongue pressure with masticatory performance and dental conditions in Japanese children. Pediat Dent J, 26：51-59, 2016.
9）Asami T, Ishizaki A, Ogawa A, Kwon H, Kasama K, Tanaka A, Hironaka S：Analysis of factors related to tongue pressure during childhood. Dent Oral Craniofac Res, 3：4-7, 2017.

LEVEL UP & H!NT

02　発達障害児に対する歯科的支援

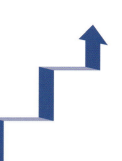

日本歯科大学附属病院　小児歯科　**白瀬敏臣**

近年、『発達障害』という言葉がメディアでよく取り上げられている。発達障害とは、発達過程で気づかれる認知や行動の障害を指す。歯科治療の協力が得られない子どもたちのなかには、まだ正式に発達障害と診断されていないグレーゾーンの子どもも一定数含まれるものと思われる。

発達障害の分類

発達障害は、精神疾患の診断分類（DSM-5-TR）では神経発達症群に該当する。そのなかには、知的発達症［IDD］や言語症［LD］、自閉スペクトラム症［ASD］、注意欠如多動症［ADHD］などがある。これらは障害の表出に違いはあるが、ある種の脳の特性と言い換えられる。

自閉スペクトラム症［ASD］は、社会的コミュニケーションの困難さと、こだわりのある反復する行動・興味・活動を特徴とする。目で見て正確に記憶することが得意な反面、ヒトとのアイコンタクトが苦手で、触覚・聴覚・味覚などの感覚過敏を伴うことが多々ある。

注意欠如多動症［ADHD］は、不注意・多動性・衝動性の3症状を特徴とする家族性の高い疾患である。落ち着きがない、衝動的、うっかりミスが多いなどの症状の原因は、療育者の躾が悪いからでは決してない。治療は発達過程における環境整備を優先するが、近年では薬での治療が可能になっている。これ以外にも、「読む」、「書く」、「計算」が苦手な限局性学習症［SLD］や、身体の平衡感覚や筋・関節を動かす固有感覚がうまく調整できない発達性協調運動症［DCD］などが挙げられる。

発達障害はいくつかの障害が併存して発症することが多く、特性を組み合わせて個々に対応する必要がある。たとえば、自閉スペクトラム症児にみられる身体の硬くぎこちない動きは、発達性協調運動症［DCD］の併発と捉えてもよいであろう。

発達障害の子どもへの歯科的対応

発達障害の子どもは、認知の問題や感覚過敏の残存など口腔機能の発達の遅れから、自宅で歯磨きが十分に行えず、歯肉炎やう蝕が多発することがある。歯科医院でう蝕を見つけたら、無理やり抑えてでも歯を削って治療していないだろうか。あるいは、抑えられなければトレーニングの名目で何もせずう蝕をより悪化させてしまうことはないだろうか。

かかりつけ歯科では、治療よりもまずは健康な口腔を育む保健指導を優先し、子どもと療育者に寄り添い支援すべきである。発達障害児を含めて子どもと良好なコミュニケーションをとるには、ちょっとしたコツがある。

1．ヒトの脳の特性を利用する

ヒトの脳は、物事を予測して、実際に確かめて、予測と結果が違えばそれを補正して、新たな予測へとアップデートする。ヒトは本来、予測することが大好きなのである。予測どおりだとうれしく、予測が立たなければ不安になるように、予測は情動や精神面の発達にも大きく影響する。

子どもが初めて歯科医院に来院した際は、どんなことを考えるだろうか。ここはどんなところで、どんな人に、何をされるのか？　不安になるのが当たり前である。

筆者は、子どもが待合室で待つ間やユニットへ誘導する際に、4枚の絵カード（**図1**）[1]をB7判の両面で折り曲げられるソフトカードケースに入れて子どもに手渡している（**図2**）。なかには絵カード

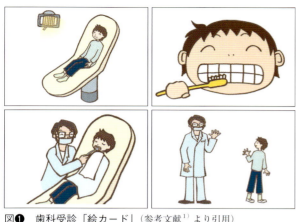

図❶ 歯科受診「絵カード」（参考文献1）より引用）

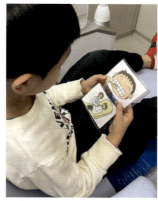

図❷ 4枚の絵カードをソフトカードケースに入れて子どもに手渡す

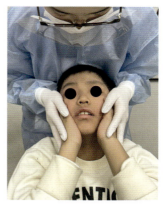

図❸ 筋刺激訓練法（バンゲード法）を応用して、両手の掌全体で子どもの頬に触れる

を受け取ってくれない子どももいるが、無理して押し付けることはしない。また、絵カードの説明もとくにしない。子ども自らが絵カードを受け取って認知して、これから行うことのイメージができればよいと考えている。ヒトは自ら能動的に行動することで初めて学習するからである。

筆者は、よく治療の前にデンタルミラーを子どもに手渡す。多くの子どもはデンタルミラーを知らない。自分の手で触れて、自分で口の中に入れてみて、金属の硬さや冷たさ、輝きなどの質感を感じてもらうことで、初めてデンタルミラーという「概念」が子どものなかに確立され、そこから次の予想に繋がるのである。

2．口腔機能をスクリーニングする

ユニットに座ることができたら、まず、うがいをするように促す。ブクブクうがいは、口唇を閉鎖し、息を止めて頬部を動かすことで、口の中に入れた水を自分の意思で自由に移動させる難易度の高い協調運動である。口から水がこぼれたり、上を向いたガラガラうがいしかできない子どもは、口腔機能の発達の遅れが疑われ、あらかじめ歯科治療が難しいことを念頭に診察する。

3．感覚統合を応用する

筆者は、子どもの口腔内を診療する前に、障害児の摂食嚥下指導で用いる「筋刺激訓練法（バンゲード法）2）」を応用して、両手の掌全面で子どもの頬に触れている（図3）3）。触覚を通じて、療育者にしっかりと抱かれているような心地よい安心感を子どもにもってもらい、同時に「アイコンタクト」をとるようにしている。発達障害児は眼球運動に問題があることが多く、歯科医療は子どもとアイコンタクトをとりやすい状況にあることを再認識する必要がある。さらに、10カウント数えながらリズムよく声かけすることで、視覚・聴覚・触覚をとおした感覚情報を脳で「感覚統合」するように促している。慣れてきたら、上下口唇を人差し指と親指で軽くつまんだり、口の中に人差し指を入れて指の腹を歯肉頬移行部にあてがい、前から後ろへリズミカルに圧をかけながら歯肉を刺激する3）。

特定の他者（おもに療育者）にくっつくことで恐れや不安を調整することを「アタッチメント」という。療育者が子どもの「安全基地」の役割を果たすように、歯科医療従事者も治療を急がずに、あえてこのような時間をとることで、子どもたちは安心して口の中を触らせてくれるようになるのである。

歯科医療をとおして子どもが他者と心理的な繋がりをもつことは、子どもの自律した「個」の発達へと繋がる。子どもの特性を尊重して、子どもに寄り添う姿勢が重要なのである。

【参考文献】
1）東京都福祉保健局東京都多摩府中保健所：歯科受診「絵カード」．https://www.hokeniryo.metro.tokyo.lg.jp/shisetsu/jigyosyo/hokenjyo/tamafuchu/iryou/shika/e_card（参考文献のURLは2025年1月13日最終アクセス）
2）金子芳洋（編著）：食べる機能障害　その考え方とリハビリテーション．医歯薬出版，東京，1987．
3）白瀬敏臣，加藤雄一：かかりつけ歯科医院のためのADHD/発達障害入門．デンタルダイヤモンド社，東京，2023．

LEVEL UP & H!NT

03 医療的ケア児に対する歯科的支援

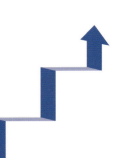

東京都立小児総合医療センター 小児歯科 **小方清和**

■ はじめに

医療的ケア児は全国で約20,180人[1]に達しており、現在も増加している。東京都多摩地区では、医療的ケア児や重症心身障害児への口腔管理と摂食嚥下機能を支援することを目的で、基幹病院と東京都多摩地区の20の歯科医師会に所属する歯科医師から成る「多摩小児在宅歯科医療連携ネット」が2015年1月に設立され、2019年6月には『子どもの歯科訪問診療実践ガイド』（医歯薬出版）が発刊された[2]。全国でも各地域で独自の小児在宅歯科医療が行われはじめ、2018年10月に「第1回小児在宅歯科医療研究会」が開催され、2024年12月には「第6回小児在宅歯科医療研究会」が開催された（HPアドレス：https://www.kodomodentalhomevisit.com/）。

■ 医療的ケア児の口腔内管理の現状

病院歯科における医療的ケア児への歯科介入についての実態調査[3]では、在宅移行前に歯科診療の機会がない病院歯科施設は45.3％で、歯科受診の経験がなく在宅へ移行する医療的ケア児が存在することがわかった。在宅人工呼吸器管理を行っている患者・家族を対象としたアンケート調査[4]では、在宅移行後も約半数の子どもたちが歯科受診歴がないことがわかった。歯科医療従事者も患者・家族も歯科を受診するタイミングを失っているのが現状である。かかりつけの病院に歯科がない、もしくは診療科が口腔外科だと医療的ケア児の診療は行わないことも多い。在宅移行後に医療的ケア児に対する歯科訪問診療が担う役割は高い。

■ 地域でつくる医療的ケア児の歯科的支援

医療的ケア児も健常児と同じように疾患の予防と治療をバランスよく管理していくことが必要であるが、障害をもった子どもたちの診療は容易ではない。1次医療機関から3次医療機関までが地域で連携をとりながら対応することが、医療的ケア児の歯科支援を充実させるポイントと考えている（図1）。

■ 歯科受診のタイミングを理解しよう

口腔内は機能すること（飲むこと、食べること）で良好な状態を保っているが、経口摂取が少ない、

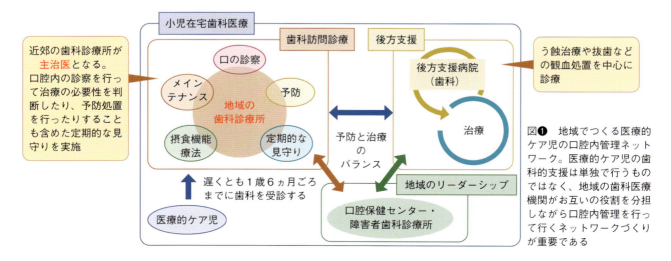

図❶ 地域でつくる医療的ケア児の口腔内管理ネットワーク。医療的ケア児の歯科的支援は単独で行うものではなく、地域の歯科医療機関がお互いの役割を分担しながら口腔内管理を行って行くネットワークづくりが重要である

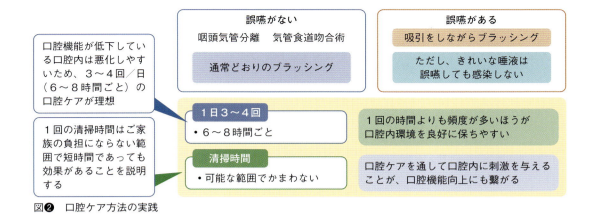

図❷ 口腔ケア方法の実践

もしくはない場合、自浄作用は低下し、口腔内環境は経年的に悪化する。口腔ケアが誤嚥性肺炎を予防することは周知の事実であり、全身疾患が重度であるほど、早期の歯科介入による口腔衛生管理が重要となる。歯の萌出、とくに乳臼歯が萌出すると口腔内細菌の生息場所は増加し、口腔内環境が悪化するため、遅くとも第1乳臼歯が萌出する1歳6ヵ月ごろまでに歯科を受診し、その後も定期的に歯科受診を継続する。しかし、医療的ケア児にとって市区町村の保健センターなどで行われる乳幼児健診は集団健診であるがゆえに受けにくく、歯科健診もどこで受けたらよいかわからないという声を耳にする。そこで、歯科訪問診療を活用できるように地域で働きかける。

また、6歳になると乳歯がぐらつくという現象が生じる。乳歯といえども観血処置である抜歯は、全身疾患を有する医療的ケア児では十分に注意して行う処置であり、乳歯の誤飲、誤嚥を防ぐ意味でも適切な対応が望まれる。医療的ケア児の全身状態を把握する意味からも早期からの歯科介入を推進し、将来起こり得る歯科疾患に事前に準備をしておくことで医療事故を未然に防ぎ、安全な診療を行うことが可能となる。

小児の歯科訪問診療で何を行うのか

医療的ケア児の歯科訪問診療とは、外出が困難な医療的ケア児を定期的・計画的に自宅を訪問し、事前に患児の全身状態を把握したうえで、将来起こり得るトラブルに対応できるよう準備をすることである。呼吸管理が必要な子どもへの口腔内アプローチはとくに注意が必要であり、設備の整っていない環境での積極的な歯科治療は推奨しない。治療や観血処置は極めて困難で、歯石除去であっても誤嚥に繋がることが危惧される。医療事故を起こさないためにも、細心の注意を払った診療を心がける、もしくは医科との連携が十分にとれる後方支援病院に治療を依頼することが望まれる。

経時的に口腔内を診察し、疾患の予防に努め、治療が必要であれば後方支援病院を紹介する。かかりつけの病院に歯科がある場合、事前に受診が可能かなどを確認しておくのがよいであろう。

医療的ケア児の口腔ケア方法の一例を図2に示す。

地域で歯科医療連携のかたちをつくる

地域で小児在宅歯科医療をはじめる場合、キーとなるメンバー構成を検討し、それぞれの地域に適応した固有の連携システムを構築する必要がある。近郊にバックアップ可能な病院歯科が存在しない場合、地域歯科医師会の口腔保健センターや在宅歯科医療部門の協力が心強い助けになると考えている。

小児在宅歯科医療研究会は、それぞれの地域で行う小児在宅歯科医療の診療体制や連携システムのかたちと普及活動について話し合いの場となっている。医療的ケア児の歯科支援に同研究会のホームページもご活用いただければ幸いである。

【参考文献】
1）厚生労働省：医療的ケア児等とその家族に対する支援施策　1医療的ケア児について．（https://www.mhlw.go.jp/content/000981371.pdf）
2）小方清和，田村文誉，小坂美樹，横山雄士（編著）：子どもの歯科訪問診療実践ガイド－多職種と連携して小児在宅歯科医療をはじめよう．医歯薬出版，東京，2019．
3）小方清和，他：病院歯科における医療的ケア児への歯科介入についての実態調査．小児歯誌，61（2）：57-66，2023．
4）髙井理人，他：在宅人工呼吸器を使用する重症心身障害児に対する歯科訪問診療についての検討．小児歯誌，55（3）：382-389，2017．

LEVEL UP & H!NT

04　永久歯萌出障害の診断と治療

東京科学大学　小児歯科学・障害者歯科学分野　**和田奏絵　岩本 勉**

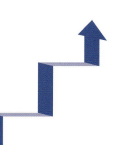

　小児歯科診療では、健常な歯列咬合を育成していくなかで萌出障害を発見・治療することが多い。萌出障害は発見が遅れると健常な歯列咬合の発育が妨げられ、多様な処置が必要となる。萌出障害を早期に発見し、もっとも適切な時期に治療することが重要である。

萌出障害の原因

1．全身的要因
　大理石病[1]、鎖骨頭蓋異骨症（図1）[2]など、多くの遺伝性疾患[3]が報告されている。

2．局所的要因
　歯胚の発生位置異常、顎骨の退化や劣成長、萌出余地不足、囊胞や歯牙腫などの腫瘍の存在、歯冠上部の線維性過形成や歯肉の過形成（粘膜肥厚）、過剰歯、乳歯の外傷やう蝕による歯根周囲の病巣に継発して起こるもの、原因不明などがある。

発見と診断のポイント

①定期診査時にう蝕以外に歯列の異常の有無や萌出時期の異常の有無を確認する。犬歯の萌出位置異常に伴う切歯歯根吸収を防ぐため、上顎犬歯が顎内移動をする8歳ごろにパノラマX線検査を少なくとも一度は実施し、犬歯の位置を評価することを強く求めたい。左右の発育を比べながら観察し、萌出年齢や平均年齢を考慮して発育の遅れがないか、左右の歯の方向や状態に異常がないかを観察する。X線検査を実施した際には、う蝕や外傷などの対象歯以外の同時に写っている他の歯の状態を評価してほしい。

②デンタルX線撮影、パノラマX線撮影、CBCT撮影などを用いて萌出障害の原因を調べる。

③萌出障害永久歯の発育状況や位置、方向、根の屈曲（形態異常）や歯根形成度を評価する。そのとき、隣在歯の位置や方向も併せて評価することが大切である。原因を除去することで自然萌出が期待できるのか、そうでないのかを評価する。

④全顎的な歯の発育を観察し、萌出障害のある永久歯が萌出できるスペースが残されているのか、必要に応じて模型分析や計測を行う。

萌出障害の治療

　診査・診断によって治療方針は異なり、先行乳歯の抜去、異物（囊胞や歯牙腫、過剰歯などの原因）除去、開窓、牽引、保隙などがある（図2）。

1．先行乳歯の抜去
　反対側に比べて萌出遅延があり、早い段階で発見できた場合は、先行乳歯を抜去して3～4ヵ月経過をみる。反対側の歯が萌出して長い期間経過している場合は、先行乳歯の抜去だけでは改善できないことが多い。乳歯の根尖病巣の経過観察や長期間放置は、永久歯歯胚の発育方向の異常が起こりやすい（図3）。

2．原因の除去
　原因となっているもの（過剰歯や囊胞、歯牙腫な

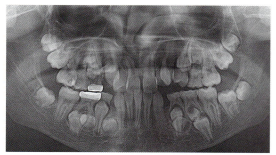

図❶　鎖骨頭蓋異骨症。下顎小臼歯部の埋伏過剰歯と萌出遅延を認める

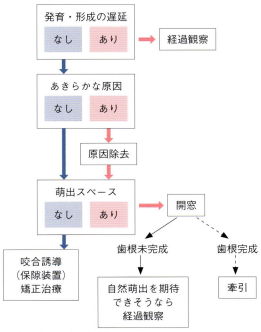

図❷ 萌出障害の処置

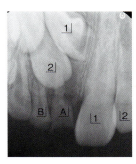

図❸ 乳歯の根尖病巣の長期間放置により、永久歯歯胚回避と方向異常を認め、相談来院された症例。1|の歯冠が鼻腔底方向を向いている

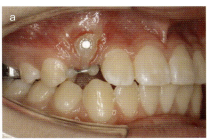

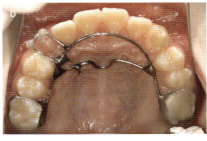

図❹ a、b 歯根が完成した3|の保隙を行いながら、開窓と牽引を行った症例

ど）を除去する。

3．開窓

歯根未完成の場合、歯肉切開や骨削除で歯冠を露出させると、自然萌出が期待できる。しかし、歯根が完成していると自然萌出が期待できないことも多く、牽引が必要となる場合があるため、2回の処置を避けるために開窓時には牽引に備えて牽引用のフックを開窓と同時に取り付けることがある。

4．牽引

原因の除去や開窓を行っても萌出傾向がみられない場合や、歯根が完成していて自然萌出が期待できずに深い位置にある場合は牽引を行う。開窓後に止血を行い、牽引用のフックなどを付ける（図4）。

5．咬合誘導・矯正治療

原因を除去して萌出までに時間がかかる場合は保隙装置を装着する。萌出障害歯が歯列上に萌出できるスペースがない場合や、捻転や萌出場所に問題がある場合には咬合誘導治療や矯正治療の対象である。

萌出障害はどの歯によく起こる？

上顎中切歯や上顎犬歯、第1大臼歯によくみられる。

1．上顎中切歯の萌出障害

上顎中切歯の萌出期に、唇側の歯肉に膨らみを感じない場合や片方の切歯が1/2以上萌出しているのに萌出がない場合は、X線検査で萌出状態を確認したほうがよい。原因として、乳歯の重度う蝕（歯根周囲の病巣）、乳歯の外傷、過剰歯（図5）、歯牙腫（図6）などがある。過剰歯による上顎中切歯の萌出障害では、過剰歯摘出後に萌出方向に動き出して自然に萌出する症例が多くみられる。また、上顎側切歯の発育遅延によって中切歯が萌出遅延を起こすことがある[4]。とくに、乳中切歯と乳側切歯の癒合歯では側切歯の形成異常や形成が極度に遅れることがあり、中切歯の形成も遅れて萌出遅延を招くことがある（図7）。

2．上顎犬歯の萌出障害

唇側の歯肉を触って乳犬歯の上部に膨らみを感じないときは、犬歯の口蓋への転位や近心方向への傾斜を疑わなければならない。隣接する側切歯歯冠が大きく遠心傾斜している場合、顎骨内で近心傾斜した犬歯歯冠が側切歯歯根に強く当たっている可能性を疑う。8歳時に1回X線検査を実施して犬歯の位置異常がなくても、その後、側切歯が遠心傾斜して萌出してきた場合は再度撮影し、犬歯の位置を評価する必要がある（図8）。日本人小児の上顎犬歯平均萌出年齢はおおよそ10歳である。犬歯の膨隆を片側しか触知できない場合は、パノラマX線検査を行

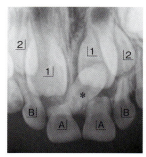
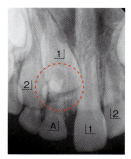
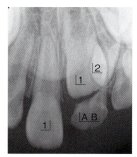

図❺ 過剰歯による|1の萌出障害を認め、過剰歯摘出後に萌出方向に動き出して自然に萌出した症例

図❻ 歯牙腫によって|1の萌出障害を認めた症例

図❼ |A B の癒合歯では、後継永久歯に異常が発生しやすい。|2 の形成異常や形成が極度に遅れることがあり、|1 の萌出遅延を招くことがある

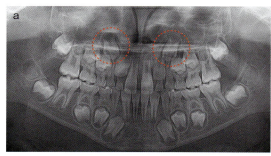
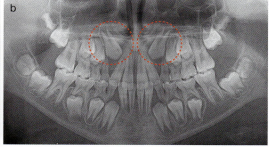

図❽ a、b　8歳時のパノラマX線検査所見に 3|3 の位置異常がなくても(a)、10歳時に側切歯が萌出して遠心方向を向いていたため、再度パノラマX線撮影を行い、3|3 の位置異常を認めた(b)。矯正歯科医と連携して開窓と牽引を行った。側切歯が萌出して遠心方向を向いているときはパノラマX線検査で犬歯の位置確認をする必要がある

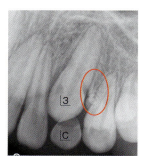
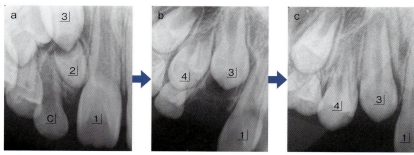

図❾ 14歳5ヵ月の男子。|C が晩期残存して|3 の萌出障害を認め、歯牙腫（赤丸）摘出後に自然萌出を認めた。歯牙腫がX線写真で微かにしか見えない状態でも萌出を障害する

図❿ 上顎側切歯の発育不全によって上顎犬歯が萌出遅延を起こした症例
a：|2 の発育不全により、|3 が萌出遅延を認めた
b：|2 の発育を経過観察したが発育せず、摘出を行った
c：|3 の自然萌出を認めた

うことが望ましい。前後的な位置把握に最も適しているのはCBCT撮影である。原因の多くが犬歯歯胚の方向や位置の異常である。その他の原因としては、萌出余地の不足、歯牙腫や囊胞形成が多い（図9）。また、上顎側切歯の発育不全によって上顎犬歯が萌出遅延を起こすことがある（図10）。

上顎犬歯の萌出障害により、側切歯や中切歯の歯根を吸収することがある（図11）。吸収の進行が著しい場合は、側切歯を抜去せざるを得ない場合もある。稀に中切歯も保存できない状態になっている症例にも遭遇する。簡易に評価できる方法として、パノラマX線画像で犬歯と隣接する側切歯・中切歯歯根が重なっている状態をSector 1〜5に分類する方法がある[5, 6]。Sectorが大きくなれば程度としては重症となる（図12）。図13に示すようにSector 1あるいは2に分類される萌出障害は、先行乳犬歯の抜去で1年以内に90%以上が、Sector 2は64%で自然に歯軸が改善すると報告されている。

3．上下大臼歯の萌出障害

大臼歯の萌出障害の原因には、第1大臼歯が第2

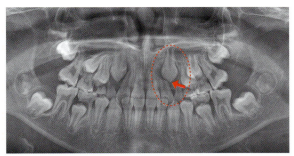

図⓫ 3の囊胞が原因で、2の吸収が歯髄にまで達している

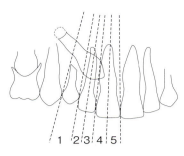

図⓬ パノラマX線撮影によって犬歯と隣接する側切歯・中切歯歯根が重なっている状態はSector 1〜5に分類される[5,6]。Sectorが大きくなれば重症となる（参考文献[5]より引用改変）

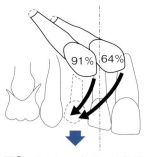

図⓭ Sector 1あるいは2に分類される萌出障害は、先行乳犬歯の抜去で1年以内に90％以上が、Sector 2は64％で自然に歯軸が改善すると報告されている（参考文献[5]より引用改変）

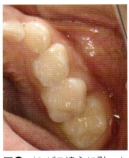

図⓮ 6がE遠心に引っかかり萌出異常を認める

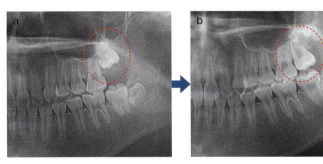

図⓯ X線所見で異物など直接的な原因がなく、7の発育遅延の経過観察を行いながら自然に萌出した症例（男子）。13歳9ヵ月（a）では7は萌出しているが、7は歯根の形成が始まった程度である。14歳11ヵ月では7が萌出方向に進んでいる（b）

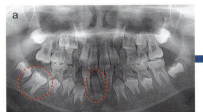
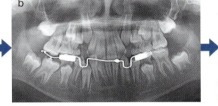
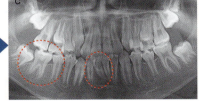

図⓰ 下顎中切歯と大臼歯の萌出障害
a：パノラマX線所見で1と6の位置異常、6の挺出を認めた
b：口腔外科と矯正歯科と連携し、1は開窓、6の骨削除および開窓と牽引を行った（パノラマX線提供：矯正歯科医 秋山秀平先生）
c：1および6が萌出して咬合安定を認めた

乳臼歯遠心に引っかかる異所萌出（上顎に多い：図14）、歯の発育状態が平均より遅い萌出遅延、ほかに歯胚の位置異常、囊胞や歯牙腫などによる萌出障害がある。X線所見で異物など直接的原因がない場合に、歯根の形成と発育遅延の経過観察を行いながら自然に萌出を待つことで解決することが多い（図15）。X線所見で異常がみられたものは、原因除去および歯の発育や形成の状態により、開窓や牽引を行う（図16）。

おわりに

萌出障害では、歯の発育遅延の場合を除き、経過観察などで治療を先延ばしにしていると、治療が複雑になることが多い。定期検査などで上下左右の歯の萌出を確認し、異常を早期に発見することで、適切な時期に処置を始めることが大切である。

【参考文献】
1) 峰岸康子, 金田一純子, 立澤 宰：多数歯の埋伏を伴う大理石骨病の1症例. 小児歯科学雑誌, 31：806-811, 1993.
2) 佐々竜二, 野田 忠, 小野博志：鎖骨頭蓋異骨症の1症例の経年的観察. 小児歯科学雑誌, 8：89-98, 1970.
3) G E Wise, S Frazier-Bowers, and R N D'Souza : Cellular, Molecular, and Genetic Determinants of Tooth Eruption. Critical Reviews in Oral Biology & Medicine. 13(4): 323-334, 2002.
4) H Kobayashi, Y Taguchi, T Noda: Eruption disturbances of maxillary permanent central incisors associated with anomalous adjacent permanent lateral incisors. International Journal of Paediatric Dentistry, 9 : 277-284, 1999.
5) S Ericson, J Kurol : Early treatment of palatally erupting maxillary canines by extraction of the primary canines. Eur J Orthod, 10(4) : 283-295, 1988.
6) 野田 忠, 田口 洋：萌出障害の咬合誘導. 知っておきたい原因と治療法. 医学情報社, 東京, 2007.

LEVEL UP & H!NT

05　埋伏過剰歯への対応

大阪大学大学院歯学研究科　小児歯科学講座　**門田珠実　仲野和彦**

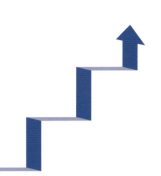

　過剰歯のなかでも、埋伏過剰歯は永久歯の正常な萌出を妨げたり、正中離開や永久歯の転位といった歯列不正の原因になる場合があるため、「抜歯が必要」となるケースが多い。

　一方で、埋伏過剰歯の位置が永久歯の萌出阻害や歯列不正の要因とならないケースでは、「抜歯をしない」という選択肢も候補に挙がる。しかし、過剰歯の歯囊が囊胞化する可能性や、逆生埋伏過剰歯の場合には鼻腔側へ移動する可能性があるため、定期的な経過観察が必要となる[1]。

埋伏過剰歯の精査

　埋伏過剰歯は、う蝕の精査などで撮影したX線画像で偶発的に発見されることが多い。小児歯科領域においては、乳歯から永久歯への正常な交換が滞りなく進行しているか、乳歯の平均的な脱落時期について熟知したうえで診察に臨むことで、過剰歯が存在している可能性に気づくことができる。また、過剰歯が発見された場合は、その後の処置方針を決定するうえでもX線検査は非常に重要である。

1. デンタルX線撮影法

　埋伏過剰歯の歯冠の方向（順生・逆生など）、隣接する永久歯との近遠心的な位置関係や歯根の形成状態について確認することができる。

2. パノラマX線撮影法

　歯数ならびに過剰歯と隣接する永久歯の近遠心的な位置関係および鼻腔底との位置関係を確認することができる。

3. 歯軸方向撮影法

　過剰歯と隣接する永久歯の唇舌的な位置関係について評価することができる。

4. コンピュータ断層撮影法（CT）

　従来、上記1〜3の方法を併用することで過剰歯の状態を把握していたが、近年では三次元画像を用いて評価することが可能となった。とくに、歯科用コーンビームCT（CBCT）の活用により、近接する永久歯との位置関係だけでなく、過剰歯周囲の骨の厚みや切歯管および下顎管との位置関係などについても詳細に把握することができる。

抜歯時期の決定

1. 順生埋伏過剰歯の場合

　順生埋伏過剰歯は、口腔内に自然萌出する可能性が高い。X線検査の結果、永久歯の萌出や歯根成長を妨げる位置関係でなければ、まずは経過観察を行う。その際に、隣接乳歯が早期脱落することや、逆に乳歯の歯根吸収が従来どおり進まずに晩期残存してしまうことがある。過剰歯の萌出を促すため、隣接乳歯の抜歯についても考慮が必要となる。過剰歯萌出後は、永久歯胚の位置関係に注意しながら単純抜歯を行う。過剰歯に萌出傾向が認められない場合は、永久歯の完全萌出および歯根完成を待って、抜歯の必要性について検討する。

2. 逆生埋伏過剰歯の場合

　逆生埋伏過剰歯は、口腔内への自然萌出は見込めない。X線検査で隣接する永久歯との位置関係を精査し、萌出や歯根成長に支障を来さない場合は、永久歯の完全萌出ならびに歯根完成を優先したいところである。経過観察中に過剰歯の囊胞化や鼻腔側への移動を疑う所見があれば、再度、抜歯時期を検討する。

3. 留意点

　過剰歯の影響で隣接する永久歯の萌出および歯根

形成が阻害される場合は、可及的早期に過剰歯を抜歯することが望ましい。また、過剰歯によって将来的に歯列不正が誘発される可能性は極めて高い。早期に過剰歯を抜歯することで、歯列不正を未然に防ぐことができる、あるいはすみやかに矯正治療へ移行できるというメリットもある。しかし、早期の過剰歯抜歯は隣接している永久歯胚がまだ歯冠部しか形成されていないことが多く、抜歯時の永久歯胚損傷や誤抜歯のリスクが高くなることに注意が必要である。一方で、上顎正中埋伏過剰歯に起因する正中離開は、上顎両側犬歯の萌出に伴う自然な閉鎖が見込まれるため、その時期を逃さないように抜歯時期を設定することで、患者の負担軽減に繋がる。

処置方針

小児歯科領域においては、患児の協力度が大きな鍵となってくる。抜歯時に低年齢である場合や治療への協力度が著しく低いときには、必要に応じて抑制下での処置や全身麻酔下での処置を検討する。しかし、隣接する永久歯の歯根完成後に過剰歯の抜歯を行う場合は、患児が小学校中学年〜高学年に差し掛かっているため治療への協力度も高まっており、侵襲性の高い処置でも外来で可能となるケースが多くなる。

抜歯当日の処置方針については、CT画像を用いて計画を立案することが望ましい。過剰歯の位置を正確に把握し、①フラップの形成範囲、②骨削の必要性ならびに削除量、③挺子や鉗子の使用方向、④縫合糸数、⑤処置後の投薬について検討する。また、術後は感染防止のため、シーネの装着が望ましい。処置前にあらかじめ印象採得を済ませてシーネを作製しておくと、処置当日の治療がよりスムーズになる。症例によっては、処置日が乳歯の交換期に相当することがあるため、シーネの設計にも配慮が必要となる。

埋伏過剰歯の抜歯

1. 処置前の留意点

過剰歯周囲であるかにかかわらず、口腔内に動揺乳歯が存在する場合は術中に脱落する可能性がある。術前に改めて口腔内を確認し、保護者に脱落の可能

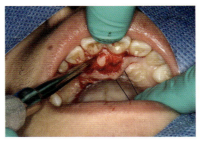

図❶ 挺子を用いて脱臼させる。隣接する永久歯に手を添え、負荷がかかっていないことを確認する

性について説明しておくことが望ましい。

2. 浸潤麻酔

フラップ形成範囲の歯肉や粘膜、骨に浸潤麻酔を奏効させる。小児の場合は以降の治療への協力度を低下させないために、麻酔を刺入する予定の箇所にあらかじめ表面麻酔を塗布して十分に時間を置き、しっかり奏効させておくことが重要である。

3. フラップの形成

術野の形成部位に該当する歯の歯肉溝に切開を加え、骨膜を剝離し、粘膜骨膜弁を形成する。口蓋の粘膜骨膜弁は厚みがあるため、同部位の剝離の際には上顎前歯に不要な力をかけないよう注意する[2]。

4. 骨削除

過剰歯が存在すると考えられる部分から、滅菌ラウンドバーを用いて滅菌生理食塩水の注水下にて骨孔を拡大する。

5. 抜歯

挺子を用いて過剰歯を脱臼させる。その際に、隣接する永久歯に手を添えておき、永久歯に負荷がかかっていないことを確認しておくとよい（図1）。脱臼後は必要に応じて鉗子を使用する。

6. 洗浄・縫合

抜歯窩を滅菌生理食塩水で洗浄後、粘膜骨膜弁を旧位に戻して歯間乳頭部で縫合する。患児の協力度が低い場合には、吸収性糸による縫合を検討する。創部には事前に作製したシーネを装着する。

7. 術後管理

術後は鎮痛薬ならびに抗菌薬を処方する。可能であれば処置翌日に創部の確認と洗浄を行う。非吸収性糸で縫合している場合は処置後1週間を目処に抜糸を行う。

【参考文献】
1) 白川哲夫, 飯沼光生, 福本 敏（編）：小児歯科学 第5版. 医歯薬出版, 東京, 2017.
2) 田中晃伸, 仲野和彦, 權 曉成（編）：臨床医のための小児歯科 Basic & Casebook. デンタルダイヤモンド社, 東京, 2022.

LEVEL UP & H!NT

06 小児期の歯の外傷への対応

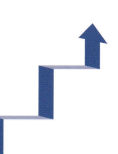

北海道医療大学歯学部　口腔構造・機能発育学系　小児歯科学分野　**倉重圭史　齊藤正人**

■ 歯の外傷患者来院時の診察

　歯の外傷患者が来院した場合には、既往歴および受傷状況や口腔以外の受傷の有無を確認したうえでX線撮影を行う。嘔吐や頭痛など頭部への影響が考えられる場合には、脳神経外科への受診を促さなければならない。

　歯の外傷患者の診察では、①視診による亀裂の有無の確認、②触診による動揺度の確認、③打診による歯髄および周囲組織への影響の確認、④歯髄電気診による歯髄の生死確認、⑤X線撮影による歯根および周囲組織の状態の確認、⑥口腔内写真撮影による経過の記録を行う。しかし、歯髄電気診や打診は受傷直後および低年齢では安定性に欠けることを念頭におく必要がある。

■ 後継永久歯への影響

　歯の外傷の後遺症として、受傷した歯自体の変色（図1）、歯髄壊死、歯髄腔の狭窄、アンキローシス、歯根の外部吸収（置換性吸収）がある。後継永久歯への影響として、エナメル質石灰化不全、歯根の変形、歯胚の位置異常や成長停止がある。乳歯外傷の好発部位は上顎乳中切歯であり、後継永久歯である中切歯は、胎生5ヵ月から歯胚形成が始まり、石灰化は3～4ヵ月から開始し、歯冠の完成は4～5歳となる。4歳以前の外傷は、後継永久歯のエナメル質の形成不全、4歳以降では歯根への影響の可能性がある（図2）。そのため、保護者には後継永久歯への影響を必ず説明しなければならない。

■ 歯の外傷への対応

1. 破折性損傷

1）亀裂への対応

　亀裂の有無の確認は、舌側からライトや照射器を当てて確認する。冷水痛などの症状がなければ、経過観察を行う。冷水痛がみられる場合には、レジンコーティングを行う。

2）エナメル質破折および露髄を伴わないエナメル質・象牙質破折

　破折の程度によって対応が異なる。わずかなエナメル質破折の場合は、形態修正やコンポジットレジン修復を行う。広い面積での破折では、破折片自体

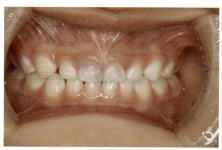
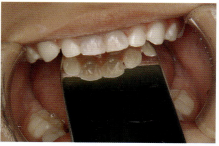

図❶　外傷による変色。受傷後に歯の変色が生じることがある。歯髄壊死の可能性はあるものの、その後に歯髄の生活反応がみられることもある。動揺や打診の症状がみられない症例では経過観察を行う

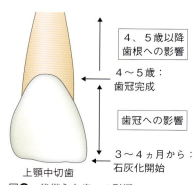

上顎中切歯
図❷　後継永久歯への影響

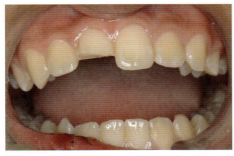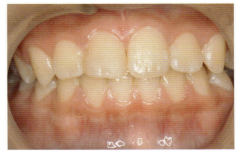

図❸ エナメル質破折および露髄を伴わないエナメル質・象牙質破折。破折片再接着法やコンポジットレジン修復を選択する。本症例では、コンポジットレジン修復を行った

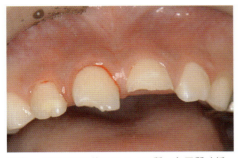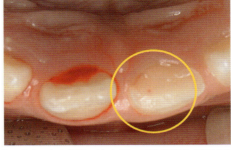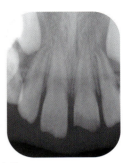

図❹ 点状露髄を伴うエナメル質・象牙質破折。ピンポイントの露髄であれば、直接覆髄法が適応となる

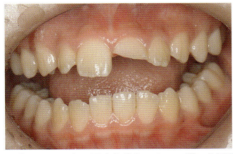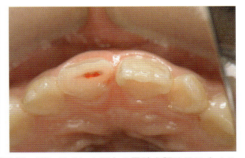

図❺ 範囲の広い露髄を伴うエナメル質・象牙質破折。ピンポイント以上の露髄を認めるエナメル質・象牙質破折の外傷には、部分生活歯髄切断法が適応となる

をスーパーボンド®で接着させる破折片再接着法や、間接覆髄後にコンポジットレジン修復を行う（**図3**）。

3）露髄を伴うエナメル質・象牙質破折
①乳歯および幼若永久歯

　幼若永久歯においては歯根形成途中であることから、歯髄を残すことを念頭におく必要がある。
- 露髄面積が少ない場合（図4）：直接歯髄切断法、部分生活歯髄切断法
- 露髄面積が広範囲に及ぶ場合・部分生活歯髄切断法後にも出血がある場合（図5）：歯頸部生活歯髄切断法

②根完成後の永久歯

〈露髄後24時間以内〉
- 露髄面積が少ない場合：直接歯髄切断法、部分生活歯髄切断法
- 露髄面積が広範囲に及ぶ場合・部分生活歯髄切断法後にも出血がある場合：歯頸部生活歯髄切断法

〈露髄後24時間以降〉
- 抜髄

③治療のポイント

[直接覆髄法]

　偶発的な外傷による極小の露髄で創傷面の範囲が1mm程度のピンポイントの露髄などが該当するものの、口腔内には多量の菌が存在しており、わずかな時間の暴露で感染のリスクが生じてしまう。感染のリスクを考慮して部分生活歯髄切断法を選択する場合がある。

[生活歯髄切断法]

　生活歯髄切断法は切断する部位および大きさによ

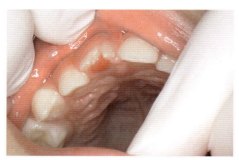
図❻ 外傷による縦破折。歯肉縁下に及ぶ縦破折は抜歯の適応となる

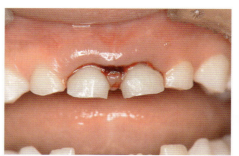
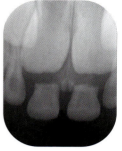
図❼ 乳歯交換期の外傷。乳歯交換期であれば抜歯を選択する

り、部分生活歯髄切断法と歯頸部生活歯髄切断法と呼称が変わる。部分生活歯髄切断は、一部の冠部歯髄を除去する方法である。歯頸部生活歯髄切断法に比較して、部分生活歯髄切断法は歯冠部歯髄が残っていることから歯冠部および歯根部歯髄が正常な状態を維持しており、第二象牙質の添加も行われるため生理的な成長が見込まれる。これまでに、外傷による露髄後2時間〜1日経過した歯髄では、歯髄内部に2〜3mm程度を超える炎症は波及していないとの報告もあり部分生活歯髄切断法の適応となる。

[部分生活歯髄切断法]
①ラバーダム防湿を行う。
②露髄部を注水下にて高速ハンドピースとダイヤモンドバーで1〜3mm除去する。
③切断部を生理食塩水や次亜塩素酸ナトリウムと過酸化水素水の交互洗浄（止血確認）を行う。
（止血が困難な場合は、さらに深部ないし歯頸部生活歯髄切断法へと移行する）
④切断部歯髄は、水酸化カルシウム製剤ないしMTAを静置する。MTAに関しては厚さ1.5mmを意識し、周囲象牙質も少し覆うようにする。
（MTAには変色がみられることもあるので注意が必要）
⑤光硬化型グラスアイオノマーセメントを裏層し、コンポジットレジン修復を行う。

4）歯根破折
　破折線が歯冠から及ぶ垂直方向の縦破折（図6）や複数の水平の破折を認める症例では抜歯となる。水平破折の症例では、歯根にみられる破折線の位置によって対応が異なる。

①永久歯
・根尖1/3での歯根破折は、周囲支持組織が多く動揺がほとんどないため、経過観察を行う。
・歯根中央付近では動揺が生じてくるので固定が必要となる。歯髄症状が生じるまでは歯内療法は必要ではない。固定期間の2〜3ヵ月は堅固に固定をする必要がある。
・歯頸部付近では著しい動揺を認める。防湿の観点から、歯髄処置後に牽引して歯冠修復を行う。

②乳歯
・根尖1/3および歯根中央付近は永久歯の処置に準ずる。
・歯頸部付近では、防湿の観点から抜歯を選択する。

2．脱臼性損傷
1）振盪
　異常な動揺や転位を伴わない支持組織への外傷であり、視診およびX線診断で異常は認められないが、打診への反応がある。経過観察を基本とするが、歯髄症状が生じた場合は根管治療を行う。

2）亜脱臼
　歯の転位はないが、あきらかな動揺を伴う歯周組織への外傷である。X線診断で異常な所見はないが、動揺は生理的範囲を越える。生理的範囲以上の動揺がみられる場合には、10〜14日間の固定を行う。乳歯交換期では抜歯を選択する（図7）。

3）側方脱臼および挺出
　歯軸方向以外への転位をみる。局所麻酔下において弱い力で整復し、永久歯では10〜14日間固定、乳歯では2〜4週間固定する（図8）。

4）陥入
　歯の根尖方向への転位をみる。

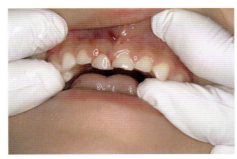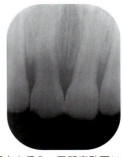

図❽　乳歯の転位。乳歯の転位症例は、整復・固定を行う。局所麻酔下において弱い力で整復し、永久歯では10〜14日間固定、乳歯では2〜4週間固定する

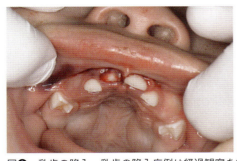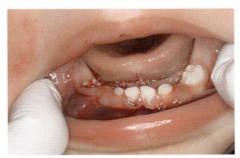

図❾　乳歯の陥入。乳歯の陥入症例は経過観察を行う

- 根完成永久歯：整復後、6週間の固定を行う。整復時に歯髄の損傷が生じるため、固定後10日以降に予防的根管治療を行う。
- 幼若永久歯：歯の萌出力に期待して経過観察とする。
- 乳歯：経過観察とする（図❾）。しかし、後継歯胚を障害している場合や転位が著しい場合には抜歯を選択する。

3．完全脱臼

脱落歯の状態によって予後が変化するため、歯根に付着した歯根膜組織を乾燥させないことが重要である。脱落歯は、歯の救急保存液：ティースキーパー®「ネオ」（ネオ製薬工業）に浸漬することで24時間以上安定する。手に入りやすいものでは牛乳に浸すように指示する。

- 根完成永久歯：再植固定を行う。再植固定後10日以降に予防的根管治療を行う。
- 幼若永久歯：再植固定を行う。幼若永久歯では根尖部が開いているので生着する可能性もあり、症状が生じるまでは経過観察とする。
- 乳歯：基本的に再植は行わない。

［水酸化カルシウム製剤とMTAについて］

水酸化カルシウムおよびMTAは、初期にpH12と強アルカリ性を示し、その性質によって殺菌効果を発揮する。水酸化カルシウム製剤は、1週間以上の貼薬でより高い効果を発揮するとされ、pHは約2週間後が最も高くなる。しかし、幼若永久歯での使用に関する報告では、水酸化カルシウム製剤は幼若永久歯の根管に長期間適用すると、象牙質の強度を約40％減少させること、in vitroでは6ヵ月後の象牙質で硬度と弾性率を低下させる可能性が示唆されている。

MTAは1993年に開発され、1998年にFDAの認可を得て発売された材料である。そのため、水酸化カルシウムに比較して使用されてからの期間は短く、長期的な情報はこれからの材料となる。MTAは、ポルトランドセメント（土木建築用セメント）を改良したセメントであり、ケイ酸二カルシウム（$2CaO・SiO_2$）、ケイ酸三カルシウム（$3CaO・SiO_2$）、アルミン酸三カルシウム（$3CaO・Al_2O_3$）などで構成され、造影剤として酸化ビスマスやジルコニアが配合されている。酸化ビスマスが含有されている場合は、酸化ビスマスの還元反応による金属ビスマスの生成によって色調変化が生じることが報告されている。前歯部外傷で使用する場合には材料の成分を確認しなくてはならない。

LEVEL UP & H!NT

07　う蝕予防のパラダイムシフト

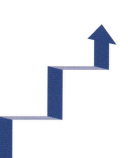

日本歯科大学附属病院　小児歯科　**内川喜盛**

はじめに

　歯の表層下では脱灰と再石灰化をつねに繰り返し、そのバランスで歯面は変化する。う蝕予防は単に歯を磨く、フッ化物塗布を行うなどの作業ではなく、脱灰と再石灰化のバランスを考慮して各因子をコントロールすることである。脱灰の因子として歯面に付着したプラークの成熟と炭水化物の摂取、再石灰化の因子としては唾液とフッ化物の応用が挙げられてきた[1]。

　近年、う蝕予防においてう蝕の発症における微生物のかかわり方、フッ化物歯磨剤への考え方が変わりつつある。これによって実際のう蝕予防戦略においては大きな変更点はないが、患児や保護者への指導時の注目すべき点や使用方法などに変更点が認められる。そこで本項では、現在のう蝕の発症とフッ化物配合歯磨剤についての考え方からう蝕予防を検証したい。

マイクロバイオームから考えるう蝕予防

　う蝕はミュータンスレンサ球菌（以下、MS）との関連性が強く、MSの伝播の予防が将来を通してう蝕発症を予防する重要な戦略と考えられていた[1]。しかし、MSはう蝕のない部位にも存在し、一方でMSが見かけ上存在しなくてもう蝕が発症する可能性が指摘されていた。もちろん、MSや乳酸桿菌とう蝕との関連性は強いが、そればかりでなく、*Scardovia wiggsiae* や *Veillonella* ssp.、真菌（*Candida albicans*）など多くの微生物のかかわりがあきらかになってきている[2]。そこで、現在のう蝕予防の目標は、MSの定着や活動の阻止から口腔常在微生物群の維持・安定へと変化してきている[2〜4]。

　これは、最近の微生物叢の研究からマイクロバイオーム（microbiome）の概念が確立されてきたことによる[2〜4]。健康な人の口腔内から細菌や真菌、ウイルスを含む700種類を超える微生物が確認され、1口腔で平均して200種類の微生物がバイオフィルムとして口腔表面で持続的に増殖する。このようなバイオフィルムが歯に形成された場合にデンタルプラーク（歯垢）となる。これらの口腔微生物叢は、宿主と共生関係にあり、病原体を排除し、潜在的な炎症反応を抑制していると考えられている。時として生息環境に大きな変化が生じ、口腔常在微生物内のバランスが崩れると、結果としてう蝕や歯周炎を発症させると考えられている。この崩壊を「ディスバイオーシス（dysbiosis）」と呼ぶ[2〜4]。

　う蝕に関するディスバイオーシスでは、う蝕病巣に存在する歯垢中の微生物叢の構成が酸産生性で耐酸性をもつ種が豊富となっている。すなわち、う蝕病巣の発生は、歯表面の常在微生物叢の中で酸を産生し、酸に耐性のある種がより優勢になった結果と考える。このようなう蝕を発症させる微生物叢へのシフトのおもな原因は糖分の頻繁な摂取とされている[2〜4]。これは歯垢内のpHが糖質の代謝によってより低い酸性となるため、中性付近のpHを好む有益な口腔内微生物が犠牲となり、酸を産生し、酸に耐性のある微生物が優勢となることによる（**図1**）。この状態が継続することにより、歯面は脱灰状態が有意となってう蝕の進行を認めることとなる。同様に、唾液の流量の減少や日常的な不適切な歯磨きも同様な変化を生じる[2〜4]。

　以上の概念を基に考えられるう蝕の一次予防の目標は、口腔バイオフィルムの共生を維持することで

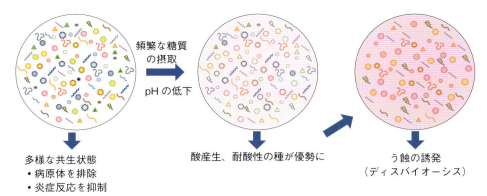

図❶ 多様な共生状態からう蝕を誘発するディスバイオーシスへ

表❶ 4学会合同のフッ化物配合歯磨剤の推奨される利用方法[7]（日本口腔衛生学会・日本小児歯科学会・日本歯科保存学会・日本老年歯科医学会）

年齢	使用量（写真は約2cmの歯ブラシ）	フッ化物濃度	使用方法
歯が生えてから2歳	米粒程度（1〜2mm程度）	900〜1,000ppmF	・フッ化物配合歯磨剤を利用した歯みがきを、就寝前を含めて1日2回の歯みがきを行う。 ・900〜1,000ppmFの歯磨剤をごく少量使用する。歯みがき後にティッシュなどで歯磨剤を軽く拭き取ってもよい。 ・歯磨剤は子どもの手が届かない所に保管する。 ・歯みがきについて歯科医師などの指導を受ける。
3〜5歳	グリーンピース程度（5mm程度）	900〜1,000ppmF	・フッ化物配合歯磨剤を利用した歯みがきを、就寝前を含めて1日2回の歯みがきを行う。 ・歯みがきの後は、歯磨剤を軽く吐き出す。うがいをする場合は少量の水で1回のみとする。 ・子どもが歯ブラシに適切な量をつけられない場合は保護者が歯磨剤をつける。
6歳〜成人（高齢者を含む）	歯ブラシ全体（1.5〜2cm程度）	1,400〜1,500ppmF	・フッ化物配合歯磨剤を利用した歯みがきを、就寝前を含めて1日2回の歯みがきを行う。 ・歯みがきの後は、歯磨剤を軽く吐き出す。うがいをする場合は少量の水で1回のみとする。 ・チタン製歯科材料（インプラントなど）が使用されていても、歯がある場合はフッ化物配合歯磨剤を使用する。

あり、二次予防の目標は有害な変化を引き起こす要因を取り除き、不健康なマイクロバイオームをバランスのとれた健康な状態に回復させることとなる。

そこで、一次予防の柱は糖質の摂取を控えることとなる。これは決して「甘いものを食べるな」ということではなく、時間を決めたおやつはとくに問題とならないが、1日に3回を超える間食や砂糖の暴露などの不規則な摂取や、不規則な歯磨き習慣が大きな原因となっている。低年齢児には与えなければ口には入らないので、家族が協力してその環境を作り、維持するような指導が重要となる。また、歯垢中に一定濃度のフッ化物が存在することで、細菌の解糖系酵素の活性阻害によって酸の産生が抑制される。そこで、1日2回のフッ化物配合歯磨剤を用いた歯磨きは、健康なマイクロバイオームの維持には重要な習慣となる[5]。

以上より、生涯を通してのう蝕予防の基本は「糖質を控えた規則正しい食生活」と「フッ化物を使った丁寧な歯磨き」といえる。

う蝕予防のためのフッ化物歯磨剤の基本的な考え方

1. 4学会合同の提言

2023年に日本口腔衛生学会・日本小児歯科学会・日本歯科保存学会・日本老年歯科医学会によるフッ化物配合歯磨剤の利用方法についての4学会合同の提言が発出された（表1：以下、本提言）[6]。この提言への改定の目的の1つは、フッ化物配合歯磨剤の使用方法を世界の基準に合わせることにある。フッ化物イオン濃度1,500ppmを上限とする歯磨剤が日本で初めて承認された2017年に日本口腔衛生学会より出された「フッ化物配合歯磨剤の年齢別対応表」（以下、前推奨）[7]と比較したおもな変更点を以下に示す。

1）年齢区分

前推奨においては「6ヵ月（歯の萌出時期）から2歳」と表現されていたが、本提言では「歯が生えてから2歳」とより具体的に表現された。また、「6〜14歳」「15歳以上」と分かれていた年齢区分が「6歳〜成人（高齢者を含む）」と1つにまとめられ、

４区分から３区分となっている。

２）使用量

前推奨において２歳までは「切った爪程度の少量」の表現が、本提言では「米粒程度（１～２mm程度）」とし、３～５歳では「５mm以下」が「グリーンピース程度（５mm程度）」、６歳から成人・高齢者は「歯ブラシ全体（1.5cm～２cm程度）」とそれぞれ写真と共に、より具体的にその量が表記されている。

３）フッ化物濃度

各年齢区分においては、２歳までは「500ppm」から「900～1,000ppm」に、３歳から５歳でも「500ppm」から「900～1,000ppm」、６歳～成人・高齢者は「1,000ppm」から「1,400～1,500ppm」と変更され、このフッ化物濃度が今回の最も大きな変更点となっている。

４）使用方法

「１日２回の歯磨き」が明記され、２歳以下では専門家のアドバイスの必要性、５歳以下へも保護者の管理について書かれている。また、成人に向けてはチタン製インプラントの使用へも言及されている。

２．現在のフッ化物配合歯磨剤についての考え方

「小児期早期う蝕（ECC）のリスクを低減するための現在の最も効率的な方法は、適切なフッ化物配合歯磨剤を用いた１日２回のブラッシング指導が重要となる」

これは、アメリカ小児歯科学会（AAPD）のリファレンスマニュアルのECCの予防の項目に書かれている一文である[8]。この何気ない、ごく当たり前の文章には、実はフッ化物配合歯磨剤に関する考え方の大きな変更点が含まれている。フッ化物配合歯磨剤は、以前は歯みがきの補助剤程度の考えであったが、現在では積極的な予防剤として考えられている[7]。そのう蝕予防効果は、現在では歯ブラシをしのぐ効果が期待され（もちろん、歯磨きによるプラークコントロールは重要であるが）、フッ化物配合歯磨剤を口腔内に取り込むために１日２回のブラッシングが求められている。また、フッ化物配合歯磨剤の使用開始年齢は、以前の「うがい可能な年齢から」が、現在は「乳歯の萌出直後から」となり、その後、生涯にわたっての使用が推奨されている。

フッ化物の最も期待されるう蝕予防効果は、強い

歯を作るためのフルオロアパタイトの形成ではなく、現在は低濃度を継続的に使用することによる脱灰の抑制と再石灰化の促進が求められている[9,10]。このフッ化物の効果を強く発揮できる製剤として歯磨剤が重要な役割を果たしているわけである。まずは、保護者や患児本人が継続的に、安全で効果的に使用できるように、患児の口腔内状況に合わせ、われわれ専門家がしっかり指導できるようにしておく必要があると考える。

■ おわりに

本項では、「糖質を控えた規則正しい食生活」と「フッ化物を使った丁寧な歯磨き」として家庭における日常的なケア（ホームケア）の重要性について述べた。脱灰と再石灰化の因子は個人で違い、それぞれのう蝕リスクの程度も異なる。まずは、その因子の確認、リスク判定を行い、それぞれに合ったホームケアとプロフェッショナルケアを組み合わせた予防プログラムを作成することが効果的であり、保護者に負担の少ない方法である。小児期では、できるだけ早期から歯科医院とのかかわりをもっていただき、予防プログラムに基づいて定期的な歯科受診を行い、専門家による機械を用いた歯面清掃や食事指導を受けることを勧めたい。

【参考文献】

1）内川喜盛：知っておきたい小児歯科 UP DATE：う蝕予防と治療. 小児科. 56：137-146, 2015.

2）Xiao J, Fiscella KA, Gill SR：Oral microbiome: possible harbinger for children's health. Int J Oral Sci. 12: 12-25, 2020.

3）Twetman S: Prevention of dental caries as a noncommunicable disease. Eur J Oral Sci. 126（Suppl. 1）: 19–25, 2018.

4）Kilian M, Chapple ILC, Hannig M, Marsh PD, Meuric V, Pedersen AML, Tonetti MS, Wade WG, Zaura E: The oral microbiome - an update for oral healthcare professionals. Br Dent J. 221: 657-666,2016.

5）Marquis RE, Clock Sa, Mota-Meira M: Fluoride and organic weak acids as modulators of microbial physiology. FEMS Microbiol Rev. 26:493-510, 2003.

6）口腔保健協会：4学会合同のフッ化物配合歯磨剤の推奨される利用方法. https://www.kokuhoken.or.jp/jsdh/news/2023/news_230106.pdf（2025年1月30日アクセス）.

7）日本口腔衛生学会 フッ化物応用委員会：フッ化物配合歯磨剤に関する日本口腔衛生学会の考え方. https://www.kokuhoken.or.jp/jsdh/statement/file/statement_20180301.pdf https://www.kokuhoken.or.jp/jsdh/news/2023/news_230106.pdf（2025年1月30日アクセス）.

8）America's pediatric dentistry :Policy on ealy childhood caries（ECC）: Consequences and preventive strategies.: The Reference manual of Pediatric Dentistry. 89-92, 2025.

9）ten Cate JM：Current concepts on the theories of the mechanism of action of fluoride. Acta Odontol Scand. 57:325-329, 1999.

10）Featherstone JD：Prevention and reversal of dental caries : role of low level fluoride. Community Dent Oral Epidemiol. 27:31-40, 1999.

LEVEL UP & H!NT

第 9 章

高齢者歯科

01 高齢者の口腔衛生管理は国民的、時代の要請である

02 高齢者の摂食嚥下機能に合わせた食形態の選定法

03 訪問歯科診療における高齢者への対応

04 終末期における口腔管理のポイント

05 「三種の神器」を活用した認知症の早期発見法

06 高齢者の口腔機能評価と摂食機能評価

LEVEL UP & H!NT

01 高齢者の口腔衛生管理は国民的、時代の要請である

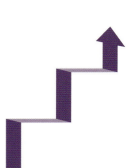

静岡県・米山歯科クリニック **米山武義**

■ なぜ高齢者の口腔衛生管理は重要か

　口腔内に生息する細菌は、主として歯の表面と補綴物の表面にバイオフィルムを形成し、歯だけでなく時に全身的健康に深刻な影響を及ぼすことがある。このことは口腔領域を専門とする歯科医師、歯科衛生士だけでなく、他の医療や介護職が気付き始めていることであり、歯科・口腔の専門職として積極的にリーダーシップを発揮しなければならない。

■ 高齢者の口腔衛生状態を悪くしている要因はなにか

　大きく分けて4つの要因が考えられる。1つ目は、口腔衛生状態やその管理に対する若いころからの無関心やセルフケアのスキルが劣っていることである。2つ目は、さまざまな補綴物や未治療の歯の形態が歯垢や食餌の停滞原因になったり、清掃効果を下げていることである。3つ目は、年齢とともに口腔機能が衰えることに加え、加齢および薬剤による唾液分泌の減少からくる自浄作用の低下が考えられる。最後の4つ目は、認知症の発症とその進行である。

いままで口腔衛生への関心が非常に高かった患者が、通院時に劣悪な状態に陥っているケースにときどき遭遇するが、このような場合には認知症を疑ったほうがよい場合がある。

■ たかが歯ブラシ、されど歯ブラシ

　たかが歯ブラシと安易に考えがちであるが、歯ブラシの選択を誤ったり、力の入れ方によっては、感染症を引き起こす可能性がある。つまり、抵抗力の低下した高齢者では、一過性でなく長期間、菌血症状態が続く可能性がある。とくに、免疫力低下者は注意が必要である。しかし、基本的な注意事項を守り、口腔衛生管理を実践することによって高齢者でも確実に歯肉炎が改善していくことが報告されている（図1）[1]。

■ 高齢者の口腔衛生管理を成功に導く流れとポイント

　長期的に対応するために、口腔衛生管理の対象となる患者が、①通院できるか否か、②コミュニケーションができ、指示が理解できるか、③要介護・要支援の認定を受けているか、④意識の有無はどうかなど、まずは多角的に知ることである。そして、概略的に峻別して対応を具体的に立てる。
1）歯式を記録するときに、残根も含めてプラークが多量に残存している部位を強調して記録する。
2）現在の口腔衛生状態を評価し、歯肉炎とともに歯周ポケットの値を記録し、それぞれの関係を考察する。加えて健康状態、疾病の有無、手指の巧緻性などを調べる。最後に疑いが少しでもあれば認知機能の評価を行う。
3）患者の生活パターンをうかがう。いつブラッシングをしているか。1日何回行っているか。清掃用

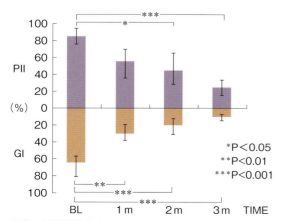

図❶　特別養護老人ホーム入所者における歯肉炎の改善に関する研究（参考文献[1]より引用改変）

*P<0.05
**P<0.01
***P<0.001

具はどのようなものを使っているかを知る。

４）長いかかわりを想定したとき、できるかぎりセルフケアの能力を高めてもらうことが何よりも大切である。基本は自分の口腔は自分で管理する姿勢である。このことを理解し、実践できるかどうかの評価を行う。

５）なぜ歯磨きをするかを最初にしっかり伝える。

６）適切な歯ブラシを紹介する。多くの患者は歯ブラシを購入するとき適切な判断基準をもっていない。しかし、清掃効率がよく、歯や歯肉を傷つけない毛の硬さが求められる。とくに、セルフケアがまったくできない患者にかかわるとき、痛みを与えたり、歯肉を傷つけてしまうと、次から口を開けてくれない。つまり、協力が得られないことに繋がるから十分に注意する。

７）セルフケアのできる患者には目の前でブラッシングをしてもらい、個性的な手法や傾向をつかむ。必要に応じて手を添えてあげる。大切なことは絶対に否定的な言動は避ける。できることを誉め、できないところはどうしたらよいかをともに考える姿勢が大切である。

８）清掃しにくいところからスタートする。どこに歯垢が残存しやすいかを自ら考えてもらいながら行う。術者として難しい部位を繰り返しアドバイスする。

９）可能な状況であれば、術者が歯ブラシを使用して丁寧に模範的にブラッシングを行う。その際、歯ブラシの圧力、動かし方などを体感してもらう。

10）歯磨き粉をつけないで、まず機械的・物理的に歯垢を丁寧に取り除く。最後に歯磨き粉を歯ブラシに適量付け、歯磨き粉の薬効を期待する。

11）ここで必要に応じて補助清掃用具を使用する。歯間ブラシは非常に清掃効果が高いが、サイズを間違えたり、無理に押し入れようとすると出血させ、歯肉を腫れさせてしまうことがよくあるので要注意。

12）次に、歯面研磨用のブラシやラバーカップにポリッシングペーストを塗布して研磨する。大切なことは "さっぱりした" という好印象をもってもらうことである。この体験はその後の受け入れを左右する。

13）最後に、姿勢を正して水や薬用リンスで含嗽してもらうが、その際、顎を軽く引き、誤嚥させないように注意する。また、できるかぎり強くぶくぶくしてもらうことで、口腔機能の低下予防に繋がる。

セルフケアとプロケアの必要度の比率を判断する

必要とするセルフケアとプロフェッショナルケアの比率を考え、トータルで100％になるように管理計画を立てることは、高齢者の口腔健康管理上の要件の１つである。なるべく患者の残存能力を活用することで、参加意欲や予防効果が高まることに加え、リハビリテーションの見地から手指および口腔機能の低下予防に繋がる。

多職種連携が超高齢社会における問題解決の鍵

高齢者は予備能力が不足しがちで健康を害することが多い。入院した場合、セルフケアを期待できなくなり、相対的に看護師によるケアの割合が高くなる。つまり、その病院や施設の態勢および看護師・介護職の関心や意識によって口腔衛生状態はかなり影響を受ける。口腔ケアの指示が積極的に行われる病院や施設であれば、口腔内に起因する感染症が抑えられるが、そうでないと誤嚥性肺炎や糖尿病の悪化などが危惧される。とにかく、多職種の連携と、病院や施設と在宅間の連携が口腔衛生管理の善し悪しを左右し、健康状態に影響を与える。

日本呼吸器学会が動き始めた

2024年４月、日本呼吸器学会から「成人肺炎診療ガイドライン2024」が発刊された。そのなかで、高齢者の肺炎の多くが口腔内の細菌によって発症し、重篤化する可能性が高く、とくに誤嚥性肺炎の予防には「肺炎球菌ワクチンと口腔ケアが車の両輪」と明記された。これは、高齢者の口腔衛生管理は単なる口腔の清潔度を意味するだけでなく、高齢者の命にかかわる問題であるというように国民の認識に変わっていく可能性を示唆している[2]。つまり、歯科の新しい時代の幕開けを暗示している。

【参考文献】
1）米山武義，相羽寿史，太田昌子，弘田克彦，三宅洋一郎，橋本賢二，岡本　浩：特別養護老人ホーム入所者における歯肉炎の改善に関する研究．日老医誌，34：120-124，1997.
2）日本呼吸器学会成人肺炎診療ガイドライン2024作成委員会：成人肺炎診療ガイドライン2024．日本呼吸器学会，東京，2024

LEVEL UP & H!NT

02 高齢者の摂食嚥下機能に合わせた食形態の選定法

日本歯科大学 口腔リハビリテーション 多摩クリニック　**高橋賢晃**

■ 運動障害性咀嚼障害

　摂食嚥下機能の低下した高齢者に対して適切な食形態を選定することは、窒息、誤嚥、低栄養を予防するうえでたいへん重要である。とくに、歯科医師は咀嚼機能を評価し、適切な食形態を提案するのが、専門職種としての役割である。

　咀嚼障害は大きく2つに分けられる。歯の喪失に伴う器質性咀嚼障害と咀嚼器官の運動機能の低下による運動障害性咀嚼障害である[1]。長らく歯科は器質性咀嚼障害に注目し、いかに歯を守り、咬合を維持するかを重要視してきた。一方で、歯があるにもかかわらず、"噛めない"と訴える患者も存在する。神経や筋肉の機能低下を伴う脳梗塞後遺症やパーキンソン病、ALSなどの神経筋疾患では、運動障害性咀嚼障害が起こる可能性がある。

　つまり、食形態の選定において、歯の欠損に伴う咀嚼障害（器質性咀嚼障害）のみならず、口腔周囲の運動機能の低下に伴う咀嚼障害（運動障害性咀嚼障害）を評価する必要がある。

■ 運動障害性咀嚼障害の評価
■（ミールラウンドでの評価ポイント）

1．テストフードを用いた評価

　咀嚼を要する固形物を食べる際には、ステージⅠ移送（Stage Ⅰ transport）と呼ばれる食品を舌で臼歯部に移送する動き[2]が必要である。固形物の咀嚼には、捕食後のステージⅠ移送から始まり、各咀嚼器官による協調運動を観察する必要がある。一方、液状物やペースト状の食品では、捕食後、ただちに嚥下されるために咀嚼を評価することはできない。そこで、咀嚼の評価においては、咀嚼時の初動にみられる食物の臼歯部への移送（ステージⅠ移送）に必要な口唇、舌、下顎の協調運動による口腔移送能に着目したサキイカ移送試験[3]が有効である。

　使用するテストフードは、噛んだ拍子に間違って誤嚥しないために簡単に咬断されない硬さと、評価者が保持できる長さをもった食品を選定する必要がある。具体的には、サキイカやビーフジャーキーなどを用いて評価する。咀嚼機能が良好である場合、舌を使って瞬時にテストフードを咀嚼側に移送する動きが観察され、その後にリズミカルな咀嚼運動が始まる（図1）。一方で、運動障害性咀嚼障害があると、テストフードをスムーズに咀嚼側に誘導することができない、あるいはテストフードが誘導されずにいつまでも前歯部に停滞したままになる。サキイカを臼歯に移送する際の下顎の上下運動回数が3回以上であれば、咀嚼運動障害の疑いが強く、精密検査の実施や食形態の調整の必要性が高い[3]。

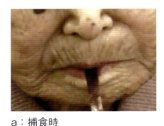
a：捕食時

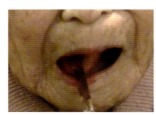
b：舌の側方運動

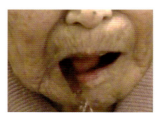
c：咀嚼側への移送

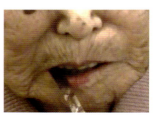
d：咀嚼運動の開始

図❶ a～d　サキイカ移送試験

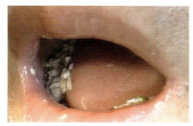
図❷ 口腔内の食物残渣

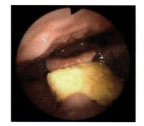
図❸ 咀嚼されないまま咽頭に流入した玉子焼

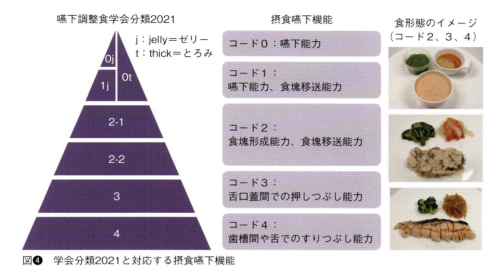
図❹ 学会分類2021と対応する摂食嚥下機能

2．観察される所見

運動障害性咀嚼障害では、固形物を効率よく咀嚼することや食塊形成が難しくなる。よって、ミールラウンド（食事場面の観察評価）[4]では、いつまでも噛んでいてなかなか飲み込まないことや食事時間の延長として観察される。また、嚥下後の口腔内所見として、口腔内の食物残渣が認められる（図2）。VE（嚥下内視鏡）を用いた摂食嚥下評価では、咀嚼されないテストフードがそのままの状態で咽頭に流入する所見が認められることが多く、窒息のリスクが非常に高いといえる（図3）。ミールラウンドにおいて咀嚼が必要な食物の場合の評価ポイントは、咀嚼側に偏位するような顎の開閉口運動、咀嚼側の口角が引かれるような動きの観察である。

食形態の分類

適切な食形態を選定し、提案する場合、「日本摂食嚥下リハビリテーション学会嚥下調整食分類2021（以下、学会分類2021）」[5]が参考になる。学会分類2021は食事の形態を5つの段階（コード0、1、2、3、4）で示している。経口摂取するうえでの難易度に対応しており、コード0が最もやさしく、コードが上がるにつれて難易度が高くなる。食塊形成能力が低く、そのまま嚥下する（丸のみする）能力がある場合はコード0、食塊保持能力、送り込む能力がある場合はコード1、食塊形成能力、食塊保持能力がある場合はコード2、舌と口蓋間で押しつぶす能力がある場合はコード3、上下の歯槽堤間で押しつぶす、あるいはすりつぶす能力がある場合はコード4が推奨される（図4）。

学会分類2021は、食形態がコード化されているため、医療、介護の現場での食事に関する情報共有が可能であり、摂食嚥下評価やミールラウンドに携わる歯科医師は理解しておく必要がある。

【参考文献】

1）Kikutani T, et al：Oral motor function and masticatory performance in the community-dwelling elderly. Odontology. 2009.
2）Hiiemae KM, Palmer JB：Food transport and bolus formation during complete feeding sequences on foods of different initial consistency. Dysphagia. 14:31-42, 1999.
3）Nagashima K, Kikutani T, Takahashi N, et al：Development of the Sakiika Transport Test: A Practical Screening Method for Patients with Oral-phase Dysphagia. J Prosthodont Res. 66(3): 409-415, 2022.
4）菊谷 武（編著），高橋賢晃，戸原 雄，尾関麻衣子：歯科が活躍するミールラウンド＆カンファレンス 高齢者の「噛めない」「食べない」に訪問診療で取り組むためのガイドブック．医歯薬出版，東京，2019.
5）日本摂食嚥下リハビリテーション学会の嚥下調整食2021．日摂食嚥下リハ会誌．25(2)：135-149，2021.

03 訪問歯科診療における高齢者への対応

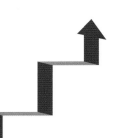

東京都・ふれあい歯科ごとう　五島朋幸

はじめに

　筆者が訪問歯科診療を開始したのは1997年。当時は、まだ歯科医師が訪問診療をするという話はほとんど聞かなかった。しかし、時を同じくして1997年に介護保険法が成立し、2000年からの施行が決まった。このときから歯科界でも在宅での対応が急がれることとなった。

　また、1990年代半ばから訪問歯科診療にかかわる2つの動きが始まっていた。1つは米山らの研究グループが、高齢者施設において専門的口腔ケアを実施することによって入居者の発熱を減少させることを発表し、その後1999年、Lancetに口腔ケアが高齢者の誤嚥性肺炎予防に繋がることを速報として発表した[1]。

　もう1つは、1994年にわが国の摂食嚥下障害に対するリハビリテーションへの動きが活発化し、「日本摂食嚥下リハビリテーション学会」が立ち上がった。当初より医師やセラピストとともに歯科医師、歯科衛生士の参加も多く、歯科の一分野として認識されていた。

　これらの流れから、介護保険施行時には訪問歯科診療が注目され、歯科治療のみならず、口腔ケアや摂食嚥下障害への対応も期待されることになった。

訪問歯科診療の役割

　歯科の役割を一言で表せば、「口腔環境を整え、口腔機能を維持向上させること」である。このなかで、訪問歯科診療で期待されていることは「食べることを支える」ことである。最も多い主訴は義歯に関することであり、咀嚼機能の向上を要求されている。また、食べられる口づくりである口腔ケアや摂食嚥下障害の評価など、すべて口から食べるための依頼である。したがって、訪問歯科診療とは食支援である。

訪問歯科診療の実際

1．在宅高齢者の身体

1）全身状態

　在宅高齢者の身体状況は多様である。疾患的には、循環器疾患や糖尿病、骨粗鬆症、さらには認知症などである。しかも、複数の疾患を抱えている在宅高齢者も多い。その結果として、抜歯などの外科処置が困難になるケースが多い。また、訪問歯科診療実施の際に留意すべきは、在宅療養患者のなかで「低栄養」は約36％、「低栄養のおそれ」は約34％であり、合わせて約7割が栄養の問題を抱えているということである[2]。栄養に関する問題解決も訪問歯科診療の役割の1つである。

2）口腔内状態

　「8020運動」が始まった1989年当時、その達成率は約7％であったが、現在では50％を超え、さらに達成率は伸びている。当然、訪問歯科診療の現場で残存歯数は多くなっている。筆者が訪問歯科診療を開始した当時は、無歯顎者が多かったが、最近では残存歯が多く、治療の内容も大きく変化してきた。

　口腔環境の悪化には3つの理由が考えられる。口腔乾燥や口腔機能の低下によるもの、身体機能の低下によるもの、認知機能の低下によるものの3つである。在宅高齢者には、これらの機能低下が1つ以上みられることが多く、口腔環境が悪化し、重度歯周病や残根が多数存在することもある。

2．治療環境

　訪問先として、自宅と高齢者施設（老人ホーム

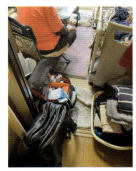

図❶ 治療スペースの少ない環境

	医師	看護師	薬剤師	歯科医師	歯科衛生士	管理栄養士	ST	PT OT	ケアマネ	ヘルパー	福祉用具	配食
全身の管理												
栄養管理												
口腔環境整備（義歯製作、調整など）												
口腔ケア												
摂食、嚥下リハビリ												
食事形態の調整												
食事作り												
食事姿勢の調整												
食事介助												
食事環境調整												

＊赤いものほど関与が深い

図❷ 地域での食支援の担い手

等）に大別される。それぞれの特徴について端的に述べる。筆者は自宅での訪問のみ実施している。

自宅への訪問は、一人暮らしあるいは家族との同居である。自宅なので生活環境の観察もでき、患者本人や家族の意思確認もしやすい。そのため、訪問歯科診療の目標設定を行いやすい。しかし、治療スペースがなく、良好な治療姿勢をとれないケースも多々ある（図1）。

一方、施設では職員とのコミュニケーションにより、その困難さが異なる。職員の意識が高く、日常的な口腔ケアも熱心に取り組んでおり、利用者の口腔内状態をよく把握している施設もあるが、「歯は歯科任せ」といった施設もある。また、患者本人や家族の意向が伝わりにくいこともある。治療スペースは比較的確保しやすい。

3．使用器材

筆者が訪問歯科診療を開始した当初はほぼ義歯治療であったため、携帯用エンジンや即時重合レジン、リベース材、ティッシュコンディショナーをメインに、咬合紙や適合検査材などだけで十分であった。しかし、前述のように在宅高齢者の残存歯数が多くなり、現在の訪問歯科診療では一般の歯科治療と同等の器材が必要になることもある。さらに、摂食嚥下機能の評価としてVE（嚥下内視鏡）を使用するケースもある。

4．多職種連携

在宅で訪問歯科診療を行う場合、とくに地域での他職種連携は欠かせない。われわれ歯科は地域の食支援職種の1つである。他にも医療や介護職など多くの職種が地域の食支援にかかわっている（図2）[3]。ケアマネジャーなどへの報告義務はあるが、それだけでは地域の食支援の連携はできない。各地域で日常的に他職種とコミュニケーションをとる必要がある。

今後の課題

本項で述べたように、訪問歯科診療の様相は時代とともに変化してきた。そこには大きく3つの要因が考えられる。1つ目はわが国の高齢化、2つ目はインプラントを含めた残存歯数の増加、そして3つ目は医療依存度の高い患者が在宅に多くなってきたことである。今後これらが緩和されることは考えにくく、さらに進行するであろう。そう考えると、訪問歯科診療だけで解決できない問題も出てくる。

今後の課題として2つ考えるべきことがある。1つは、外来に通院できる間に何をすべきかの検討である。高齢になってきたとき、早期の抜歯や複雑な補綴物を製作しないことなども必要かもしれない。目先のことではなく、将来その患者が寝たきりになったときのことまで考慮した診療計画を立案しなければならない。もう1つは、重症化した患者をクリニックや病院に搬送する手段である。訪問歯科診療だけですべてを完結する必要はない。患者本人の負担は最小限にしながら安全な方法を考えていくべきである。

生活を支える訪問歯科診療はたいへん魅力的である。ぜひ多くの歯科医療従事者に取り組んでいただきたい。

【参考文献】
1) Yoneyama T, Yoshida M, Matsui T, and Sasaki H: Oral care and pneumonia, Lancet, 354: 515, 1999.
2) 平成24年度老人保健健康増進等事業：在宅療養患者の摂食状況・栄養状態の把握に関する調査研究報告書.
3) 五島朋幸：最期まで食べられる街づくり．静脈経腸栄養，30(5)：1107-1112, 2015.

LEVEL UP & H!NT

04 終末期における口腔管理のポイント

日本歯科大学 口腔リハビリテーション 多摩クリニック　菊谷 武

はじめに

「終末期」の明確な定義はないが、一般的には病気や老衰、障害の進行によって死に至ることを回避するいかなる方法もなく、予想される余命が3ヵ月以内程度の意味に使われることが多い。終末期に代わって、最近では、「人生の最終段階」という言葉が利用されるようになってきている。この時期における口腔管理は、外来診療を中心に行われてきたこれまでのそれとはその目標も手段も大きく異なる。本項では、すべての患者が迎える終末期における口腔管理について解説する。

人生の終末期のパターンと口腔管理

人生の終末期には3つのパターンがあるといわれている。Lynn[1]は、がん、心・肺疾患、認知症・老衰のパターンに分けて解説している。がんで死亡する人は、終末期においても比較的長い間機能は保たれ、最後の数ヵ月で急激に機能が低下する。心・肺疾患の場合は、急性増悪を繰り返しながら徐々に機能が低下し、最後の時は急に訪れることが多い。認知症・老衰などの場合は、機能が低下した状態が長く続き、ゆっくりと徐々に死に向かう、とされている。

われわれは外来診療、そして訪問診療において、人生の最終段階に至るまで口腔機能管理で立ち会うことが多い。この3つのパターンに基づき、口腔機能がどう変化していくのかを予測して対応することが求められる（図1）。終末期には、口腔内の様相は著しい変化を来す（図2）。歯科が提供可能な医療は、「歯科治療」、「摂食指導」、「口腔衛生管理」に大別できる。この3つの武器を前述の3つのパターンにおいて、タイミングを逃さずに的確に繰り出すことが求められる[2]。

心疾患や肺疾患、老衰などの患者に対する口腔管理

これらの患者は、疾患の治療経過に伴い、身体機能障害や認知機能障害が長く経過する場合が多い。そのため、口腔は長く悪い環境に曝される。そして、う蝕や歯周病が多発、重症化する[2]。また、これらにより、修復物や補綴物が脱離するなどの問題が起こる。終末期に向けて全身状況もより悪化するため、

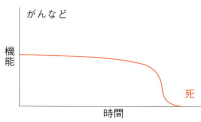
がんなど：ADLが維持されている期間は、口腔機能、口腔衛生の自立は保たれ、最後の数ヵ月で急激に変化する

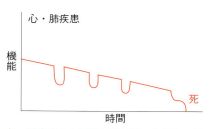
心・肺疾患：入退院を繰り返しながら、口腔機能、口腔衛生の自立度は変化する。口腔管理をする場所も変化し、比較的長期に悪い環境に曝される

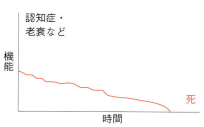
認知症、老衰など：機能低下した状態が長いため、口腔は著しく悪い環境に長期に曝される

図❶　終末期にみられる3つの軌道と口腔

非がん患者 （ADL 低下、認知機能低下の過程が長い）	がん患者 （ADL 低下が急激に起こる、悪液質）
• 口腔衛生不良 • 歯の脱離 • 天然歯や補綴物による口腔裂傷 • サルコペニアによる咀嚼障害、嚥下障害 • 口腔乾燥、口腔カンジダ症 • 痂皮、剥離上皮膜	• 口腔乾燥 • 口腔カンジダ症 • 食欲不振、カヘキシアによる咀嚼障害、嚥下障害 • 痂皮、剥離上皮膜

図❷　人生の最終段階における口腔にみられる問題。いわば、終末期口腔機能低下症候群ともいうべき状態となる

治療を先送りにせずに適切な時期に予後を見据えた介入が必要となる。先送りにした先には、より困難な状態に置かれることを考慮しておかなければならない。

1. 心疾患、肺疾患などの場合

高血圧や心筋梗塞、不整脈などによって心不全状態になると、労作時の息切れや浮腫、易疲労感などが症状として現れる。これに対して、原因疾患の治療や薬物療法などが行われて一時的な改善はみられるが、完治することは困難であり、改善と急性増悪を繰り返し、徐々に進行する場合が多い。息切れや易疲労感などにより、外来通院は早期に困難になる場合が多く、歯科受診が途絶えがちとなる。一般に経過が長いために、口腔は長期に悪い環境に曝される場合が多い。

嚥下機能の低下によって誤嚥性肺炎を繰り返す場合も同様の経過を辿る。加齢に伴って、またパーキンソン病などの筋疾患や神経変性疾患などによって摂食嚥下機能が低下する高齢者が多い。誤嚥性肺炎の場合も、肺炎発症時には身体機能の低下や認知機能の低下も認められ、入院下で抗菌薬を中心とした薬物療法が行われるが、肺炎の改善とともに心身機能の向上も認められる。発症を繰り返しながら、徐々に終末期に向かっていく。両病態ともに入退院を繰り返しながら、口腔機能や口腔衛生の自立度が変化する。口腔管理をする場所も変化しながら、比較的長期に悪い環境に曝されるため、継続的な口腔管理のためには多職種との情報共有が欠かせない。

2. 認知症、老衰の場合

認知症の症状にはいわゆる中核症状（記憶、見当識、判断力や実行機能の障害など）と周辺症状（BPSD：認知症に伴う徘徊や妄想、攻撃的行動、異食などの行動・心理症状）に分類することができる。いずれの症状も口腔にまつわるさまざまな問題に影響を与える。認知症の進行に伴い、知的な機能ばかりでなく、運動機能の低下もみられる。それにより、患者自身の口腔衛生管理、可撤性義歯の取り扱いなどが困難になり、家族などの介護者による管理や歯科医療者の専門的な管理の必要性も生じる。認知症患者の口腔管理には、認知症特有の症状を理解するとともに、認知症の進行を考慮した管理目標を設定しなければならない。

歯科医療の受療能力が保たれている認知症の初期の段階であれば、集中的かつ積極的な介入によって口腔内の整備に努めるべきである。この期間は長くなく、外来受診にて実施するべき対応はこの時期に行うべきである。予後不良が予想できる歯やインプラント義歯は抜歯や撤去を行い、来たるべき積極的な治療が困難になる時期に備えるべきでる。発症後、早くて2年ほどで見当識障害などによって日常の介護が必要となり、その時期には歯科医療者の指示に従えなくなる。その後、中期には介護抵抗と呼ばれる症状も多くみられ、歯科診療や口腔衛生管理が著しく困難になる。この時期においては、精度を要求される歯科治療は行えない。後期になるとADLが低下し、むしろ拒否的行動をすることは少なくなり、口腔衛生管理は比較的容易となる場合もある。

われわれは、安易に家族に義歯の着脱や管理を依頼することが多いが、家族が行う口腔ケアや義歯の着脱の介助に伴って認知症高齢者は不安や興奮を生じることもある。これらは、患者の介護を支える介護者の介護負担度にも影響を与える。口腔機能の維持にとってよいことと考えることでも、時として家族の負担を考えて指導内容を変更せざるを得ない場

04　終末期における口腔管理のポイント　231

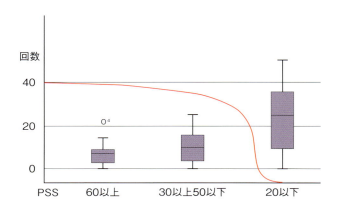
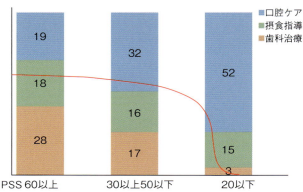

Lynn: JAMA, 2001が示す終末期の軌道に重ねている

対象：歯科訪問診療によって口腔健康管理を開始した在宅終末期がん患者24名（男性16名、女性8名）
患者が死亡するまでの期間：10日未満　2人、10日以上30日以下　5名、31日以上90日未満　11人
図❸　在宅終末期がん患者に対する口腔健康管理の変遷。PPS（Palliative Performance Scale）が低下するごとに訪問回数が増加し、PPSの変化に応じてかかわり方が変化している

面も出てくる。

認知症の患者が辿る自然経過のなかで、精緻な歯科治療ができる期間は限られている。問題を先送りにした先には、歯科治療や口腔管理がより困難になる時期が長く続くことになる。認知症の自然経過を理解し、問題を先送りしないことや介護負担に考慮するなど、的確な対応が求められる。

がん患者の口腔内の特徴と口腔管理

在宅におけるがん患者へ訪問は、病院で実施される積極的ながんに対する治療が終わるころに開始される。がんは進行した状態であるものの身体機能はある程度維持された状態で開始される場合が多いが、その後に起こる急激な変化に合わせた対応が求められる。脱水や著しい口腔機能の低下に伴い、口腔乾燥や口腔カンジダ症を発症することが多い。経口摂取量が減少し、がんによる代謝異常が加わると著しいるい痩をみる。その過程で、口腔機能は低下し、経口摂取が行われなくなると、剥離上皮膜の蓄積や口角炎や口腔粘膜からの出血による痂皮の形成もみられる。

がん患者にみられる口腔機能の低下は、がんの発症に伴って起こる場合と治療に伴って起こる場合がある。前者は、頭頸部がんや上部消化管のがんがそれにあたる。後者は、がん治療、すなわち手術侵襲や化学療法に伴って起こる食にかかわる器官への侵襲によって影響を受けることで発症する。さらに、手術侵襲や腫瘍の増大による異化亢進はサルコペニアを招き、摂食機能に影響を与える。化学療法などによる治療関連事象として起こる口腔乾燥や口内炎、悪心などが食べることに影響を与える。また、進行したがんの場合、がん関連症状としての腸閉塞や腫瘍による消化器官の圧迫などにより、食べたくても食べられない状態が起こる。一方では、がんによる疼痛やうつなどによって食欲不振を招く。

歯科が提供可能な医療は、「歯科治療」、「摂食指導」、「口腔衛生管理」に大別できる。筆者らは、終末期在宅療養中のがん患者に対する症例を検討して報告している[3]。がん患者のADLを示すPPS（Palliative Performance Scale）の低下とともに、訪問回数が増加すること、さらに介入内容が変化することである（図3、4）。

おわりに

人生の最終段階においては、これまで大切にしてきた歯や補綴物の存在が、時として無用となったり[4]、リスクとなったりすることさえもある[5]。歯科医療者は、原疾患の変化を知り、口腔機能がどう変化していくのかを予測し、治療を先送りにしないだけでなく、リスク回避のための抜歯や義歯の非装着の推奨などを行っていく必要がある。すべての人の人生の最終段階において、口腔は衛生が保たれ、湿潤が保たれている状態であることは、「物語としての食を支える」こととなる[6]。

終末期がん患者の各ステージにおける口腔内の問題とその対応	口腔内の問題	対応

■ ADL が維持されている時期（PPS60%以上）の口腔内の問題と対応

	口腔内の問題	対応
歯科治療	・歯科受診が途絶えている患者も多く口腔内が崩壊している患者も多い ・歯科治療を行える時間は多くない	・咬合回復によって咀嚼機能の改善を図る
摂食指導	・これまでの治療によって低栄養の患者が多くみられる ・今後起こり得るカヘキシア、食欲不振に備える	・でき得る限りの栄養改善を図る ・食べたいものを食べる支援を行う
口腔ケア	・がん治療による口腔乾燥や粘膜炎、悪心などにより口腔衛生が不良となりがち	・歯科疾患、粘膜疾患の予防

■ ADL が低下を示す時期（PPS50%以下）の口腔内の問題と対応

	口腔内の問題	対応
歯科治療	・カヘキシアによる筋力減少から、十分な咀嚼力が期待できなくなる	・咬合の回復や歯冠形態の回復にとらわれない ・今後起こる身体機能の急激な変化に備えて、口腔内を整備する
摂食指導	・食欲不振を訴える ・疼痛や疲労感、味覚・嗅覚の変化を訴える ・食事量が急激に減少する	・食べることを無理強いしない ・腸閉塞などでは、繊維質を避ける、十分に咀嚼する ・食べたいものを食べる支援を行う ・機能に合わせた食形態の提案
口腔ケア	・自発性の低下や自立度の低下によって口腔衛生状態が悪化する ・自浄作用の低下により汚染が進む	・口腔衛生の維持

■ ADL が著しく低下する時期（PPS20%以下）の口腔内状態と対応

	口腔内の問題	対応
歯科治療	・傾眠傾向となる ・歯が口腔粘膜や歯槽の損傷の原因となる	・咬合調整やマウスピースの製作など ・義歯の使用の中止
摂食指導	・経口摂取量の著しい低下 ・摂食嚥下機能の著しい低下	・口にしてみたいものや味わってみたいものを少量味わう ・「物語としての食」を支える ・窒息事故を予防する
口腔ケア	・口腔乾燥 ・剥離上皮膜 ・痂疲を形成する	・保湿剤を用いた口腔ケア ・保湿を行う

図❹　がん患者の ADL（PPS）に合わせた対応

【参考文献】

1）Lynn J : Perspectives on care at the close of life. Serving patients who may die soon and their families: the role of hospice and other services. JAMA. 285（7）:925-932, 2001.

2）菊谷 武：機能改善を見込めない高齢患者のケーススタディ．老年歯科医学，38（4）：117-122，2024.

3）富田浩子，菊谷 武，田中祐子，有友たかね，古屋裕康，田中公美，水上美樹，大井裕子：終末期在宅がん患者に対する口腔健康管理．日本口腔リハビリテーション学会雑誌，36（1）：17-21，2023.

4）Kikutani T, Takahashi N, Tohara T, Furuya H, Tanaka K, Hobo K, Isoda T and Fukui T : Relationship between maintenance of occlusal support achieved by home-visit dental treatment and prognosis in home-care patients—a preliminary study. Geriatr Gerontol Int. 22（11）: 976-981, 2022.

5）Tanaka K, Kikutan T, Tohara T, Sato S, Ichikawa Y, Takahashi N and Tamura F :Two case reports using a proposed oral risk assessment tool for older people near the end of life. Clin Exp Dent Res. 8（2）: 600-609, 2022.

6）菊谷 武：高齢者の慢性疾患における緩和ケア．日本臨床倫理学会「高齢者の慢性疾患における緩和ケア」ワーキンググループ（編・著），へるす出版，東京，2024.

LEVEL UP & H!NT

05 「三種の神器」を活用した認知症の早期発見法

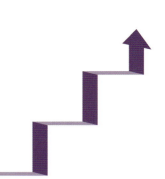

茨城県・黒澤歯科医院　**黒澤俊夫**

■ 認知症を早期発見するための「三種の神器」

アルツハイマー型認知症は、発見時にはすでに初期から中期のステージに進行していることも多く、その後は重症化への階段を上り詰める。しかし、認知症に進行する前の軽度認知障害（MCI）の段階で発見し、早期に対応を図れば高い確率で健常に戻ることが報告されている。

認知機能の低下が疑われた患者を認知症サポート医などに紹介するにあたっては、診療情報提供書（図1）に、初期の認知機能の低下を示すツールとして、次の「三種の神器」を添付している。

1.「認知症イエローカード」および「メモ」（図2）

受付や診療時に認知機能低下の言動を認めた場合、「認知症イエローカード」や「メモ」に記して院内での情報共有を図る。

2. あなたの「歯ぐき・健康度チェックシート」（図3）

認知症のリスク因子とされる糖尿病などの生活習慣病や喫煙などの生活習慣、残存歯や歯周病などの口腔内の状態を記入する。そして、下段の歯周組織検査結果をグラフ化することにより、歯周病の経過

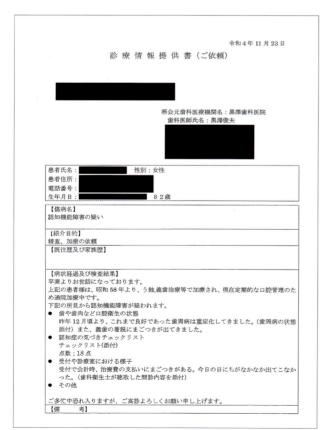

図❶　診療情報提供書

図❷　認知症イエローカード（上）とメモ（下）

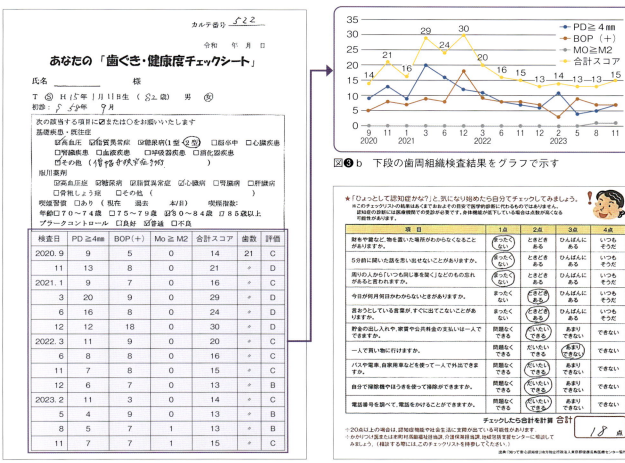

図❸a あなたの「歯ぐき・健康度チェックシート」

図❸b 下段の歯周組織検査結果をグラフで示す

図❹ 認知症の気づき「チェックリスト」

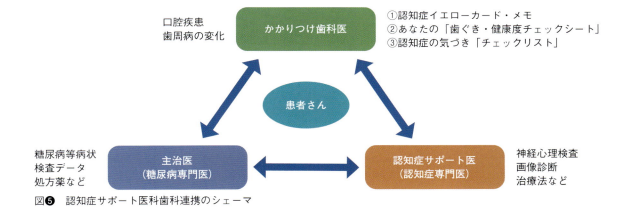

図❺ 認知症サポート医科歯科連携のシェーマ

を俯瞰的に捉えることができる。

3. 認知症の気づき「チェックリスト」（図4）[1]

自己記入式なので患者の負担も少なく、チェアーサイドで短時間に記入できる利点がある。

■

認知症サポート医に紹介した11名の診断結果は、MCIが5名、MCI〜アルツハイマー型認知症（AD）が1名、ADが3名（血管性認知症合併1名含む）などであった。「三種の神器」は、認知症へ進行する前段階であるMCIの早期発見に結びつける証拠になった。

「かかりつけ歯科医院」は、認知症サポート医などと医療連携（図5）を図ることによってMCIの早期発見に貢献できる。そして、健康長寿社会を推進する「かかりつけ歯科医院」は、認知症の早期発見者としての新たな役割を託されているのである。

【参考文献】
1) 宮前史子, 他：自記式認知症チェックリストの開発（2）：併存的妥当性と弁別的妥当性の検討. 日本老年医学会誌, 53（4）：354-362, 2016.

LEVEL UP & H!NT

06 高齢者の口腔機能評価と摂食機能評価

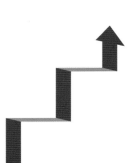

東京科学大学　摂食嚥下リハビリテーション学分野　**並木千鶴　戸原 玄**

高齢者の口腔機能評価と摂食嚥下機能評価の重要性

8020運動により、その達成者は51.2%[1]と増えたが、80歳以上の高齢者の20%は無歯顎者であったとの報告もあり、咀嚼に問題を抱えている可能性がある。また、残存歯の機能や口腔周囲筋の機能が低下すると咀嚼障害に繋がる。咀嚼と嚥下は協調運動であり、固形物摂取時の食塊形成は口腔内のみでなく、咽頭でも行われており、嚥下に許容される食塊の量を調整する役割もある[2]。したがって、咀嚼障害は嚥下障害に繋がる。さらに、咀嚼障害や嚥下障害は低栄養状態にも繋がり、進行すると免疫力の低下や身体機能の低下（サルコペニア）を引き起こし、患者のADLやQOLが低下するという悪循環になる[3]。そのため、歯科医師は口腔機能や嚥下機能を評価し、機能低下を認めた場合にはその原因を追究し、対応することが求められる。

口腔機能低下症

1．口腔機能低下症の原因

う蝕や歯周病などの歯科的な要因だけでなく、加齢や疾患によっても口腔機能が低下する。また、低栄養や廃用、薬剤の副作用などによって複雑な病態を呈することが多い[4]。

2．口腔機能低下症の診断基準[4]

口腔機能低下症は7つの症状（口腔衛生状態不良、口腔乾燥、咬合力低下、舌口唇運動機能低下、低舌圧、咀嚼機能低下、嚥下機能低下）のうち3項目以上が該当すると口腔機能低下症と診断される。

3．口腔機能低下症の検査方法[4]

口腔機能検査は、下記の7項目に分けて検査を行って評価する。

1）口腔衛生状態不良の検査

口腔衛生状態不良は口腔内で微生物が異常に増加した状態である[3]。舌背の細菌数は唾液中の細菌数と関連がある[3]。そのため、誤嚥性肺炎を引き起こす原因となる[3]。口腔衛生状態の検査方法には、舌背の微生物数をカウントとする方法と、舌苔の付着程度を視診で評価する方法、TCI（Tongue Coating Index）がある。舌背上の微生物数が3.162×10^6CFU/mL以上、TCIが50%以上（合計スコアが9点以上）ならば口腔衛生状態不良とする。

2）口腔乾燥の検査

口腔乾燥の原因として唾液分泌能の低下が考えられるが、シェーグレン症候群などの疾患によるものや放射線治療、加齢による唾液腺の萎縮などが原因となる[3]。その他、多剤服用や脱水状態も口腔乾燥を引き起こす[3]。また、口腔乾燥状態は食塊形成不良[5]や唾液が飲み込みづらくなるなどの症状[3]にも繋がる。口腔乾燥の検査では、口腔粘膜湿潤度または唾液量で評価する。口腔粘膜湿潤度が27.0未満、唾液量が2分間で2g以下の重量増加を口腔乾燥ありとする。

3）咬合力低下の検査

咬合力の低下は咀嚼能力と高い相関がある。咬合支持がない人は、咬合支持がある人に比べると窒息を起こす確率が1.75倍という報告もある[6]。咬合力低下の検査には、咬合力測定システム用フィルム（デンタルプレスケールⅡ：ジーシー）を用いた咬合力検査、または残存歯数によって評価する方法がある。咬合力が全歯列で500N未満（デンタルプレスケールⅡのフィルターなし）、咬合力が全歯列で350N未満（デンタルプレスケールⅡのフィルターあり）、残存歯数は保存不能な歯（残根や動揺度3

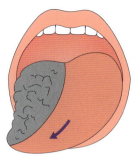
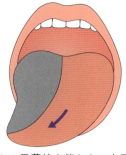
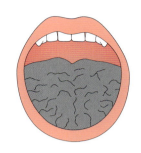

a：舌萎縮を伴う右舌下神経麻痺　　b：舌萎縮を伴わない右舌下神経麻痺　　c：両側の舌萎縮を伴う舌下神経麻痺

図❶　舌の偏倚と萎縮（参考文献[7]より引用改変）

を除いた残存歯が20本未満を咬合力低下とする。

4）舌口唇運動機能低下の検査

舌の運動は舌下神経、口唇や頰粘膜は顔面神経によって支配されている。そのため、加齢だけでなく疾患によっても低下する可能性がある[3]。舌口唇運動機能の検査は、オーラルディアドコキネシスによって評価する。「パ」は口唇、「タ」は舌前方、「カ」は舌後方の動きを評価している[3]。

口唇や舌の運動に障害があるか否かは舌を観察することで疾患との関連を予測できる[7]。挺舌（舌を前に突き出す）をしてもらうと、正常であればまっすぐに出るが、舌下神経に麻痺があると舌が偏倚する。つまり右側に麻痺があると右側に曲がる。舌の表面が凸凹していて萎縮がある場合（図1a）は、脳神経核よりも下部の神経で障害を起こっている。萎縮がなく舌の表面が平坦な場合（図1b）は、脳神経核よりも上の障害であり、舌下神経が錐体で交叉しているため、左の核上性の障害が起こっている。両側の萎縮を伴っていて挺舌できない場合（図1c）は、両側の舌下神経が末梢性に障害されているか、脳神経核が両側性に障害されている場合に起こる[7]。球麻痺（延髄にある脳神経核の障害）時には、このような症状が起こる[7]。また、片側の口角が下がる、鼻唇溝が消失している場合は、顔面神経麻痺が考えられる[8]。「パ」、「タ」、「カ」のいずれかの1秒当たりの回数が6回未満を舌口唇運動機能低下とする。

5）低舌圧の検査

低舌圧は咀嚼や嚥下機能と関係する。原因は加齢だけでなく、脳血管障害や神経筋疾患、舌がんで切除した場合などがある[5]。検査方法は、舌圧を計測して評価する。舌が口蓋に接触する力、すなわち舌圧が弱いと食べ物を咽頭へ送りづらくなる。このような場合には、舌が口蓋に接触しやすく、舌圧を発揮しやすくする舌接触補助床（PAP：palatal augmentaition prosthesis）もあるため作製を検討する[9]。舌圧が30kPa未満を低舌圧とする。

6）咀嚼機能低下の検査

咀嚼は三叉神経によって支配されている。咀嚼機能の低下によって食塊形成が不十分となるため、誤嚥や窒息を引き起こす可能性が高くなる。そのため、検査をする際は、あらかじめ誤嚥のリスクを考慮してから実施を検討する[3]。検査用グミゼリーを咀嚼して吐き出し、グルコース溶出量を測定する方法と、検査用グミゼリーを30回咀嚼後、粉砕度を視覚資料と照合して評価する方法がある[3]。グルコース濃度が100mg/dL未満、視覚資料と照合して評価したスコアが、0、1、2の場合は咀嚼機能低下とする。

7）嚥下機能低下の検査

嚥下スクリーニング検査（EAT-10）または自記式質問票（聖隷式嚥下質問紙）のいずれかを行って評価する。嚥下機能低下が認められた場合には、スクリーニングテスト（反復唾液嚥下テスト、改訂水飲みテストなど）を行う[3]。EAT-10は合計点数が3点以上、自記式質問票は15項目のうちAの項目が1つ以上ある場合を嚥下機能低下とする。

4．口腔機能低下症への対応

口腔機能低下が認められた場合は、歯科治療の他に口腔機能の問題について管理計画を作成し、計画に基づき口腔機能管理を実施する。機能訓練によっ

て機能向上の可能性がある場合には訓練の指導を行う。しかし、訓練による機能の改善には栄養状態と関連があり、血液検査でのAlb値が3.6g/dL以上、BMIが22kg/m²以上だと訓練効果が得られやすいとの報告もある[10]。そのため、低栄養状態であれば栄養状態を改善してから機能訓練を行う。訓練は、患者自身で行えるのか、誰といつ、どこで行うのかなど、訓練を行うための環境を作ることも重要である。詳細な検査方法や訓練方法、管理計画書などは日本歯科医学会の「口腔機能低下症に関する基本的な考え方」[4]の項目や書籍[3]を参考にしていただきたい。口腔機能低下が脳や神経、筋などの疾患から起こっている場合もあるため、脳神経学的な評価（錐体路や錐体外路症状の評価：後述）も必要である。評価を行って疾患の可能性がある場合は、脳外科や脳神経内科などへの受診を勧める必要がある。

摂食嚥下機能低下

1. 摂食嚥下障害の原因となるおもな疾患[9]

1) 器質的（解剖学的）障害
   口腔や咽頭、胃内部の形態異常によって食べ物がうまく通過できない（口腔や咽頭腫瘍、骨棘など）。

2) 機能的障害
   神経・筋肉の障害によって食べ物をうまく噛めない、飲み込めない（脳血管障害、頭部外傷、パーキンソン病、筋萎縮性側索硬化症、認知症、とくにレビー小体型認知症、筋炎、代謝性疾患など）。

3) 心理的要因
   精神的な理由で生じるもの（神経性食欲不振症、拒食症、うつ病など）。

4) 加齢による影響
   加齢による機能低下（歯数減少、口腔乾燥、舌や舌骨上筋群筋力低下）。

5) 服用している薬剤の影響[12]
   抗精神病薬、抗不安薬、抗けいれん薬、抗コリン作動薬など。

実際には原因が複数に及んでいたり、原因を特定できない場合もある。

2. 嚥下障害を疑う症状

むせ、咳、痰の量、咽頭の異常感や残留感、嚥下

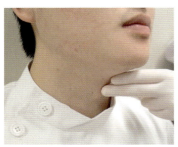

図❷ 反復唾液嚥下テスト。目視では嚥下したかがわかりにくいため、示指を舌骨に中指を甲状軟骨に軽く触れ、甲状軟骨が中指を乗り越えたのを確認する

困難感、湿性嗄声、食欲低下、食事時間の延長、食べ方の変化、食事中の疲労、口腔内の汚れなどが挙げられる[11]。

食事を摂取してから嚥下するまでの下記の5期の過程のうち、いずれかに1つ以上の機能障害を来すと摂食嚥下障害という[11, 12]。

先行期：食べ物を認識し、その食べ物にあった食具を使用して口に入れる。

準備期：口に摂り込んだ食物を噛み、唾液と混ぜて嚥下しやすくなるように食塊形成を行う。このときには、舌の後方が左右にうねるように動く。

口腔期：食塊にしたものを舌によって口腔から咽頭に送り込む。この際に、舌を口蓋に押しあてる力、すなわち舌圧が重要となる。

咽頭期：食塊を嚥下して（喉頭が挙上して嚥下反射が起こる）食道まで送る。

食道期：食道の入り口に食塊が入ると蠕動運動が起こり、胃まで運ばれる。

嚥下障害の兆候を捉えるためにも食事場面の観察は重要である。歯科医師は摂食嚥下の5期のうち、食べ物を口に摂り込んで咀嚼して飲み込みやすい形にするという準備期の改善を行っており、その確認や処置（治療）は歯科医師にしかできないことである。症状や食事の観察から嚥下機能の低下が疑われる場合は、患者の既往歴や健康状態（疾患の有無：進行性なのか、回復する見込みがあるのかなど）、服薬内容、体重の変化、食事の内容、食事中のむせ、鼻への逆流、痛みの有無などを具体的に質問する。嚥下障害の兆候がある場合は、詳細な検査が必要かを判断するため、スクリーニングテストを行う[9]。

3. スクリーニングテストの意義

摂食・嚥下障害があるかどうかの選別（ふるい分

ける）や、精査が必要な患者を抽出することができる。また、標準化された検査のため情報伝達が簡便になり、次の専門的な検査への導入が容易となる[9]。

1）代表的な摂食・嚥下障害のスクリーニングテスト[12]

①反復唾液嚥下テスト（RSST：repetitive saliva swallowing test）：感度0.98、特異度0.66[12]

30秒間で何回空嚥下（唾液の嚥下）ができたかを数える（図2）。30秒間で3回以下を陽性（嚥下障害の可能性が高い）とする。

②改訂水飲みテスト（MWST：modifired water swallowing test）：感度0.7、特異度0.88[12]

冷水3mLをシリンジで口腔底に注いで嚥下させ、下記の5段階で評価する。3回繰り返して最も点数の低かったものを評点とする。

1：嚥下なし、むせる and/or 呼吸切迫
2：嚥下あり、呼吸切迫（不顕性誤嚥の疑い）
3：嚥下あり、呼吸良好、むせる and/or 湿性嗄声
4：嚥下あり、呼吸良好、むせない
5：4に加え、反復嚥下が30秒以内に2回可能
※3点以下の場合は、嚥下障害の可能性がある。

③フードテスト（FT：Food Test）：感度1.0、特異度0.88[12]

プリン茶さじ1杯（約4g）を嚥下させ、下記の5段階で評価する。3回繰り返して最も点数の低かったものを評点とする。

1：嚥下なし、むせる and/or 呼吸切迫
2：嚥下あり、呼吸切迫（不顕性誤嚥の疑い）
3：嚥下あり、呼吸良好、むせる and/or 湿性嗄声、and/or 口腔内残留中等度
4：嚥下あり、呼吸良好、むせない
5：4に加え、反復嚥下が30秒以内に2回可能
※3点以下の場合は、嚥下障害の可能性がある。

フードテストは、食塊形成と咽頭への送り込みを評価する。嚥下後に口腔内にプリンが残留していないかを確認する。

スクリーニングテストには感度と特異度がある。感度は疾病がある人、ここでは誤嚥がある人になる。感度0.98の場合、誤嚥がある100人を対象に反復唾液嚥下テストを行うと、98人は2回以下ということになる。特異度は疾患のない人、誤嚥のない100人

が反復唾液嚥下テストを受けると66人が陰性と判断される。つまり、34人は誤嚥がないのに誤嚥があると判断される。そのため、複数のスクリーニング検査を行うことで評価の精度が上がる[9]。

4．嚥下障害への対応

スクリーニング検査を行って嚥下障害の可能性があるようなら、嚥下専門歯科医師と連携を取り、嚥下内視鏡検査（VE）や嚥下造影検査（VF）を依頼する。

1）嚥下内視鏡検査（VE：video endoscopic evaluation of swallowing）

鼻咽腔ファイバースコープを用いて咽頭を観察する。唾液の貯留具合や唾液誤嚥、声門閉鎖の様子を見ることができるほか、咽頭の粘膜疾患の確認ができる。また持ち運びが可能なため、ベッド上の患者や訪問診療の患者にも使用できる。欠点として、鼻からファイバーを挿入するために違和感が強いことや、食道期の観察ができないことが挙げられる[11]。

2）嚥下造影検査（VF：videofluoroscopic examination of swallowing）

X線透視下でバリウム入りの検査食を用い、検査食がどのように食道まで入っていくかを評価する検査である。違和感が少なく、噛んでから飲み込むまでの一連の動きが把握しやすい。また、食道に入ってからの食塊の動きも追えるため、胃食道逆流の様子なども確認できる。欠点として、X線を照射するために妊婦には使用でない。また透視室まで移動ができる患者や、椅子に座っていられるくらいのADLの患者でないと検査ができない[11]。

5．覚えておきたい錐体路症状と錐体外路症状

口腔機能低下や嚥下機能低下は、加齢や低栄養の影響のほか、脳や神経、筋などの疾患によっても低下するため、これらの疾患の可能性を考える際に、錐体路や錐体外路が障害を受けていないかを評価する。錐体路は延髄の錐体を経由して大脳の一次運動野から末梢に至る回路である。随意運動の発現を末梢に伝えている。この回路が障害を受けると、自分の意志では筋肉を動かすことができなくなり、麻痺や筋力低下が起こる[13]。錐体外路は前述の随意運動が正しく行えるように筋肉の動きを調節している。この指令は不随意運動であり、無意識下で行われて

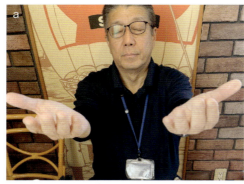
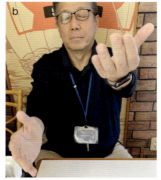

図❸ バレー徴候[14]。閉眼して手掌を上にして挙上し、上肢を前方にまっすぐに伸ばしてもらう。そのまましばらく保つ
a：保っていられれば正常
b：麻痺側の上肢が下降し、前腕の回内がみられる

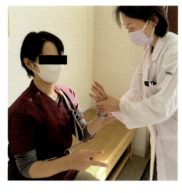

図❹ 固縮（筋の緊張が亢進している症状）。腕の関節運動を行ってもらい、スムーズに関節が動くかを確認する。固縮があると、腕を曲げるときに抵抗がある。その際に、反対側の手で「グー」、「チョキ」、「パー」の動きを行ってもらうなどのタスクがあると、より症状が出現しやすい

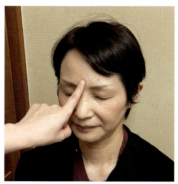

図❺ マイアーソン徴候。眉間を示指で繰り返し叩打すると、健常人では瞬目反射が数回で停止するが、パーキンソン病患者では長時間、瞬目反射が持続する

いる[13]。たとえば、肘を曲げようとする際に曲がるほうの筋肉は随意運動によって行われ、その際に腕の外側の筋肉は無意識に伸びている。これが不随意運動である。

1）錐体路障害のスクリーニング[13]

バレー徴候（図❸）とは中枢性の運動障害、すなわち上位運動ニューロン障害（錐体外路障害）による片側性の軽い運動麻痺（脳梗塞や脳出血などの疾患が挙げられる）がある場合に陽性（図❸b）となる。

2）錐体外路症状の評価

錐体外路症状は、おもに大脳基底核の異常によって生じる。代表的な疾患としてはパーキンソン病がある。無動や安静時振戦、固縮（図❹）、姿勢反射障害がある。その他の症状としてマイアーソン徴候（図❺）がある[14]。異常があれば主治医に情報提供を行う。錐体路症状がある場合は脳神経外科、錐体外路症状がある場合は脳神経内科への受診を促すことが、疾患の早期発見に繋がる。また、抗精神病薬はドパミン受容体を遮断するため、錐体外路症状を来すことがある[14]。抗精神病薬の服用によって嚥下

障害が生じている場合には主治医に情報提供を行い、服薬の見直しをしてもらう。

【出典・引用・参考文献】
1) 厚生労働省：平成28年度歯科疾患実態調査．https://www.mhlw.go.jp/toukei/list/62-28.html
2) Palmer JB, Rudin NJ, Lara G, Crompton AW.: Coordination of mastication and swallowing. Dysphagia. 7(4): 187-200. 1992.
3) 水口俊介，佐藤裕二，櫻井薫：2022年保険改定対応 かかりつけ歯科医のための口腔機能低下症入門．デンタルダイヤモンド社，東京，2022．
4) 日本歯科医学会：[PDF] 口腔機能低下症に関する基本的な考え方．http://www.jads.jp/assets/pdf/basic/r02/document-220331-2.pdf
5) 水木雄亮，塩澤光一，森戸光彦：実験的唾液分泌量の減少が咀嚼過程と嚥下食塊物性に及ぼす影響．老年歯科医学，26(4)：412-422，2012．
6) Kikutani T, Fumiyo Tamura, Takashi Tohara, et al : Tooth loss as risk factor for foreign-body asphyxiation in nursing-home patients. Arch Gerontol Geriatr. 2012.
7) 馬場元毅，鎌倉やよい：深く深く知る 脳からわかる摂食・嚥下障害．学研メディカル秀潤社，東京，2013．
8) 医療情報科学研究所：病気が見える vol.7 脳・神経 第1版．メディックメディア，東京，2016．
9) 戸原玄，野原幹司，石田瞭：訪問歯科診療ではじめる摂食・嚥下障害へのアプローチ．医歯薬出版，東京，2013．
10) 田屋雅信，松田雅弘（編）：リハに役立つ検査値の読み方・とらえ方．羊土社，東京，2021．
11) 聖隷嚥下チーム：嚥下障害ポケットマニュアル 第4版．医歯薬出版，東京，2018．
12) 才藤栄一，植田耕一郎：摂食嚥下リハビリテーション 第3版．医歯薬出版，東京，2019．
13) 医療情報科学研究所：病気が見える vol.7 脳・神経 第1版．メディックメディア，東京，2016．

LEVEL UP & H!NT

第10章 トピックス

01 トリートメントコーディネーターによる患者満足度アップ

02 攻撃的なクレーム患者への対応

03 摂食障害患者への対応
〜摂食障害治療チームとなるための歯科治療〜

04 歯頸部外部吸収への対応

LEVEL UP & H!NT

01 トリートメントコーディネーターによる患者満足度アップ

東京都・くどう歯科クリニック　工藤智也

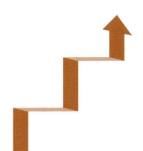

◼ はじめに

　歯科医院の経営において、患者との信頼関係を築き、満足度を向上させることは極めて重要である。しかしながら、院長は診療や経理業務、スタッフ教育、歯科医師会会務、学会発表、論文執筆、セミナー・講演会、地域の行事などさまざまな業務を1人でこなさなければならないため多忙である。筆者の歯科医院では、2023年4月からトリートメントコーディネーター（Treatment Coordinator：略称TC）を在籍させてカウンセリングシステムを導入したところ、患者との信頼関係が向上し、満足度アップに繋がったと実感している。また、歯科医師や歯科衛生士の負担軽減、Google 口コミ「高評価」の増加、自費率の上昇にも繋がった。何より筆者自身が院長としての仕事に専念できるようになった。本項では、その経験から当院の事例を紹介する。読者の皆様の一助になれば幸いである。

◼ TC導入

　TCとは、患者と歯科医師の架け橋となり、双方にとって納得のいく治療を進めるための調整を行う職種である。当院では、歯科医師が計画した治療の説明や相談、治療計画の提案、費用・見積もりの提示、経理、スタッフ教育、スタッフ間での患者情報の共有など幅広い業務を担当している。

　TC導入にあたり、当院ではスタッフ（歯科助手、歯科衛生士）に一般社団法人日本歯科厚生協会・TCマスターカレッジのTCレギュラーコースを受講してもらい、認定資格を取得す

図❶　TCマスターカレッジHP

ることからはじめた（図1）。TCマスターカレッジは実践的なカリキュラムが特徴であり、臨床現場の即戦力となるスキルを身につけることができたと感じている。

　スタッフがTC認定資格を取得できたら、TCによるカウンセリングシステムを当院に合わせて構築し、実践していくのみである。TC導入にあたってはさまざまな課題が見つかって苦労もすると思われるが、実際に勉強をしてきたTCの意見を取り入れ、諦めずに実践を続けることが成功するポイントと考える。

　実際には、初診時（初診カウンセリング）、2回目の来院時（セカンドカウンセリング）、3回目の来院時（クロージングカウンセリング）、治療スタート後にも補綴カウンセリング、中間カウンセリング、最終カウンセリングを行っている。図2にカウンセリングチャートを示す。

◼ TCの実際

　当院ではカウンセリングチャートのように、原則すべての患者にTCによるカウンセリングを行っている。すべての患者にカウンセリングを行うことが、患者満足度アップに繋がる秘訣だと考えている。歯科医師が診療の合間にユニットサイドで行う説明は、医療行為に対する説明義務違反にならないための説明であり、患者が納得して治療を受けるためのわかりやすい丁寧な説明ではないと感じている。「歯科医師が行いたい治療説明」と「患者が納得して受けたい治療説明」のギャップを埋めてくれるのがTCによるカウンセリングである。TCによるカウンセリングは、原則カウンセリングルームで行っている。とくに、セカンドカウンセリングは1時間の予約を

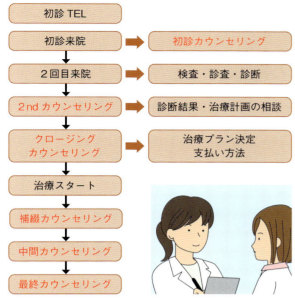

図❷ カウンセリングチャート（TCマスターカレッジテキストより引用改変）

とり、説明と相談の時間を十分にとるように心がけている。初診、セカンド、クロージング、補綴、中間、最終と最大6回のカウンセリングを入れることも、患者の安心感、ラポール形成、トラブル回避、満足度アップに寄与していると考えている。カウンセリングのタイミング、種類、回数などは自院の状況に合わせて変更するのもよいかと思われる。

当院ではTCによるカウンセリングシステムを導入して約2年になるが、患者のクチコミなどから患者満足度アップを実感している。また、この患者満足度アップが自費率アップ、売上高アップ、スタッフの給与や福利厚生の向上、スタッフの笑顔や仕事のやりがいの向上などにも繋がっているのではないかと考えている。

TC導入による実際のメリット

次に当院でのTC導入後のGoogleクチコミや自費率等を紹介する。

1. 患者さんのGoogleクチコミの抜粋（TC導入後）

Aさん：歯の状態の説明もすごく詳しいし、相談も詳しくてすごくよかったです。気になることについてもいろいろ聞いてみましたが、優しく説明してくれてすごくよかったです。

Bさん：一つ一つ丁寧にご説明いただき、処置をしてくださいます。

Cさん：院長の工藤先生、受付や歯科衛生士の方すべてがとても丁寧に対応してくださいます。親身に話を聞いてくださるのでとても安心です。治療のメリットとデメリットを含めて施術を行うかを慎重に吟味してくださるので、いまの歯医者さんに不安を感じている方は一度来院してみることをオススメします。

Dさん：院長先生はじめスタッフの方々皆さまとても感じがよく、治療に関しても丁寧に説明してくださいます。

（くどう歯科クリニックのGoogleクチコミを引用）

2. TC導入前後の比較

表1に、TC導入前後でのGoogleクチコミ評価、自費率、売上高対比を示す。

当院では2023年の4月からTCによるカウンセリングシステムを導入し、約2年でGoogleのクチコミ評価が上昇し、自費率と売上高もアップした。

表❶ TC導入前後でのGoogleクチコミ評価、自費率、売上高対比

	Googleクチコミ評価	自費率	売上高対比
2022年（TC導入前）	3.8	20%	100%
2024年（TC導入後）	4.4	41%	126%

おわりに

当院ではTCの存在が不可欠といっても過言ではない。TCは患者の満足度をアップさせてくれる存在である。また、TCによるカウンセリングシステムの確立は自費率アップ、売上高アップにも寄与すると考える。

忙しくて説明の時間が十分にとれていないと感じている先生、TCの導入を悩んでいる先生には、ぜひ歯科医院にTCを導入し、カウンセリングシステムを確立させることを推奨する。患者との信頼関係がさらに構築され、患者満足度アップに繋がると確信している。すべての患者、そして先生方自身、働いてくれるスタッフの満足度がアップして笑顔になることを心から願っている。

今回の執筆にあたりTCマスターカレッジのテキストの引用、HP掲載を快く了承してくださった一般社団法人日本歯科厚生協会 代表理事、TCマスターカレッジ 代表講師の鈴木誓子先生に感謝を申し上げます。

LEVEL UP & H!NT

02 攻撃的なクレーム患者への対応

日本歯科大学附属病院　心療歯科診療センター・公認心理士　**岡田智雄**

■ はじめに

　予想しない患者からのクレームは、誰しもが不安になり、できれば避けて通りたいものである。時に暴言を伴うクレーム患者や、理不尽な要求を繰り返す患者は「モンスターペイシェント」と呼ばれ、医療安全の立場からも毅然とした対応が求められる。

　そこで、日常診療を安心・安全に行うため、攻撃的なクレーム患者への対応について、そのポイントをまとめた。

■ 患者の攻撃的なクレームへの対応（図1）

1．怒りを受容する

1）最初が肝心

　一般的に患者からのクレームには、医療者に対する不満や怒りなどのネガティブな感情を伴うことが多い。その内容は十分理解できるものもあるが、不合理・不条理と感じられる訴えの場合もある。しかし、最初の対応を誤ると、内容に関連なく、こじれてしまう可能性があるので十分な注意が必要である。

2）「3変の原則」を利用する

　クレームの発言は、往々にして医療者が多忙なときに行われる。また、その対象は歯科医師とは限らず、歯科衛生士や歯科助手、受付などもクレームを受けることもある。医療者側が対応困難なタイミングでのクレームや、怒りなど激しい感情を伴うクレームには、感情を鎮めるための「3変の原則」が有効である。

【人を変える】

　感情が収まらずに訴えが続くときには、担当者を変えることで感情のトーンが下がることがある。訴えの受け手がスタッフなどであれば、「後ほど、○

○（主治医や院長等）がうけたまわります」と伝える。

【場所を変える】

　大声のクレームは、周囲の患者はもちろん、スタッフにも不快感・不安感を生じさせる。「別室でうかがいます」と、面談室や院長室、カウンセリングルームなどへ誘導し、感情が鎮まる機会を作り出す。

【時を変える】

　その場でクレームを聴く時間がとれないときには、「大切なお話をしっかりお聴きするため」に、別の時間を設けることを約束する。時間を空けることで、高ぶった感情が鎮まる効果がある。なお、別日とする場合もあるが、間隔を空けすぎないほうがよい。

2．クレームを傾聴する

　クレームに対して、無視や否定は火に油を注ぐ結果に繋がるので、注意が必要である。まず、内容をしっかり確認して受け止めるため、クレームを傾聴する。

1）傾聴する姿勢

- 言い訳や反論はせずに黙って聴く。
- 腕や足を組まず、身体は相手に向ける。
- 適当なところで相槌を打つ。

2）大声や罵声への対応

- 「怒らないでください」は逆効果、怒りの感情は制御できない。
- 「もう少し小さい声でも聞こえますよ」と行動を変えてもらう。
- 可能なかぎり一人ではなく複数人で聴く。
- 「しっかりお話をうかがいたいので」と話し、録音しておく。

（基本的には患者の許可は不要）

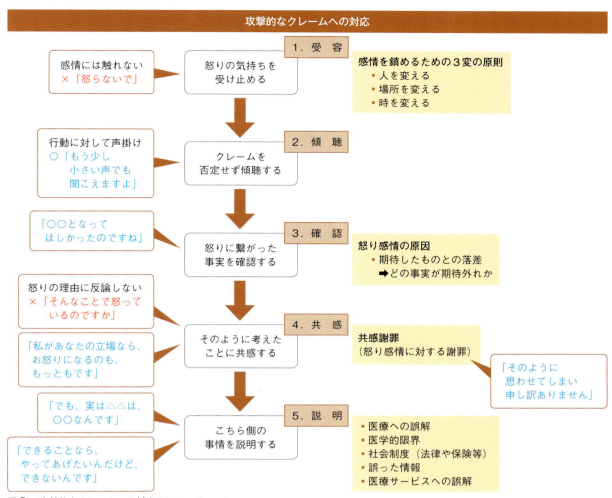

図❶ 攻撃的なクレームへの対応のフローチャート

3．怒りに繋がった事実を確認する

　怒りに繋がった事実は何かを確認する。自院の診療とは関係がない訴えや、歯科領域とは関連がない症状に関するクレーム、さらに自院の診療であっても因果関係があるか、などを確認する。

　怒りは期待していたものが得られなかったときに生じる。そこで、期待と異なった事実は何かを突き止め、「こうなってほしかったのですね」と期待されたものを聞き出す。なお、患者が期待していたものは、後述する医療に対するさまざまな誤解にあたらないかも確認する。

4．怒る気持ちに共感する

　理不尽な期待でも、期待が裏切られた思いは認め、「私があなたの立場なら、お怒りになるのももっともです」と承認し、そのような状況になったことに対して、「共感表明の謝罪」を行うとよい。

　共感表明の謝罪とは、患者の苦痛に対する共感を示す謝罪である。一方、自己の責任を認める謝罪は「責任承認の謝罪」と呼ばれ、「私のミスでこんなことが起こり申し訳ありません」などの謝罪である。共感表明の謝罪は、責任を認めるのではなく、怒りや失望などを感じてしまったことに共感するもので、「そのように失望されたことはたいへん申し訳なく思います」などと謝罪する。

5．こちら側の事情を説明する

　患者の感情に配慮し、クレームを十分に傾聴した段階で、患者にはこちら側の説明を聞く姿勢が生まれる。ここで初めて、前項で分析した内容に基づき、クレームに対するこちら側の所見・立場・見解を説明する。

　「でも、実は△△は、○○ということになっているのです」

6．残念に思うことを伝える

　最後に、患者の希望を実現したいけれども、無理であることを残念に思うと患者に伝え、寄り添う姿勢を示すとよい。

　「できることなら、やってあげたいんだけど、できないんです」

理不尽なクレームと正当なクレーム

患者は自身のクレームについて、実現可能と考えている。しかし医療側では、それは実現不可能か、あるいは多大な困難を伴うことを知っている。医療において起きやすい患者の誤解について熟知し、説明できるようにしておくと、クレームの対応がスムーズになる。

1．医療に対する誤解：医療の「不確実性」を理解できない誤解

- 検査をすれば、病気の原因は100％わかる。
- 原因がわかれば、必ず治療法がある。
- 治療（服薬）は誰にでも同様の効果がある。
- 治療や服薬をすれば、症状は必ず収まる。
- 治療の合併症は、自分には起きない。
- 治療や薬の副作用は、あらかじめ予見できる。
- 医療はつねに安全である。

2．医学的な限界や社会的制度に対する誤解

- 医学に限界はなく、必ず治る。
- 保険診療でも、最新の治療が受けられる。
- 自費診療なら何度でもやり替えられる。
- ガイドラインに従えば全員が絶対よくなる。
- 禁忌は自分には当てはまらない。

3．医療誤情報による誤解

- 治療・服薬は誰にでも同様の効果がある。
- 特殊な治療法でも、希望すれば誰でも受けられる。
- ○○で見た最新の治療が最もよい治療だ。

4．医療サービスや契約に対する誤解

- 医療はサービス業、医療者は患者の言うとおりにすべき。
- 患者は医療者の診察・診療に協力する義務はない。
- 患者は検査や治療で我慢する必要はない。
- 医療者にはどのような病気も必ず治す義務がある。
- 医療者は診療拒否できず、どのような状況でも診療する義務がある。

上記の誤解に対しては、頭ごなしに否定はせず、「そのような考え方もありますが」と受けた後に、科学的な正論や社会的制度（法律や保険制度）につ

いて説明し、誤解を解いておく必要がある。

5．正当なクレーム

正当なクレームには以下の特徴がある。

①患者の指摘した事実に誤りがない。
②常識的に配慮・対応に不備があったと考えられる内容である。
③今後の自院の医療サービス向上に結び付く内容である。

【正当なクレームへの対応】

- 指摘していただけたことに感謝する。
- 今後は指摘された点を改めていく旨を伝える。
- これからも良好な関係性を継続したいとの希望を伝える。

ペイシェントハラスメントとは

近年、各行政機関から企業に対し、カスタマーハラスメント（カスハラ）対策の義務付けが行われている。医療分野ではペイシェントハラスメントと呼ばれ、対応が義務付けられる可能性がある。

カスハラは、現在（2025年1月）は法的な定義はなく、厚生労働省の公的な定義があるのみである。以下に定義の要素を挙げる。

顧客からのクレーム・言動のうち、要求の内容の妥当性に照らし、

①当該要求を実現するための手段・態様が社会通念上不相当なもの
②当該手段・態様により、労働者の就業環境が害されるもの

上記とほぼ同様の定義がペイシェントハラスメントに適用される可能性がある。

したがって、クレーム内容が「正当な」ものであっても、その伝え方やこちら側への要求内容が、社会通念上不相当（理不尽）であり、労働者（スタッフなど）の就業環境を害し、他の患者が被害に遭うような「迷惑行為」であれば、ペイシェントハラスメントといえる可能性が高い。

暴言・暴力クレームへの法的対応

1．応召義務について

歯科医師は正当な理由がないかぎり、診療の求めがあった場合は、これを拒否できない（「歯科医師

法」第19条）という法律は「応召義務」と呼ばれる。この法律を引き合いに、治療行為を強要する一部のクレーマーが存在する。

2．応召義務の考え方の変化

令和元年12月25日に厚生労働省医政局通知が出され、応召義務についての考え方が大きく変化した。

まず「応召義務は、医師・歯科医師が国に対して負担する公法上の義務であり、患者に対する私法上の義務ではない」ことが明言された。また、診療を断ることが正当となる事由として、次に示す状況が挙げられた。

3．診療を断ることが正当な事由

1）患者の迷惑行為

診療の基礎となる信頼関係が喪失している場合には、新たな診療を行わないことが正当化されることが明言された。例としては「診療内容そのものと関係ないクレーム等を繰り返し続ける等」と記載された。

2）医療費の不払い

支払い能力があるにもかかわらず、悪意をもってあえて支払わない、などには診療しないことが正当化されることとなった。

4．暴言・暴力に対する法律

暴言・暴力には抵触する法律がある。

①暴行、傷害、物品破損➡傷害罪、暴行罪、器物損壊罪

②脅迫、中傷、侮辱、暴言➡脅迫罪、恐喝罪、侮辱罪、名誉毀損罪

③居座り、長時間や頻回の電話➡不退去罪、威力業務妨害罪

④土下座の要求、金銭の要求➡強要罪、恐喝罪

これらに相当する行為があれば、ただちに「法的な対応が可能である」ことを告げることも、暴言・暴力の抑止力になる。実際の行為が認められたならば、躊躇せず警察官を呼び、その後は弁護士などに相談・依頼する。

■ メンタルストレスへの対応

1．医療は感情労働である

医療者は患者への陰性感情（不安、怒り、恨み、憎しみなど）をもたないように、感情のコントロールがつねに求められる。これは感情労働と呼ばれ、身体的疲労とは別に、メンタルストレス（心的疲労）を生じる。

実際に、どの医療者が対応しても陰性感情を感じる「難しい患者（difficult patient）」と呼ばれる一群の患者がいることがわかっている。

患者からのクレームは、それが軽度の内容であっても、医療者側にはメンタルストレスとなり、適切な対応が必要である。メンタルストレスの蓄積は、うつや不安を生じ、さらには不眠・食欲低下などの身体症状を生じさせる。

2．メンタルストレスを蓄積させない

メンタルストレスは蓄積させず、適度に開放することが重要である。それには、陰性感情を生じる患者について、スタッフ間で情報共有し、陰性感情をため込まないようにしておくとよい。

このとき、話を聴く側は「ゆっくり、話したいことから話して」と優しく受け止め、批判や励ましをせず、ひたすら傾聴する。できれば「たいへんだったね」、「つらかったね」と共感し、ストレスをため込まないように配慮するとよい。

3．二次被害の防止

クレーム患者に直接対応したスタッフに対して、下記の対応はメンタルストレスを増加する二次被害となるので、行わないように注意する。

①個人の対応に問題がある

「もっとよい対応があったはず」など

②原因を追究する

「なぜ怒らせたの」、「あなたにも問題があった」など

③根拠のない慰め

「誰でも経験すること」、「次はもっとうまくできるよ」、「寝たら忘れるよ」など

なお、不眠や食欲低下などの身体症状が生じ、メンタルストレスによる影響が疑われる場合は、早期に心療内科や精神科などの専門的メンタルケアを受けることをお勧めする。

LEVEL UP & H!NT

03 摂食障害患者への対応
～摂食障害治療チームとなるための歯科治療～

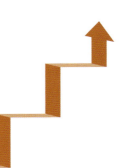

日本歯科大学附属病院　摂食障害（拒食症・過食症）歯科外来　**大津光寛**

■ 歯科医療者だけが知らない

「歯はまだ溶けていませんね。気をつける必要はありますが、大丈夫ですよ」

診査を終えて、そう告げた途端、不安げにこちらを見つめていた大きな瞳にはみるみる涙がたまり、「よかった」という呟きとともに溢れ落ちました。

彼女は高校生のとき、友人関係のストレスから食事ができなくなり、体重が減り続けました。痩せることによってさらに食事が怖くなります。そして、程なくして飢餓状態となり、大量のむちゃ食いをしてそれを吐く、いわゆる食べ吐きをするようになり、拒食から過食・嘔吐というサイクルが常態化してしまいました。心療内科で治療も受け、一時は改善していましたが、一人暮らしを機に再び症状が悪化してしまいました。そのころインターネットで自分の病気のことを調べると、「食べ吐きによって歯が溶けて30歳で入れ歯になった」、「前歯が溶けているからマスクを外せない」といった記事を見つけます。もう何年も食べ吐きを続けている彼女はかなりショックを受けました。そのうえ「歯医者に行くと食べ吐きがバレる」、「歯医者には精神病は診られないと断られた」、「勇気を出して話したのに、ダイエットしたいなら運動しろと怒られた」。調べるほどに歯に対する不安ばかりか、歯科受診への恐怖も高まり、身動きが取れなくなり、そのストレスが食べ吐きをより酷くしました。このときの涙は、そんな気持ちが少し解れた涙だったのでしょう。

これが摂食障害患者と歯科医療との現状である。摂食障害治療において、欧米では体重が回復したらまず歯科治療と言われるが、日本では歯科での関心が薄いと、現役の心療内科医に苦言を呈されたこともある。ユーロ圏の摂食障害センターと呼ばれる多職種連携施設には歯科もかかわっており、歯科と摂食障害関連の文献も散見される。つまり、患者も家族も、そして医療者も皆、摂食障害の治療における歯科医療介入の必要性や重要性を十分に認識していたのである。そして、それを知らないのは歯科医療者だけというのが現状である。

■ 死に至る精神疾患

摂食障害はおもに、身体像の障害や痩せ願望などに起因する不食や食事制限もしくは過食嘔吐のために著しい痩せを生じる"神経性やせ症"と、大量の食物を強迫的に摂取して自己誘発性嘔吐や下剤の乱用などで体重増加を防ぐ"神経性大食症"からなる。食行動の異常であるため、精神症状だけでなく種々の身体合併症が生じ、生命を脅かす疾患である。詳細は成書や文末のHPを参照いただきたい。本項では認識しておくべき2点について述べる。

1．「痩せすぎ」「食べろ」「吐くな」には意味がない

摂食障害は精神疾患である。ダイエットの延長と考えている限り、わかり合えることはない。患者は自分の意志で拒食や過食嘔吐をやめることができない。その要因の1つが身体像の障害である。つまり、われわれから見れば病的に痩せていようと、患者の脳内認識では太ったままであるため、自画像を描かせるとふくよかな自分を描き上げる。脳内で認識されている身体像がそうなのだから、いくら"痩せすぎている"といっても患者には的外れでしかない。また、過食嘔吐はアルコール依存症の飲酒行動との類似性も指摘されており、自己抑制は困難である。その結果、食事への不安は恐怖へと変遷する。この

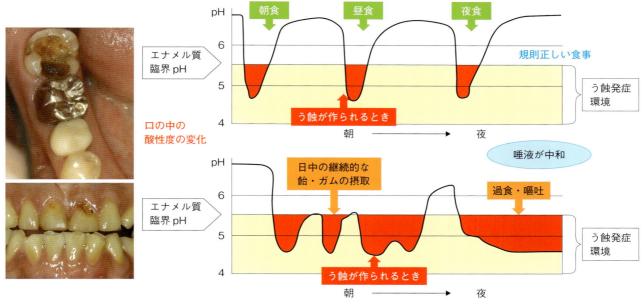

図❶　食習慣異常とカリエスリスク

ように、摂食障害は歴とした精神疾患であり、拒食や過食嘔吐はその症状である。「食べろ、吐くな」というのは、花粉症の人に「鼻声になるな」というようなものである。

2. 命を救う可能性

摂食障害は精神疾患のなかで最も死亡率が高い。神経性やせ症の女性の死亡率は同年齢の一般女性の12倍ともいわれ、まさに命にかかわる病である。

摂食障害は、生命維持の根幹となる食行動の異常であるため、種々の合併症が生じる。なかでも嘔吐による電解質異常は心停止を、拒食による低血糖は昏睡を引き起こす。これらはしばしば生命の危険を伴う。また、大うつ病障害の併存率も高く、自殺率の増加へと繋がる。

ただし、これらは積極的な治療を受けていない症例に関してであり、入院治療や集中治療例では死亡率は著しく低下し、回復率も上昇する。したがって、治療関係を結ぶことこそが命を守るための最優先事項となる。

しかし、日本の受診患者数の約24,000人に対して、実際の罹患者はこの数倍から数十数倍に上るとみられることからもわかるように、患者は往々にして受診を拒む。それらを医療に結びつけることが命を救う最初のステップとなる。

歯科医療が担う身体合併症

1. う蝕

摂食障害症例ではう蝕の発症率が高い。われわれの調査[1]でも、6割以上でDMFTが平均値よりも高値を示した。とくに「自己誘発性嘔吐」、「酸蝕が重度」、「過食がある」、「飴ガムなどの日常的摂取」といった項目で有意差が認められた。

自己誘発性嘔吐は酸蝕を誘発し、酸蝕の進行による象牙質の露出や形態の複雑化などはカリエスリスクを高める。何時間も続く過食や飴ガムの日常摂取は、長時間にわたって口腔内を酸性に保つ。つまり、食行動異常に伴って起こるべくして起きているわけである。しかし、食行動異常は精神疾患症状であり、変容は容易ではない。

それなら、いかにしてリスクを軽減するかを考えるべきであろう。しかし、近視眼的な方法は危険である。たとえば、一日中、飴を舐めていてう蝕が多発した拒食症の症例（図1）に対して、原因である飴をデンタルガムに変更する歯科的意義は大きい。しかし、この飴から糖分を摂っていたとすると、この対応は低血糖を引き起こす可能性がある。「カリエスリスクは低下したが、生命リスクは上昇した」というのは医療として愚かすぎる。全身的な視野から栄養状態や食習慣を把握し、全身状態に影響が出

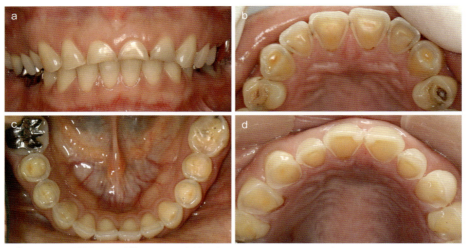

図❷ a〜d　酸蝕症例：酸蝕により、審美障害はもちろん最終的には咬合の喪失にまで至る

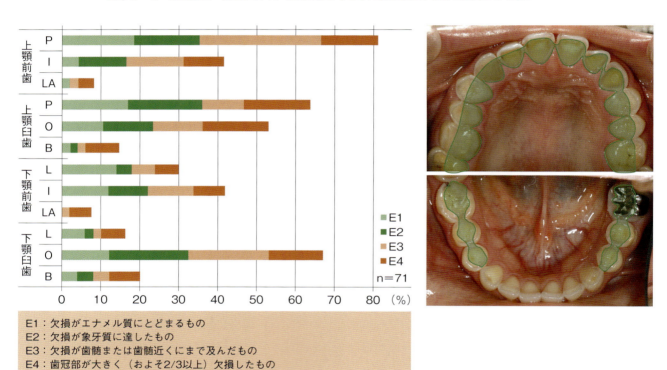

E1：欠損がエナメル質にとどまるもの
E2：欠損が象牙質に達したもの
E3：欠損が歯髄または歯髄近くにまで及んだもの
E4：歯冠部が大きく（およそ2/3以上）欠損したもの

図❸　酸蝕の部位別発生頻度と進行度

ない予防法を構築すべきである。そして、不足部分は積極的介入で補う必要がある。そのためには他科との連携はもちろん、本疾患への理解と、何よりも個々の患者の病態と精神状態の把握が不可欠となる。

2．酸蝕

摂食障害症例で最も問題となるのは酸蝕であろう（図2）。前述の調査でも自己誘発性嘔吐がある患者の86％で酸蝕がみられた。食べ吐きの改善には多くの場合、年単位の治療期間が必要である。そうなると、その期間の歯を守る方法を考える必要がある。「嘔吐直後のブラッシング」、「加糖食品や酸性食品の日常摂取」が酸蝕を悪化させ、「嘔吐時の水分摂取」は酸蝕を抑制する[2]。それらを指導することは重要であるが、それが負荷となって摂食障害症状が悪化すれば本末転倒である。患者の状態や症状などをその時々で把握し、無理のない指導が必要となる。

また、酸蝕は上顎口蓋側面、下顎臼歯部咬合面で多くみられ、重症化しやすい。これは内因性酸蝕の典型的所見であり、酸性飲料の常用や職業的な酸蝕、いわゆる外因性酸蝕とは異なる。これらの特徴も歯科医療者が発見でき、摂食障害の指標として活用できれば有意義である（図3）。

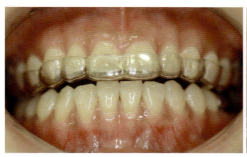
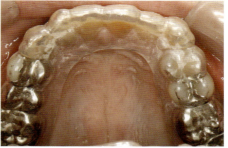

a、b：ハードタイプ。ハードタイプのほうが患者には人気

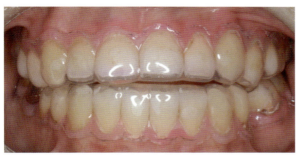

c：ソフトタイプ

図❹ a〜c 嘔吐用マウスガード。過食嘔吐を肯定し、摂食障害症状を加速させる可能性もあり、使用は慎重に行う。当外来では原則、心療内科担当医の許可を必要とする

歯科医療者の第一義とは

　酸蝕を防ぐため、嘔吐時にマウスピースを装着するという方法がある（図4）。確かに酸蝕には効果的であるが、これは食べ吐きの肯定とも捉えられる。摂食障害の治療は受けないが、歯の不安から歯科受診のみを行うというケースが多数ある。それらに「これ使えば吐いても歯が溶けにくいですよ」と読めるメッセージ、摂食障害治療と相反する可能性があるメッセージを送ることは医療ではない。前述のように、摂食障害の死亡率は高いが、医科治療を受ければ大きく改善される。摂食障害症例の受診率は低いが、歯科受診だけをするケースもある。

　以上のことから、歯科医療者としてすべきことは何か。摂食障害の未受診症例を医科受診に繋げることが、命を救うことに繋がる。とはいえ、容易ではない。アプローチ次第では歯科受診さえ中止に至る。まずは歯科だけでも医療との繋がりを保持することが重要となろう。そのためには、何よりも摂食障害を含めた患者を理解し、信頼関係を築く必要がある。そのうえで、摂食障害の寛解を視野に入れ、それに基づいた歯科医療を行う。つまり、摂食障害治療チームの一員として歯科医療を行うべきであろう。

　患者の食行動異常のうち何が歯科的リスクとなっているのか、現状でそれらを変えることができるのはどの範囲までなのか、医師や栄養士などの他職種と連携を図りながら考える必要がある。また、その計画は患者の状態を見ながらいかようにも変更しなければならない。そして、これらの活動でのコミュニケーションで患者の心を開かせ、医科受診のきっかけとなれば、さらに言えば、歯の問題を通して患者自らの摂食障害に対する認識を変容できれば、歯科医療は摂食障害治療のツールとなり得るはずである。

【参考サイト】
摂食障害ポータルサイト（一般の方）
https://edcenter.ncnp.go.jp/edportal_general/
摂食障害ポータルサイト（専門職の方）
https://edcenter.ncnp.go.jp/edportal_pro/

【参考文献】
1）大津光寛，藤田結子，苅部洋行，軍司さおり，若槻聡子，羽村 章，一條智康：摂食障害患者のう蝕経験とその発症要因．心身医，56：1127-1133，2016．
2）Mitsuhiro Otsu, Akira Hamura, Yuiko Ishikawa, Hiroyuki Karibe, Tomoyasu Ichijyo ,Yoko Yoshinaga : Factors affecting the dental erosion severity of patients with eating disorders. BioPsychoSocial Medicine. 8: 25, 2014.

LEVEL UP & H!NT

04 歯頸部外部吸収への対応

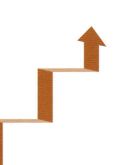

福岡県・野間デンタルオフィス天神 **野間俊宏**

■ 歯頸部外部吸収とは

歯頸部外部吸収は、歯牙硬組織が破歯細胞によって吸収される病態であり、歯肉上皮性付着直下の歯頸部から吸収が始まり、象牙質内のあらゆる方向に進展することを特徴としている。

2023年に発行されたESE（European Society of Endodontology：ヨーロッパ歯内療法学会）のポジションステートメントに従い、本項では歯頸部外部吸収（External cervical resorption）を以下、ECRと呼称する。

1. 病因と好発部位

ECRの病因は複雑であり、現在まであきらかになっていない。矯正治療の既往や外傷の既往、家猫の飼育、口腔悪習癖などが挙げられ、複数の因子を認める場合も多い（図1）。部位特異性はなく、上顎前歯部で最も頻繁にみられ、続いて下顎大臼歯部の報告を多く認める。

2. 臨床的特徴

ECRは無症状であることが多く、その半数以上が歯科医院での定期的なX線撮影、およびCBCTで偶然に発見されている。また、近年ではCBCTの技術革新と普及により、発見される機会が増えている。図2に示すように、デンタルX線画像では透過像を認めないが、CBCTでは明瞭にその吸収領域を判断することができる。

ピンクスポットや歯髄症状などが起こり得る臨床症状の1つだが、おのおの15〜25％の症例で認める程度であり、ECRに典型的なものではない。とくに注意していただきたいのが歯髄症状であり、正常な歯髄の反応を示すことが多い。

3. 組織学的特徴

組織切片を用いた報告によると、ECRには以下の3つの特徴が挙げられている。
①歯肉の上皮性付着下部のセメント質に、吸収の開始点（Portal of Entry：以下、PoE）を認める。
②吸収は歯牙硬組織内を三次元的に進行する。

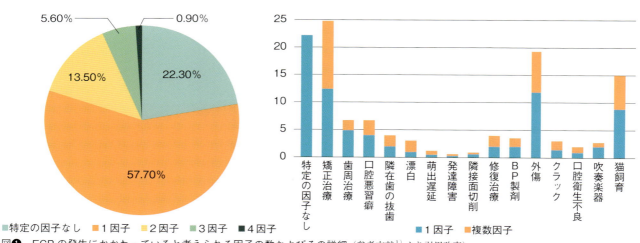

図❶ ECRの発生にかかわっていると考えられる因子の数およびその詳細（参考文献1）より引用改変）

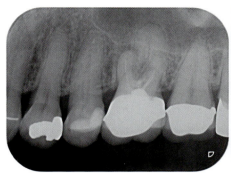
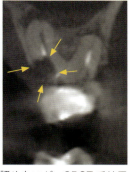

図❷ デンタルX線画像ではあきらかな所見を認めないが、CBCTでは口蓋側に透過像（矢印）を認める

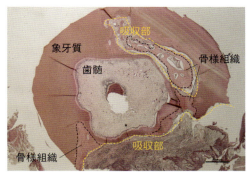

図❸ 歯髄には炎症所見を認めず、吸収部と歯髄の間には一層の組織が残っている（参考文献[2]より引用改変）

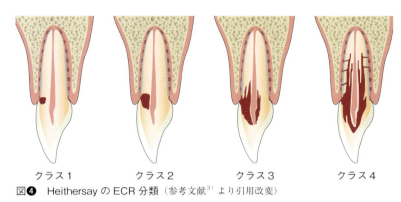

図❹ HeithersayのECR分類（参考文献[3]より引用改変）

③吸収部では骨様組織による修復を認める場合がある。

生活歯における特徴として、吸収は歯髄を避けるように進行する。この理由は、破歯細胞が非石灰化組織である象牙前質などに接着することができないためだと考えられている。このような歯髄を保護するような組織をPericanalar resorption resistant sheet（PRRS）といい、象牙芽細胞や象牙質、骨様組織が含まれる。また、吸収が歯髄に近接しているにもかかわらず、前述のように無症状に経過する場合が多い。これは、う蝕では細菌による硬組織の脱灰による喪失を生じるのに対して、吸収では硬組織が破歯細胞による働きによって喪失するためである。吸収組織が感染していなければ、吸収の歯髄への近接度にかかわらず、歯髄炎は生じない（図3）。

ECRの診査

歯周組織検査、電気歯髄診と冷刺激診などの歯髄診断を通法どおりに行う。とくにプロービングの際、PoEを触知できるかどうかを確認する。このとき、プローブで歯根表面に触れることで段差を認めた場合、PoEが大きい、つまり歯根表面に吸収窩が大きく開口していると考えられる（図9c参照）。

診断と治療計画のためには、デンタルX線画像に加えてCBCTが必須である。デンタルX線画像は近遠心面の吸収を特定できるが、頰舌側面の吸収を特定することはできない。そのため、病変の広がりはもちろん、範囲が狭かったとしても、どの歯面に認められるかが重要となる。近年ではCBCTに基づいて、①病変の高さ、②水平的な拡がり、③根管への近接の3つで構成された分類がPatelらによって提案されている。いまだにHeithersayの分類（図4）が用いられている論文が多いが、今後はPatelの分類（図5）が増えてくると思われる。

ECRとの鑑別疾患

歯頸部う蝕と内部吸収との鑑別が必要となる。う蝕は軟化象牙質を認めるが、吸収では象牙質は軟化せず、欠損部には歯肉から連続した軟組織が入り込む。内部吸収はかなり稀な疾患であり、歯髄から吸収が進行する。ECRとのおもな違いは以下の2点である。

①X線画像において、ECRでは歯髄周囲の根管壁を不透過像として認める（図6a、b）のに対し、

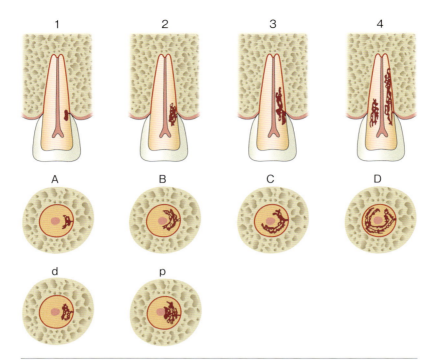

高さ	水平的な広がり	根管への近接
1：CEJ、もしくは骨縁上	A：〜90°	d：象牙質に限局
2：歯根の歯冠側1/3であり、骨縁下	B：90°〜180°	p：歯髄腔を含む
3：歯根中央1/3	C：180°〜270°	
4：歯根の根尖側1/3	D：270°〜	

図❺ PatelのECR分類。病変の高さ、水平的な広がり、根管への近接の3つを評価する（参考文献[4]より引用改変）

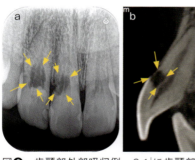

図❻ 歯頸部外部吸収例。2 1 に歯頸部外部吸収を認める。デンタルX線画像（a）、1のCBCTの歯列直行断（b）で吸収による透過像（矢印）と歯髄腔との間に一層の不透過像を認める

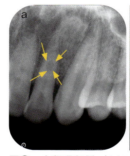
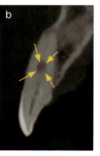

図❼ 内部吸収例。|2 に内部吸収を認める。デンタルX線画像（a）、CBCTの歯列直行断（b）で、ともに歯髄腔と連続した楕円形の透過像（矢印）を認める

内部吸収では吸収部と根管の透過像が連続する（図7a、b）。

②内部吸収の場合、デンタルX線画像では偏心投影を行っても歯根に対する内部吸収の位置関係が正放線投影と変わらない。

ECRの治療

ESEのポジションステートメントでは、前述のPatelの分類に基づいて治療方針が提唱されている。外部修復のみ、外部修復＋根管治療、内部修復＋根管治療、意図的再植術、デコロネーション、経過観察、抜歯などが挙げられている。しかし、この方針は提案であり、病変の範囲は方針決定の一助にするべきだと考えられる。

病変の範囲だけではなく、Mavridouらは治療方針決定の際に考慮する因子として、さらに以下の因子を挙げている。

①プロービング時にPoE（吸収の歯根表面の開口部）を触知できるかどうか

②痛みの有無

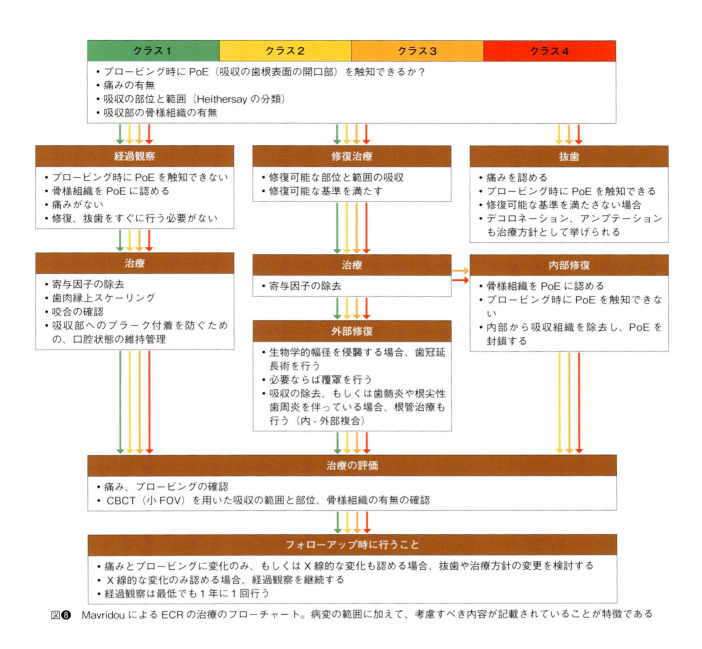

図❽ MavridouによるECRの治療のフローチャート。病変の範囲に加えて、考慮すべき内容が記載されていることが特徴である

③吸収の部位と範囲
④吸収部内の骨様組織の有無

また、ECRの治療にあたって行うべきこととして、以下の3つを挙げている。

1. 吸収組織の除去

歯髄まで到達していない浅い吸収であれば、歯肉を剥離して外部修復を行う。歯髄腔と近接もしくは連続していれば、根管治療と併せて内部修復を行う。また、舌側や隣接面、根尖側など外部修復が困難な場合にも内部修復が適応だが、意図的再植術を考慮する。

吸収組織の除去を行う際、マイクロスコープで確認しながら機械的に切削するか、3％の次亜塩素酸ナトリウムを塗布することも提案されている。過去にはトリクロロ酢酸を推奨していたが、現在では推奨されていない。

2. 欠損部の修復

完全に歯肉で覆われる部位であれば、MTAやBiodentineなどのバイオセラミックス材料を使用する。また、歯肉縁上にも欠損部が至っている場合、審美的に問題とならないように、レジン添加型グラスアイオノマーセメントやコンポジットレジンも使用できる。

3. 再発に対する経過観察

少なくとも年に1回は経過観察を行う。その際、歯周組織検査、X線検査、修復物の状態の確認などを行う。

上記の内容を考慮したMavridouのECR治療のフローチャートを**図8**に示す。

症例1

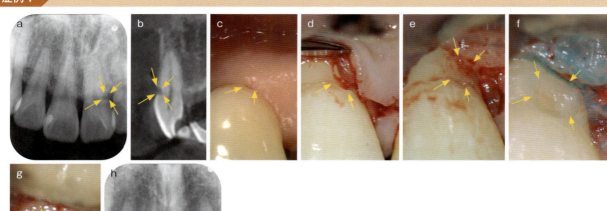

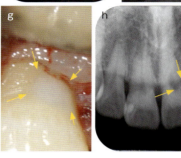

図❾　症例1：術前のデンタルX線画像（a）にて|1 の遠心歯頸部に透過像を認める。CBCTの歯列直行断（b）にて歯頸部に透過像を認める。唇側歯頸部に窩洞を認める（c）。歯肉を剝離翻転したところ（d）、硬組織の欠損と吸収組織を認めた。吸収部を明示して機械的に一層削合し、レジン添加型グラスアイオノマーセメントで充填した（e〜g）。術後1年4ヵ月のデンタルX線画像で、あきらかな再発は認めない（h）（参考文献[5]より引用改変）

症例2

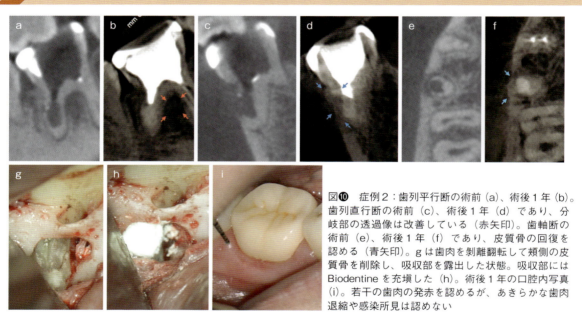

図❿　症例2：歯列平行断の術前（a）、術後1年（b）。歯列直行断の術前（c）、術後1年（d）であり、分岐部の透過像は改善している（赤矢印）。歯軸断の術前（e）、術後1年（f）であり、皮質骨の回復を認める（青矢印）。gは歯肉を剝離翻転して頰側の皮質骨を削除し、吸収部を露出した状態。吸収部にはBiodentineを充填した（h）。術後1年の口腔内写真（i）。若干の歯肉の発赤を認めるが、あきらかな歯肉退縮や感染所見は認めない

症例供覧

■症例1

|1 ［Patelの分類：1Ad、Heithersayの分類：Class1（**図9**）］

患者は42歳の男性である。歯肉の違和感を訴えており、唇側歯肉辺縁に吸収窩を認めた。フローチャートに基づき、骨縁上かつ頰側に限局した病変であるため修復可能と判断した。プラークの付着を認めたため、口腔衛生指導を行い、寄与因子を除去した。歯髄炎は認めなかったため、根管治療は行わず、外部修復のみを行うこととした。歯肉を切開して窩洞を機械的に削合した後、グラスアイオノマーセメントで充填した。症状を認めず、術後1年も問題なく経過している。

■症例2

6| ［Patelの分類：4Cp、Heithersayの分類：Class4（**図10**）］

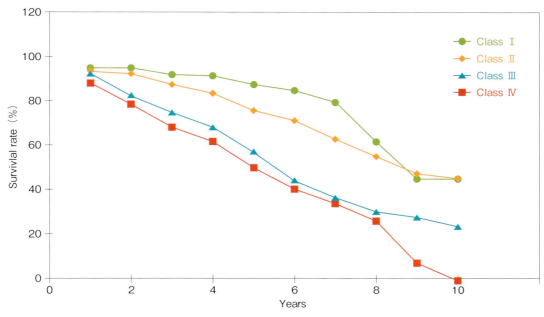

図⓫　Heithersayの分類による歯牙の予後

患者は13歳の女子である。右下臼歯部の咬合痛を主訴に近医にて再根管治療を開始したが、根管内から出血を認めた。遠心頬側骨の頬側にのみ限局していたこと、頬側骨は大きく欠損していなかったため、修復可能と判断し、外部修復を行うこととした。近心根と遠心舌側根のみ再根管治療を行った後、遠心根のみフラップを開いて遠心頬側根の欠損部にBiodentineを充塡した。術後1年でCBCTにて骨の再生を認め、問題なく経過している。

ECRの予後

ECRと診断され、経過観察を含めた治療後の生存率は3年で約85％、5年で約70％、8年で約40％、10年で約30％と経年的に低下し、予後良好とはいえない（**図11**）。これは、Heithersayの分類に基づいたMavridouらの予後の報告であり、病変の範囲が広いほど予後は不良となっている。

いまだ確定的な治療方針は示されていないが、多角的な視点でのアプローチが必要である。このため、経過観察や専門医への紹介なども含め、診査および診断を行うべきだと考えられる。

【参考文献】

1) S Patel, et al: Potential predisposing features of external cervical resorption: An observational study. Int Endod J. 58(2): 273-283, 2024.
2) Noma T, et al: Predentin's influence on clastic cell behavior in human external cervical resorption: Evidence from a case study. J Dent Sci. 19(3): 1840-1845, 2024.
3) G S Heithersay: Management of tooth resorption. Aust Dent J. 52(1 Suppl): S105-21, 2007.
4) S Patel, et al: ESE position statement on root resorption. Int Endod J. 56(7): 792-801, 2023.
5) AM Mavridou, et al: A clinical approach strategy for the diagnosis, treatment and evaluation of external cervical resorption. Int Endod J. 55(4): 347-373, 2022.

DENTAL DIAMOND BOOK

日常臨床のレベルアップ&ヒント72

[編集委員]
北村和夫（日本歯科大学附属病院）・岩渕博史（神奈川歯科大学大学院）
飯野文彦（東京都・いいの歯科医院）・田中晃伸（茨城県・タナカ歯科医院）・坪田有史（東京都・坪田デンタルクリニック）

すぐ読めて、臨床のヒントがもりだくさん！

本書は、「コンポジットレジン修復」、「歯内療法」、「歯周治療」、「クラウン・ブリッジ」、「インプラント」、「有床義歯」、「外科手術」、「小児歯科」、「高齢者歯科」など、日常臨床におけるほぼすべての領域のなかから、全72項目を厳選。各分野を専門とする先生方にそれぞれ創意工夫を凝らしているポイントや注意点といった"勘所"を中心に解説いただき、2頁もしくは4頁で端的に編んでいる。読みやすく、臨床のレベルアップに直結する、開業医にうれしい一冊。

▼詳しい情報はこちら

A4判・184頁・オールカラー　本体8,000円＋税

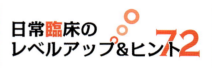
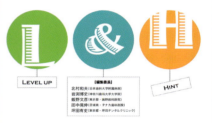

CONTENTS

1章　コンポジットレジン修復
部分修復時のシェードテイキング
コンポジットレジン修復のリペア　他

2章　歯内療法
ダブルドライバーテクニック（メタルコア除去）
ガッタパーチャの除去　他

3章　歯周治療
セルフ・プラークコントロールを行いやすい歯冠形態
歯周病罹患歯の動揺とその対応　他

4章　クラウン・ブリッジ.etc
支台歯形成のポイント
大臼歯部における補綴物の調整および研磨　他

5章　インプラント
レベルアップに欠かせない切開・剝離・縫合の基本手技
ソケットプリザベーション（リッジプリザベーション）　他

6章　有床義歯
設計のレベルアップポイント
義歯修理のレベルアップポイント　他

7章　外科手術
非歯原性歯痛―歯痛の原因が見つからないとき
外来観血処置後の管理　他

8章　小児歯科
歯科医師が見つける習癖とその対応
大臼歯萌出異常への介入時期と方法　他

9章　高齢者歯科
高齢者の摂食嚥下障害への対応
サルコペニア　他

10章　トピックス
マタニティ歯科
垂直歯根破折における接着再建法のコツ　他

デンタルダイヤモンド社